Gabriele Kiesling

OSTEOPOROSE

PHYSIOTHERAPIE FÜR STARKE KNOCHEN

Bibliografische Information der Deutschen Nationalbibliothek
Die Deutsche Nationalbibliothek verzeichnet diese Publikation in der Deutschen Nationalbibliografie. Detaillierte bibliografische Daten sind im Internet über https://dnb.de abrufbar.

Für Fragen und Anregungen
info@m-vg.de

Wichtige Hinweise
Dieses Buch ist für Lernzwecke gedacht. Es stellt keinen Ersatz für eine individuelle medizinische Beratung dar und sollte auch nicht als solcher benutzt werden. Wenn Sie medizinischen Rat einholen wollen, konsultieren Sie bitte einen qualifizierten Arzt. Der Verlag und die Autorin haften für keine nachteiligen Auswirkungen, die in einem direkten oder indirekten Zusammenhang mit den Informationen stehen, die in diesem Buch enthalten sind.

Ausschließlich zum Zweck der besseren Lesbarkeit wurde auf eine genderspezifische Schreibweise sowie eine Mehrfachbezeichnung verzichtet. Alle personenbezogenen Bezeichnungen sind somit geschlechtsneutral zu verstehen.

Originalausgabe
2. Auflage 2025

Türkenstraße 89
80799 München
Tel.: 089 651285-0

Redaktion: Ulrike Reinen
Umschlaggestaltung: Maria Verdorfer
Umschlagabbildung: Nils Schwarz
Fotos: alle Fotos im Innenteil von Nils Schwarz, außer: privat S. 9; Roswitha Kaster S. 160; AdobeStock:/agenturfotografin S. 12; /leesle S. 13; /Pepermpron S. 19; /crevis S. 20; Shutterstock:/ORLY Design S. 18; /3DMI S. 21
Illustrationen: alle Illustrationen und Grafiken von Gabriele Kiesling
Models: Charlene Christian c/o Freistil Sportmodels; Brigit Proske
Satz: Daniel Förster
Druck: Balto Print UAB, Litauen
Printed in the EU

ISBN Print 978-3-7423-2567-9
ISBN E-Book (EPUB, Mobi) 978-3-7453-2586-7

Gabriele Kiesling

OSTEOPOROSE

PHYSIOTHERAPIE FÜR STARKE KNOCHEN

Über 100 Übungen und Maßnahmen gegen Schmerzen und Bewegungsstörungen

riva

INHALT

VORWORT

Laut der Weltgesundheitsorganisation (WHO) gehört die Osteoporose zu den zehn häufigsten Erkrankungen weltweit. In Deutschland gilt sie als Volkskrankheit mit mehr als sieben Millionen erkrankten Menschen. Oft wird die Krankheit gar nicht erkannt; daher ist die Dunkelziffer hoch und lässt sich kaum genau ermitteln. Die Weltgesundheitsorganisation geht von einem zukünftig dramatischen Anstieg osteoporotischer Fallzahlen aus. Dort heißt es, dass sich die Anzahl der osteoporotischen Knochenbrüche bis 2050 weltweit vervierfachen wird, insbesondere in wohlhabenden Industriestaaten.

Etwa jede zweite Frau über 50 Jahren in Europa und jeder fünfte Mann wird im Laufe seines Lebens eine Fraktur erleiden. Eine osteoporotische Fraktur bei Frauen tritt häufiger auf als Herzinfarkt, Schlaganfall oder Brustkrebs zusammen. Grund genug, sich mit der gezielten Prävention, aber vor allem der medizinischen Trainingstherapie bei Osteoporose zu befassen.

Als 76-jährige Frau wäre ich selbst eigentlich hochgradig gefährdet, an Osteoporose zu erkranken. Gottlob ist das nicht der Fall. Seit über 40 Jahren befasse ich mich physiotherapeutisch mit dieser unterschätzten Knochenkrankheit und gehe aktiv dagegen an. So ist meine Knochendichte zufriedenstellend. Ich weiß daher also recht gut, was auch Sie wirksam selbst dagegen machen können: Osteoporose-Physiotherapie für zu Hause!

Die dramatisch steigenden Fallzahlen veranlassen mich, ein weiteres Buch zu schreiben – jetzt über die Volkskrankheit Osteoporose. Damit möchte ich Sie, lieber Leserinnen und Leser, mit auf den Weg zur Eigeninitiative nehmen. Durch Wissen und Handeln können Sie mit diesem Buch Entscheidendes über eine bessere Knochengesundheit lernen und dies effektiv einüben.

Es sind ja gerade gemeine Schmerzen, die häufig die Lebensqualität beeinträchtigen. Sind diese Quälgeister erst einmal besänftigt, kommt auch die Bewegungsfreude wieder zurück. Trotz wahrscheinlich einiger Einschränkungen im Alltag ist es wichtig, funktionelles Training durch ganz gezielte Physiotherapie-Übungen zu erlernen.

Bei Osteoporose ist die ärztliche Behandlung, beispielsweise durch Osteologen, Endokrinologen oder konservativ orientierte Orthopäden, unerlässlich. Die ärztlich empfohlene Bewegungstherapie findet leider häufig nicht im angemessenen Rahmen statt, dabei ist gerade bei dieser Diagnose die schulmedizinische Physiotherapie der zielführende Weg. Wie diese genau aussieht, möchte ich Ihnen in diesem Buch näherbringen.

Zunächst werden Sie das notwendige Basiswissen über Ihre Knochengesundheit erfahren. Hierzu zeige ich Ihnen auch Aufbau und Biomechanik Ihrer Wirbelsäule und der Röhrenknochen auf. Osteoporose kann an über fünfzig verschiedenen Knochenanteilen Ihres Körpers auftreten, so auch beispielsweise im Kiefer.

Muskeln und Faszien stimulieren durch Druck und Zug die Wirbelsäule selbst und auch alle anderen Knochen.

Die Aufrichtung des Körpers sollte so lange es geht erhalten bleiben. Schmerzen und Knochenbrüche müssen minimiert und möglichst vermieden werden. Das sind die wesentlichen Bausteine zur Selbstbehandlung – und darum geht es in diesem Buch.

Der Übungsteil gliedert sich in Maßnahmen und Übungen bei Osteoporose. Zu Ihrer Übungssicherheit erkläre ich Ihnen in Bild und Text ganz genau die einzelnen Schritte. Etwaige Übungsfehler werden benannt und darüber hinaus erfahren Sie, was genau die jeweilige Übung bewirkt. So erlernen Sie mit meiner Übungsmethodik Ihre persönliche Osteoporose-Behandlung. Zum Schluss gebe ich Ihnen noch kompakte Übungsprogramme an die Hand, die sich an Ihren speziellen Bedürfnissen orientieren.

Ausdrücklich beschränke ich mich in diesem Buch auf mein Wissensgebiet, die Physiotherapie. Wichtig für die Besserung Ihrer Beschwerden ist jedoch auch die medikamentöse Behandlung durch einen spezialisierten Arzt und eine gute, gezielte Ernährung. Ebenso kann es von Vorteil sein, eine psychologische Unterstützung in Anspruch zu nehmen.

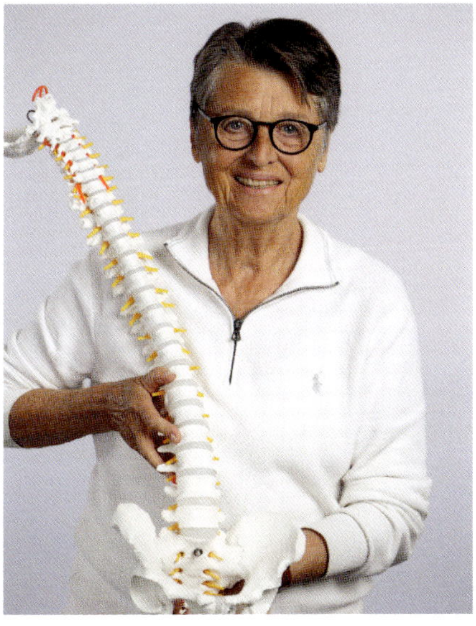

Ich wünsche Ihnen starke Knochen, Schmerzfreiheit und wieder zunehmende Bewegungsfreude.

Gabriele Kiesling

GELEITWORT ROBERT SCHLEIP

Die Gelegenheit, ein Vorwort für das Werk *Osteoporose – Physiotherapie für starke Knochen* von Gabriele Kiesling zu verfassen, freut mich ganz besonders. Dieses Buch bildet eine bedeutende Arbeit bezüglich Behandlung und Prävention der Osteoporose und bringt für Therapeuten und Patienten gleichermaßen höchst wissenswerte Aspekte hervor.

Frau Kiesling hat das Verstehen von wissenschaftlichem Hintergrundmaterial und dessen praktischer Umsetzung wunderbar zusammengebracht. Ihr fundiertes Know-how und Verständnis für die Bedürfnisse von Osteoporose-Erkrankten schlägt sich in jedem Kapitel nieder. Herauszuheben ist dabei insbesondere ihr Fokus auf das Wirkungsfeld der Faszien in der Physiotherapie. Ein wichtiges Glied in der Körperbeweglichkeit und der Körperstabilität ist die Faszien-Physiotherapie, die, wie die Autorin betont, einen entscheidenden Einfluss auf die Gesunderhaltung des Bewegungsapparats hat.

Dieses Buch ist nicht nur ein unverzichtbarer Leitfaden für Therapeuten, sondern wird auch der Wegweiser für alle, die selbst aktiv an ihrer Gesundheit mitarbeiten wollen. Der Leser wird aufgefordert, die Verantwortung für den eigenen Körper zu übernehmen und sich bewusst zu machen, über welche Wege und Techniken die Lebensqualität des Einzelnen erheblich bereichert werden kann.

Osteoporose – Physiotherapie für starke Knochen von Gabriele Kiesling wird, davon bin ich überzeugt, zum unumgänglichen Standardwerk für alle, die mit der Behandlung und Prävention von Osteoporose zu tun haben. Ein Buch, das lehrreich ist, aufbaut und zur Selbsttätigkeit in Gesundheitsfragen motiviert.

Mit faszinalen Grüßen

Prof. Dr. biol. hum. Robert Schleip

TU München, School of Medicine and Health

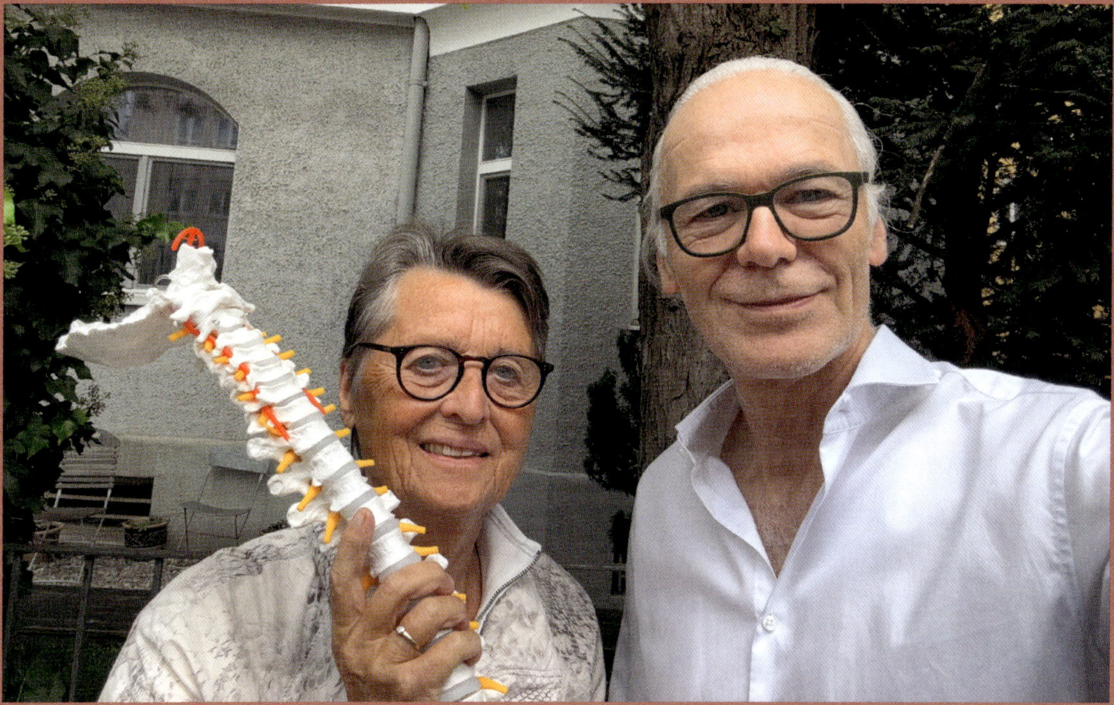

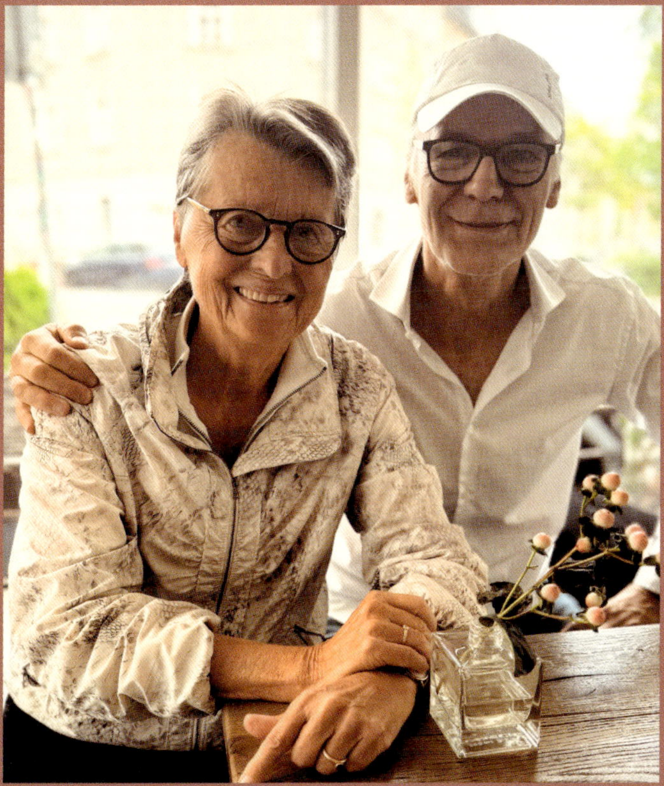

Gabriele Kiesling und Robert Schleip verbindet die Begeisterung für medizinischen Diskurs und die Weiterentwicklung des Wissens über die Körperfaszien.

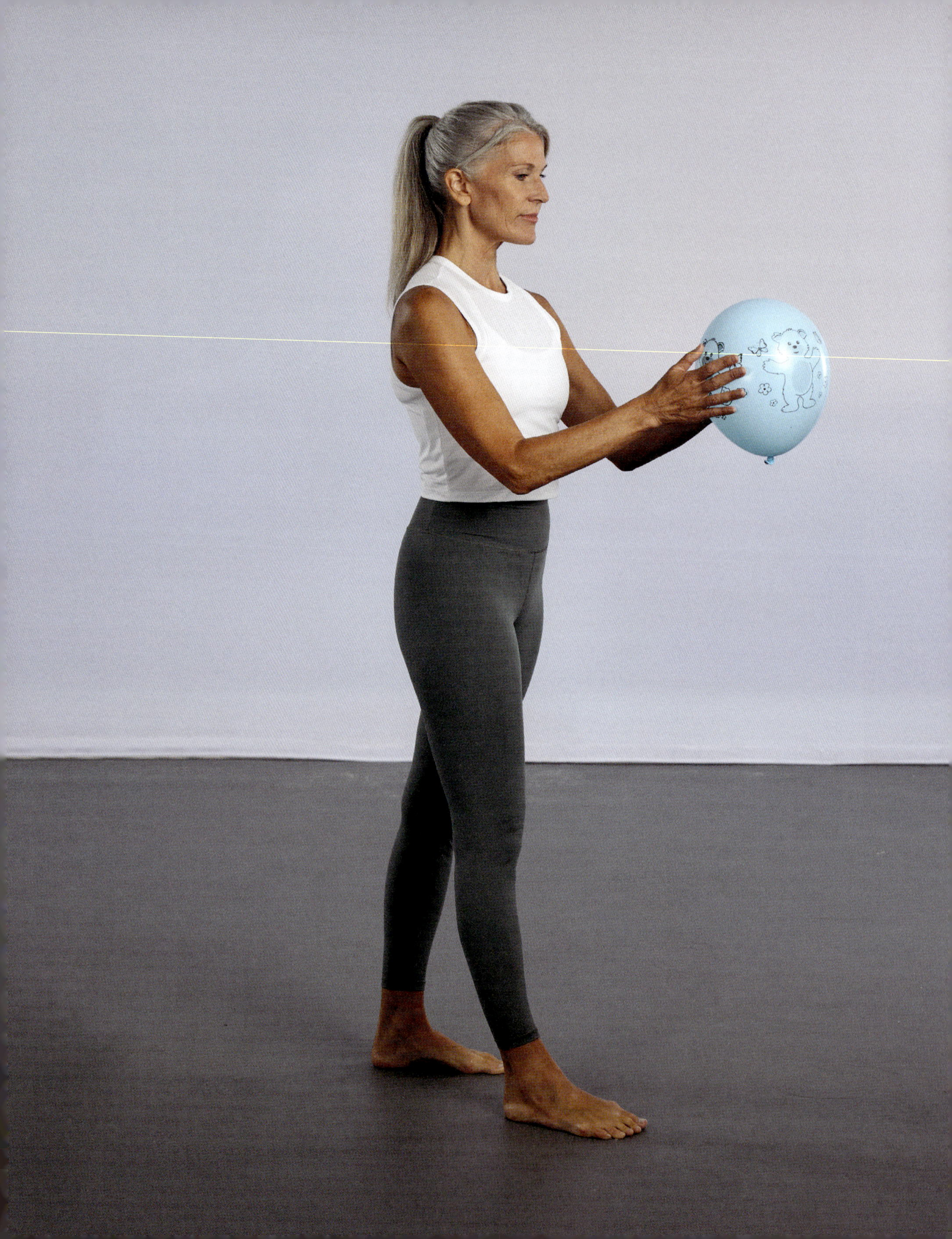

1

WAS IST OSTEOPOROSE?

Bei Osteoporose handelt es sich um eine systemische Skeletterkrankung, die durch eine niedrige Knochenmasse und eine Verschlechterung der Mikroarchitektur des Knochengewebes gekennzeichnet ist, mit der Folge vermehrter Knochenbrüchigkeit.

ENTSTEHUNG VON OSTEOPOROSE

Ständig befinden sich die Knochen in unserem Körper in einem Auf- und Abbauprozess. Das eigentlich sehr lebendige Knochengewebe baut sich allerdings ab dem 30. Lebensjahr in der Regel stetig ab und nur vermindert auf. Erst wenn das Gleichgewicht des Auf- und Abbaus erheblich gestört ist, sprechen wir von einer Osteoporose. Ein Verlust an Knochendichte kann durch eine gute Knochenmasse, zum Beispiel durch rechtzeitige, gezielte Physiotherapie oder gesunde Bewegung, kompensiert werden.

Bei einer negativen Knochenbilanz nehmen auch die Knochenbälkchen im Inneren des Knochens sukzessive ab; die gesamte Struktur des Knochens verändert sich und wird porös. Mittels einer Knochendichtemessung, der Dual-Röntgen-Absorptiometrie (DXA), wird die Dichte pro Fläche ermittelt. Eine Computertomografie (CT) macht dreidimensional den ganzen Knochen sichtbar und gibt genau Auskunft über die Knochenmasse.

AUSLÖSER

Die Dichte und Masse der Knochen nimmt mit zunehmendem Alter ab; das ist zunächst einmal ganz natürlich. Insbesondere bei Frauen sinkt hormonell bedingt der Östrogenspiegel. Das verstärkt in der Regel unmittelbar den Knochenabbau. Familiäre, genetische Vorbelastungen können das Risiko erhöhen. Blonde, schlanke Frauen erkranken häufiger als normalgewichtige, dunkelhaarige Frauen. Auch eine einseitige Ernährung

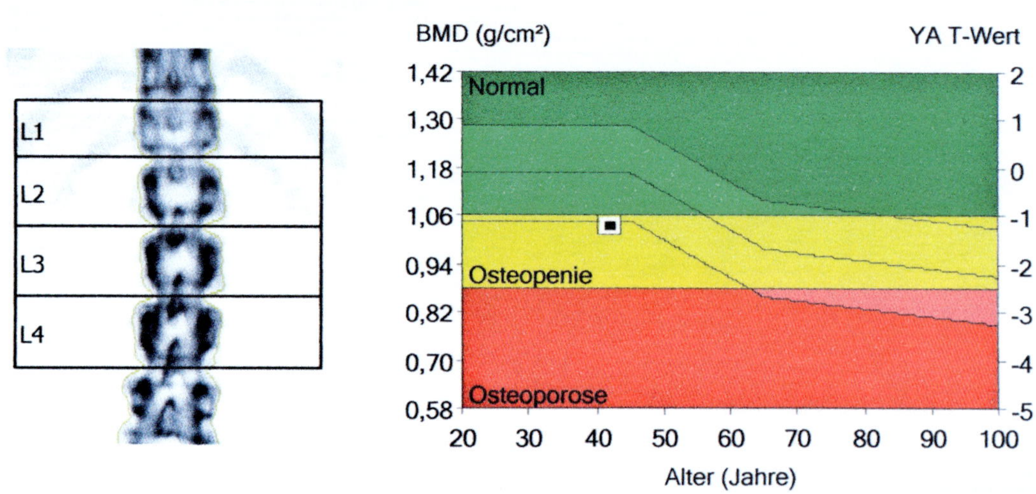

Die Knochendichtemessung, hier die LWS, zeigt die Diagnose altersentsprechend auf.

mit einem Mangel an Kalzium und Vitamin D kann die Knochen schwächen. Schilddrüsenerkrankungen oder die rheumatoide Arthritis sind Risikofaktoren, um an Osteoporose zu erkranken. Daher ist auch die langfristige Einnahme bestimmter Medikamente, beispielsweise Kortikosteroide, negativ für die Knochensubstanz.

Ein wesentlicher Faktor für die osteoporotischen Veränderungen unserer Knochen ist der Muskelschwund im Alter, die Sarkopenie. Wenig förderlich für die Knochengesundheit wirkt sich ein Lebensstil mit Bewegungsmangel, Alkoholkonsum und Rauchen aus.

WO IM KÖRPER KANN OSTEOPOROSE AUFTRETEN?

Die Bruchfestigkeit des Knochens wird bestimmt durch die Knochenmasse, die Knochengewebsqualität (Material) und die strukturelle Verteilung (Architektur). Osteoporosespezifisch sinkt die Bruchfestigkeit, die Architektur des Knochens ist stark verändert. Das Fazit lautet: Der Knochen wird nie mehr so, wie er früher war. Gewicht und Muskelzug sind entscheidende Faktoren für die Aufrechterhaltung der Knochenmasse. Nach Lanyon et al. stimuliert mechanischer Druck die Knochenneubildung. Durch wiederholte mechanische Deformierung beziehungsweise Muskelkontraktion kommt es zu gepulsten elektrischen Strömen innerhalb des Knochens. Bei Bettruhe tritt eine Demineralisation der gewichttragenden Knochen ein.

Andere Faktoren für die Skelettatrophie können der veränderte Blutfluss und die aufgrund der Inaktivität veränderte Zusammensetzung des im Knochen zirkulierenden Blutes sein: Laut Lanyon kann intermittierender Druck auf den Knochen das lokale Knochenwachstum anregen, ständiger Druck hingegen habe eine Verminderung des Wachstums zur Folge – bei einem erhöhten Druck auf die Epiphysenfuge käme es zu einem völligen Stillstand des Wachstums.

Das bedeutet, stereotype Fehlbelastungen einerseits und die daraus resultierenden Hypertonien der Muskulatur (Hartspann) andererseits wirken sich negativ auf die Knochenneubildung aus.

Bei physiologisch stehender Wirbelsäule werden die Kompressionskräfte so verteilt, dass 50 Prozent der Krafteinwirkung auf die myofaszialen Strukturen sowie Ligamente und 50 Prozent direkt durch das Körpergewicht auf die Wirbel übertragen werden. Wird diese physiologische Stellung verlassen, zum Beispiel durch eine verstärkte Kyphose der Brustwirbelsäule (BWS) und Anheben eines Gegenstandes, erhöht sich der Druck um das Zehn- bis Zwanzigfache. Dies hat fatale Auswirkungen gerade auf die osteoporotische Wirbelsäule. Es entstehen die typischen Keilwirbel, meist in Höhe des Brustwirbelkörpers 5, mit starker anteriorer Abflachung. Die Folge ist die Bildung eines Rundrückens oder auch Gibbus.

SCHWACHSTELLE WIRBELSÄULE

Besonders frakturgefährdet sind die Übergänge von der Brust- zur Lendenwirbelsäule, weniger der Übergang von der Hals- zur Brustwirbelsäule – bei einer großbogigen Rundausbiegung in der Brustwirbelsäule auch deren mittlerer Abschnitt und entsprechend der untere Abschnitt der Lendenwirbelsäule.

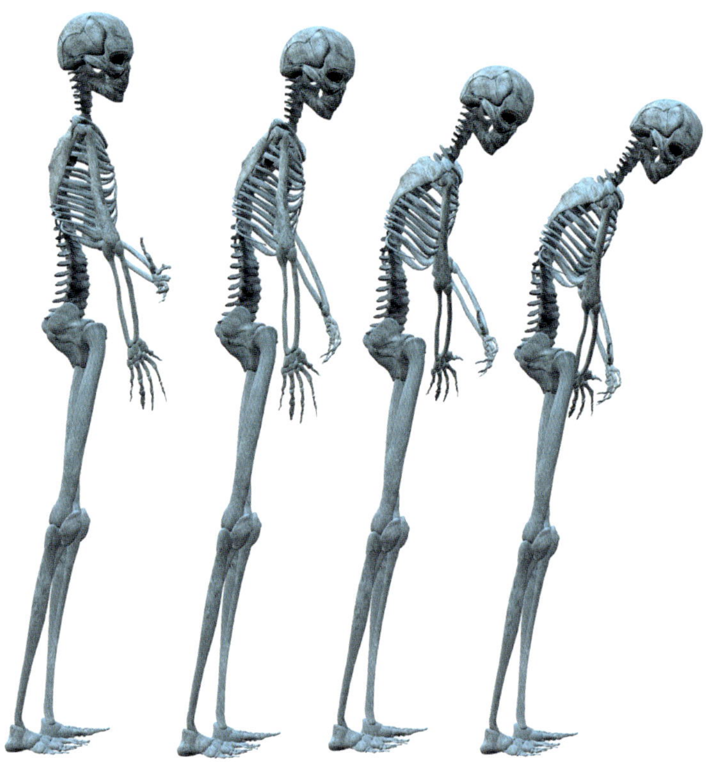

Bildung einer verstärkten Kyphose der osteoporotischen Wirbelsäule: Der Körper neigt sich zunehmend nach vorne, die Körperlänge verringert sich.

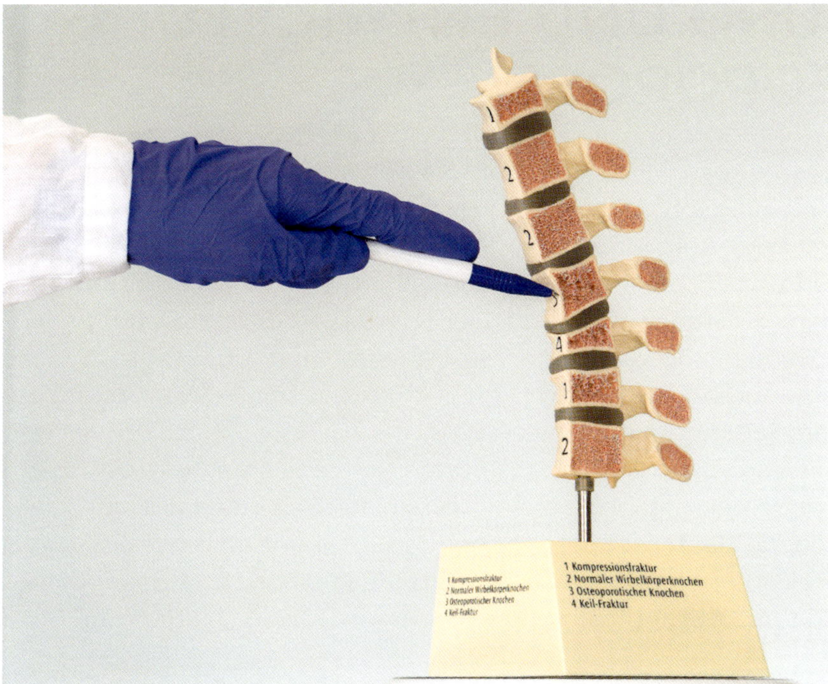

Kompressions- und Keilfraktur von Wirbelkörpern bei Osteoporose

Kompressionsfrakturen und Distraktionsverletzungen unterscheiden sich in ihrer Entstehung und den betroffenen Bereichen der Wirbelsäule: Kompressionsfrakturen entstehen durch axiale Belastung, die den Wirbelkörper staucht, was zu einer Keilform des Wirbels führt. Sie treten häufig bei älteren Menschen mit Osteoporose auf und betreffen dann meist den vorderen Bereich des Wirbelkörpers.

Distraktionsfrakturen entstehen durch ein Drehmoment, das den Wirbel in Querrichtung zerreißt, vorwiegend im hinteren Bereich der Wirbelsäule.

OBERSCHENKEL, UNTERARM UND RIPPEN

Oberschenkelfrakturen treten am häufigsten auf. Sie stellen eine bedeutende Komplikation bei der Osteoporose dar, da die Mobilität der Betroffenen stark beeinträchtigt ist, was wieder, wie ein Teufelskreis, die Knochendichte im übrigen Körper reduziert.

Eine Radiusfraktur tritt häufig bei Stürzen mit vorgestrecktem Arm auf das Handgelenk auf. Dies ist zwar schmerzhaft und störend, hat aber nicht die starken Folgekomplikationen wie der Oberschenkelhalsbruch.

Eine Rippenfraktur kann bei geringer Knochendichte schon durch ein starkes Husten, Niesen oder eine kräftige Umarmung geschehen.

VERBREITUNG UND ENTWICKLUNG VON OSTEOPOROSE

Die Osteoporose ist beileibe keine Modekrankheit. Sie gehört zu den zehn wichtigsten Volkskrankheiten speziell auch in Deutschland. Hier sind zehn Prozent der Bevölkerung von der Krankheit betroffen: jede dritte Frau über 50 Jahre und jeder fünfte Mann über 60 Jahre. Ein Drittel der Frauen über 50 Jahren erleidet eine osteoporotische Fraktur. Die Tendenz ist stark ansteigend. Der praktizierte Standard der Osteoporosetherapie in Deutschland ist derzeit, dass Patienten mit Osteoporose ohne vorbestehende Wirbelfrakturen entweder gar nicht oder nur mit Kalzium und Vitamin D behandelt werden. Seit mehreren Jahren (2008 bis 2017) zeichnet sich weltweit sogar ein Rückgang der Verordnungen von Osteoporose-Medikamenten ab. Nahezu ein Viertel der älteren Patienten mit Oberschenkelbruch sterben innerhalb eines Jahres nach dem Bruch und die Hälfte ist später pflegebedürftig beziehungsweise sozial isoliert, mit enormen Belastungen für die Angehörigen. Die jährlichen Kosten osteoporotischer Frakturen für das Gesundheitssystem betrugen 2019 in Deutschland etwa vier Milliarden Euro.

RISIKOFAKTOREN

Zahlreiche Faktoren, die wir nicht beeinflussen können:

- Alter und Geschlecht: Ab dem 30. Lebensjahr beginnt der genetisch festgelegte Knochenschwund
- Familiäre Belastungen, die genetisch begründet sind
- Eine Wirbelkörperfraktur zieht mit großer Wahrscheinlichkeit eine nächste nach sich
- Schwangerschaft und gegebenenfalls Stillzeit

Zahlreiche Faktoren, die wir gut beeinflussen können:

- Chronischer Bewegungsmangel (ist Osteoporose der Preis für Bequemlichkeit?)
- Übermäßiges Training vorwiegend im Ausdauersport
- Fasziale Störungen wie Verklebungen und Verfestigungen
- Sehr niedriges Körpergewicht
- Fehlende Knochendichte-Messung (quantitative Computertomografie)
- Depressive Veränderungen
- Rauchen
- Alkoholismus

- Übermäßiger Kaffeekonsum
- Fehlernährung
- Zu früh einsetzende Menopause
- Übermäßiger Gebrauch von Sonnenschutzcremes (dieser verhindert die Vitamin-D-Aufnahme)
- Stürze durch Stolperfallen und schlechte Beleuchtung im häuslichen Bereich

RÜCKENBELASTUNGEN

Sitzen ist für den unteren Rücken belastender als das Stehen. Entlastungsliegen funktioniert hingegen wunderbar. Es ist schon erstaunlich, was dem Rücken im Alltag oftmals zugemutet wird. Im Vergleich zum aufrechten Stand verdreifacht sich die Rückenbelastung durch krummes Sitzen – und das tut dem osteoporotischen Rücken gar nicht gut. Eine 15-minütige Entlastungslagerung (Seite 67) erfrischt den Rücken wieder und lässt Sie besser stehen und gehen, bevor Sie das Bedürfnis haben, sich wieder hinzusetzen.

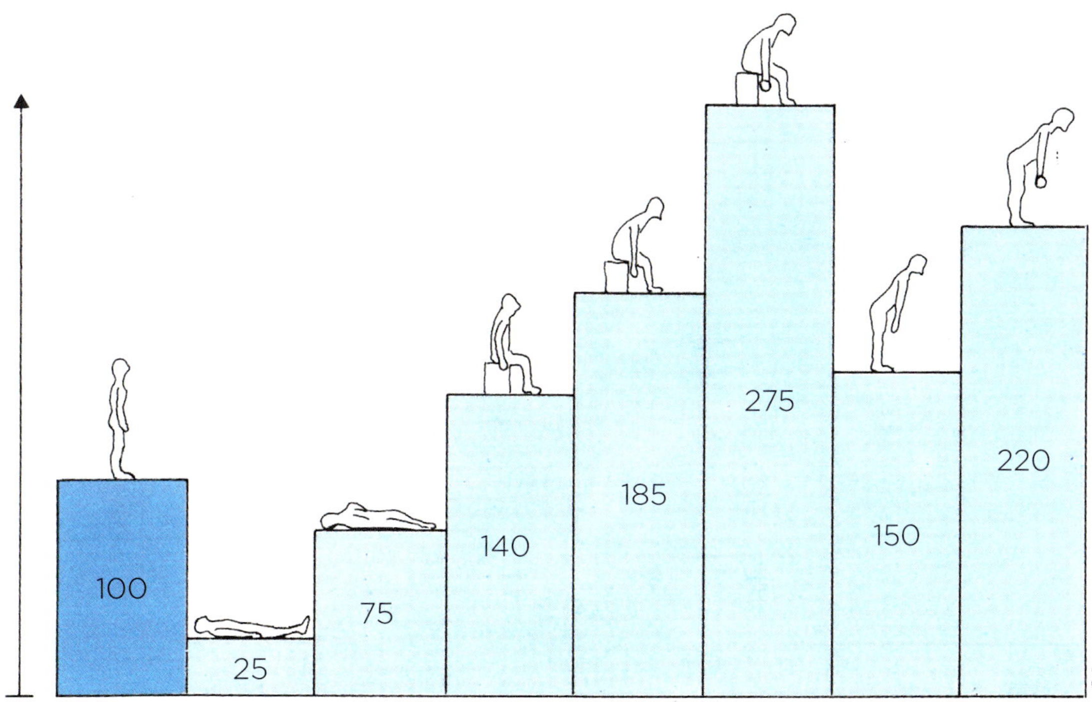

Das Balkendiagramm zeigt an, wie hoch die Belastung der jeweiligen Haltungen für die Wirbelsäule ist: 100 bedeutet Normbelastung, die Werte darunter Entlastung, darüber Überbelastung.

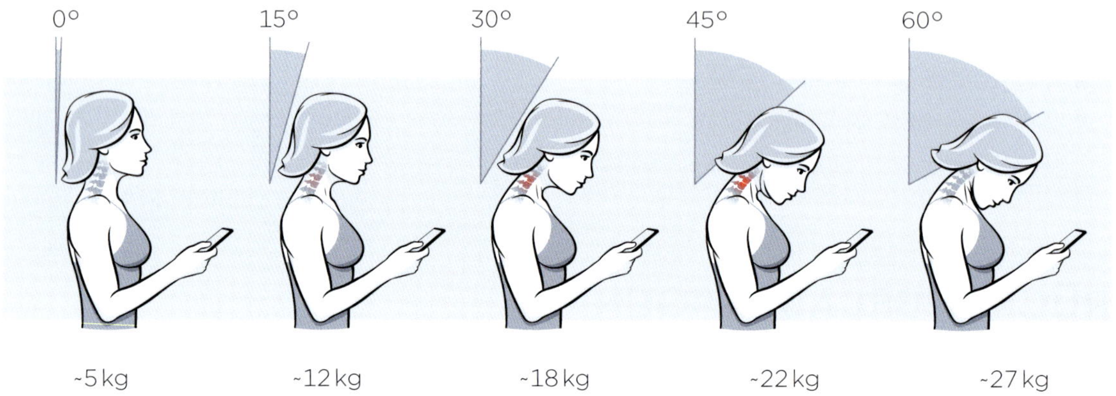

Je schiefer der Kopf, umso größer die Belastung für den Nacken: Zerren bei einer Neigung von 15 Grad noch rund 12 Kilogramm an den Halswirbeln, so sind es bei 60 Grad bereits mehr als doppelt so viel. Der New Yorker Chirurg Kenneth Hansraj nimmt an, dass der ständige Gebrauch von Smartphones zu einer Schädigung der Körperhaltung führt.

NACKENBELASTUNGEN

»Kopf hoch für mehr Nackengesundheit« lautet meine dringende Empfehlung bei Osteoporose. Nicht nur der Nacken, sondern auch Ihre Brustwirbelsäule wird empfindlich belastet, wenn Sie den Kopf übermäßig nach vorn halten. Halten Sie sich die oben abgebildete Grafik immer wieder vor Augen; bitten Sie auch einen freundlichen Menschen in Ihrer Umgebung, Sie immer wieder auf die gewünschte Haltung aufmerksam zu machen. Mit der »Kinn-einziehen«-Übung (Seite 104) und dem »Buch balancieren« (Seite 90) arbeiten Sie selbst aktiv gegen Ihre Nackenbelastung durch das Kopfvorbeugen an.

MUSKELSCHWUND IM ALTER

Schwache Muskeln und verklebte Faszien bilden ein sehr hohes Risiko, an Osteoporose zu erkranken! Das Altersphänomen Sarkopenie bezeichnet den Verlust von Muskelmasse und Muskelfunktion beim normalen Altern. Sarkopenie als Alterskrankheit ist darüber hinaus auch die Bezeichnung für eine Erkrankung, die von Ärzten gut diagnostiziert werden kann. Dazu gibt es einen sogenannten ICD-Code, eine Nummer im internationalen Katalog der statistischen Klassifikation von Krankheiten. Laut der Europäischen Arbeitsgruppe für Sarkopenie handelt es sich dabei um eine fortschreitende und generelle Skelettmuskelerkrankung im Alter. Damit einher geht die erhöhte Wahrscheinlichkeit von Knochenbrüchen, Stürzen, körperlichen Behinderungen und Sterblichkeit.

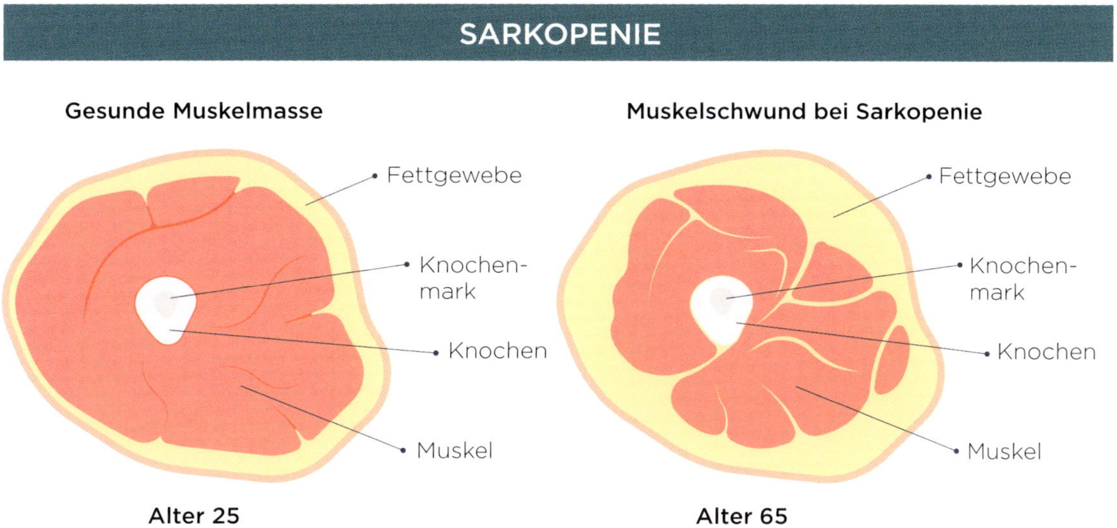

Der Oberschenkelquerschnitt eines gesunden Menschen weist einen großen Anteil an Muskelmasse und einen stabilen Oberschenkelknochen auf. Rechts ist hingegen ein Oberschenkel mit geringem Muskelanteil und viel Fettanteilen zu erkennen. Das ist Sarkopenie.

STADIEN DER OSTEOPOROSE

Während bei der Osteopenie die sichtbar erhaltene Knochenstruktur noch vorhanden ist, kommt es bei der Krankheit Osteoporose zu einer Zerstörung der Integrität der Knochenarchitektur und damit zu einem hohen Frakturrisiko. Für eine praktische Einordnung des Schweregrades reicht die Einteilung nach der Knochendichte und ein Frakturnachweis:

- Normaler Knochen: Die Knochendichte weicht um weniger als 1 Standardabweichung vom Mittelwert der maximalen Knochendichte ab.
- Osteopenie: Die Knochendichte weicht negativ um mehr als 1 und weniger als 2,5 Standardabweichung vom Mittelwert der maximalen Knochendichte ab.
- Präklinische Osteoporose: Die Knochendichte weicht negativ mehr als 2,5 Standardabweichung vom Mittelwert der maximalen Knochendichte ab. Einbrüche oder Frakturen liegen noch nicht vor.
- Manifeste, schwere Osteoporose: Es treten gleichzeitig erste osteoporosebedingte Frakturen auf. Zu unterscheiden sind schmerzhafte Wirbelkörpereinbrüche von Frakturen mit Immobilitätstendenz und Frakturen außerhalb der Wirbelsäule.

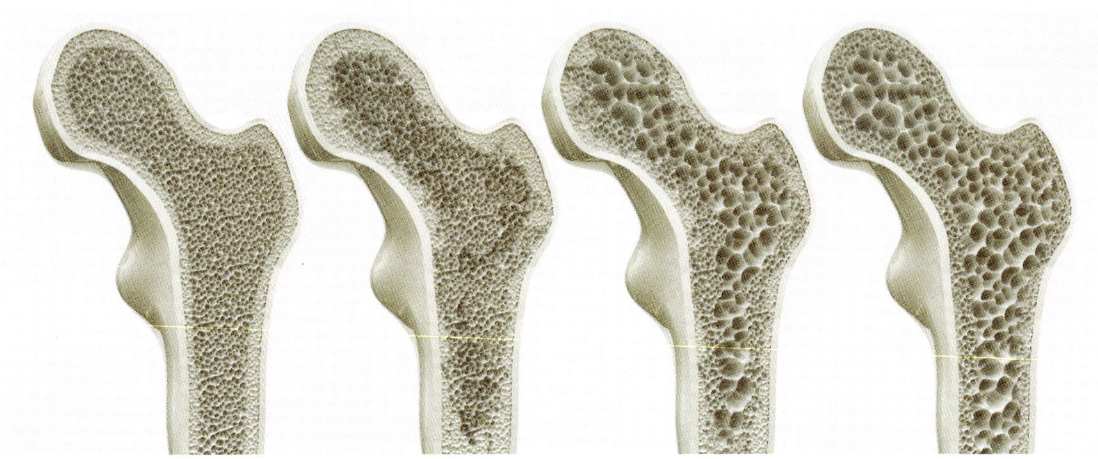

Die Stufenentwicklung der Osteoporose zeigt deutlich den Verlust an Knochendichte, Knochenmasse und der Knochenarchitektur auf.

PRIMÄRE ODER SEKUNDÄRE OSTEOPOROSE

Zum besseren Verständnis werden zwei Osteoporose-Typen unterschieden:

- Die primäre Osteoporose, auch als Typ I bezeichnet, tritt etwa zwischen dem 50. und 75. Lebensjahr auf. Es sind überwiegend Frauen betroffen. Die Hauptursache ist postmenopausal begründet. Betroffen ist hauptsächlich die Spongiosa, ein schwammartiges System aus feinen Knochenbälkchen, in dessen Hohlräumen sich das Knochenmark befindet. Frakturen treten vorwiegend an Wirbelkörpern und am Brustkorb und Becken auf.
- Die sekundäre Osteoporose, auch als Typ II bezeichnet, tritt ab dem 70. Lebensjahr auf. Es sind etwas mehr Frauen als Männer betroffen. Die Hauptursache ist altersbedingt, mit entsprechenden Zusatzfaktoren, beispielsweise der Sarkopenie. Betroffen ist dann nicht nur die Spongiosa, sondern auch die Kortikalis (Knochenrinde). Frakturen treten dann am ganzen Körper bis auf die Hände und Füße auf.

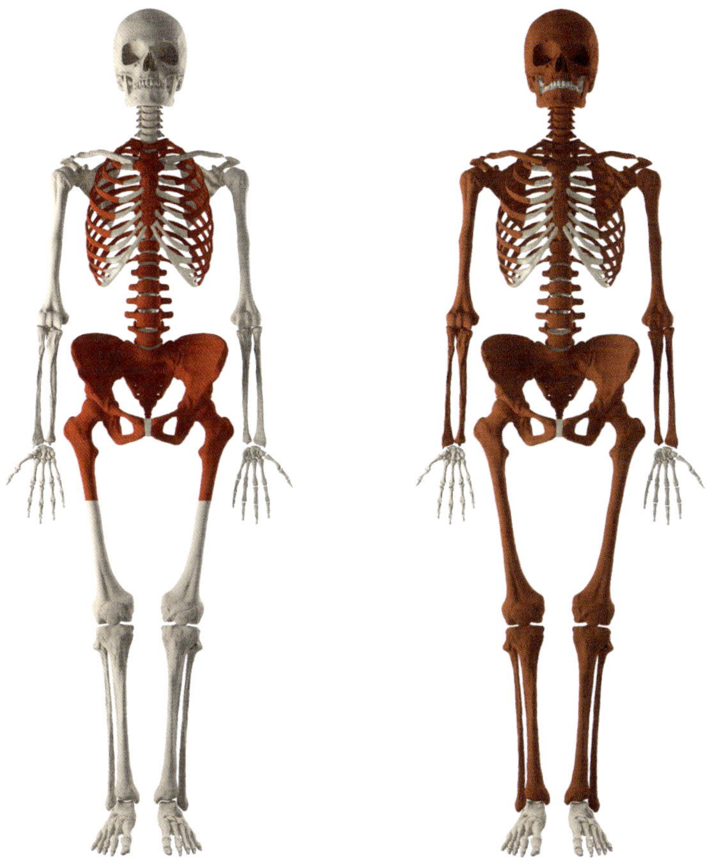

Körperregionen, die frakturgefährdet sind, sehen Sie rot gekennzeichnet: Typ I links und Typ II rechts.

FOLGEN VON OSTEOPOROSE

Eine Vielzahl an folgeschweren Beschwerden zeichnet eine Osteoporose aus. Eine zieht dann häufig die andere nach sich. Die Körpergröße nimmt nach und nach ab; die dadurch veränderte Körperform mit einem Rundrücken führt zu einer entsprechenden Gewichtverlagerung. Der Körperschwerpunkt verlagert sich nach vornüber, das Gangbild wird kleinschrittiger, die Sturzgefahr nimmt zu und in der Folge auch das Risiko einer Fraktur. Zahlreiche Schmerzen im Körper können die Aufmerksamkeit verändern und äußern sich vielfältig. Bedingt durch veränderte Kopf- und Halswirbelsäulenposition können Schwindel, Tinnitus und Gleichgewichtsstörungen eintreten. Die veränderte Brustkorbstellung engt die Zwerchfell- und Rippenbeweglichkeit ein und kann zu massiven Atemstörungen führen, auch die Rippenzwischenräume werden enger, der sogenannte osteoporotische Tannenbaum wird sichtbar. Das sind die Einziehungen, die sich zweigartig von der Wirbelsäule, als gedachtem Stamm, zum seitlichen Brustkorb hin zeigen.

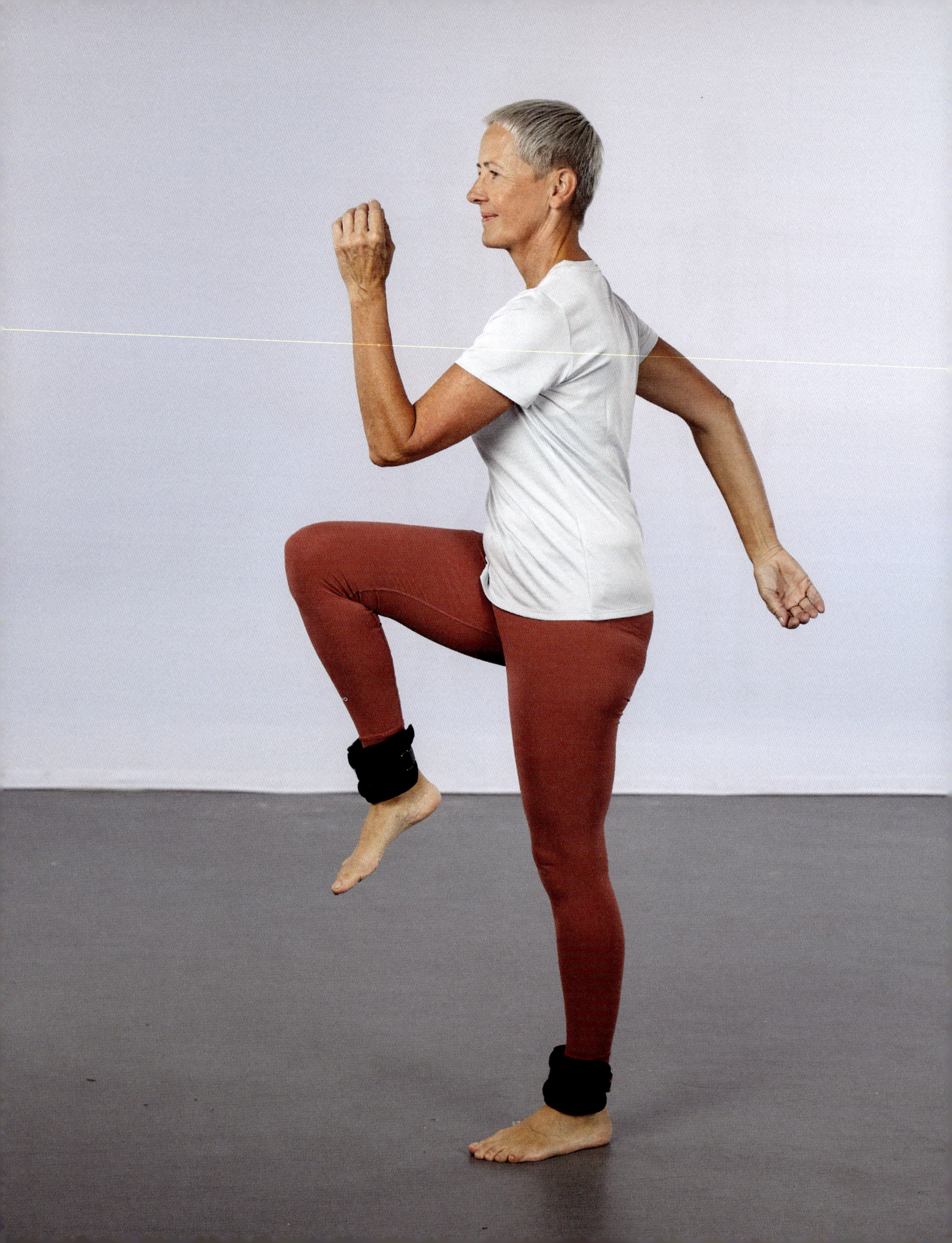

2

SCHMERZFREI TROTZ OSTEOPOROSE

SO HILFT PHYSIOTHERAPIE

Nach einer Einführung in mein vierstufiges Osteoporose-Konzept zeige ich Ihnen zur Minderung oder Beseitigung von Osteoporose-Schmerzen zunächst Maßnahmen aus dem Programm meiner Physiotherapie-Hausapotheke auf; Auswahl- und Einsatzkriterien können Sie ganz individuell bestimmen. Weiter erfahren Sie, wie die physiotherapeutischen Übungen Ihnen helfen können; auch in höherem Alter sind noch befriedigende Rehabilitationserfolge zu verzeichnen, angepasst an die jeweilige Herz- und Kreislaufsituation. Am Ende dieses Kapitels erhalten Sie einen Überblick darüber, welche Übungen und Körperhaltungen Sie zukünftig vermeiden sollten.

NEUE WEGE IN DER OSTEOPOROSE-PHYSIOTHERAPIE

Nationale und internationale Arbeiten belegen heute den Wert gezielter Physiotherapie. Sie haben myofasziale Störungen als wesentlichen Faktor für das Fortschreiten der Osteoporose erkannt. Aber auch die Durchblutung und die unmittelbare Muskelaktivität sind für die Knochengesundheit erheblich. Nach Eder und Tilscher kann eine inaktivitätsverbundene Mangeldurchblutung in den Knochen die Osteoklastenaktivierung und damit die Rarefizierung der Knochensubstanz fördern. Die Aktivität der regulären Muskeln wirkt dem jedoch entgegen.

DAS KIESLING-OSTEOPOROSE-KONZEPT

Seit über 40 Jahren befasse ich mich mit zielgerichteter, verstehbarer Übungsliteratur für Osteoporose-Betroffene. Mein Konzept basiert auf vier von mir entwickelten Säulen:

- Neuroorthopädie
- Faszien-Physiotherapie
- Medizinische Trainingstherapie auf flexiblen Unterlagen
- Neurozentriertes Training

NEUROORTHOPÄDIE

Dieses spezielle Fachgebiet befasst sich insbesondere mit reversiblen Funktionsstörungen der Bewegungssteuerung der Gelenke, der Muskulatur und des faszialen Gewebes. Neuroorthopädie wurde durch die »Prager Schule« um Lewit, Vojta und Bobath begründet. Zu weiteren wichtigen Grundlagenarbeiten zählen außerdem jene von Küggelen, Schirmer, Brügger, Cyriax und Tilscher. Modernes Neuroorthopädie-Fachwissen geht auf Holst, Matzen und Deschauer zurück.

Neuroorthopädie in meiner Physiotherapie zeichnet sich durch reproduzierbare Behandlungserfolge aus. Es lassen sich auch kompliziert erscheinende Krankheitsgeschehen rasch erkennen und verständlich definieren. Unerlässlich für den Erfolg der Neuroorthopädie ist: das Fachwissen und Handeln des Therapeuten in Verbindung mit der aktiven Mitarbeit des Patienten – auch auf der Basis einer individuellen Selbstbehandlung.

FASZIEN-PHYSIOTHERAPIE

Das Therapiekonzept wurde von mir 2015 in Kooperation mit Prof. Dr. Robert Schleip (Fascia Research Group, Ulm, heute TU München) entwickelt und zielt besonders auf die Behandlung reversibler Funktionsstörungen des faszialen Gewebes, der Bewegungssteuerung, der Gelenke sowie der Muskulatur ab. Hierzu werden sanfte Techniken zur Schmerzreduktion und Bewegungsverbesserung angewendet. Diese Methode basiert auf den Grundlagen verschiedener manualtherapeutischer Verfahren, etwa der »Berliner Schule« der Manuellen Medizin (nach Jochen Sachse und Karla Schildt-Rudloff), von Geoffrey Maitland, von Hede Teirich-Leube sowie den Arbeiten von Carla Stecco.

In den vergangenen 15 Jahren hat sich das Wissen um die Faszien erstaunlich erweitert und ist immer fundierter geworden. Spätestens seit dem ersten internationalen Faszien-Forschungskongress in Boston 2007 sind Faszien ins Blickfeld des Interesses der Medizin, der Medien und des Gesundheitswesens gerückt. Die deutsche Fascia Research Group hat die bahnbrechenden neuen Erkenntnisse in die Forschung aufgenommen und beschrieben.

Einen wesentlichen Fortschritt für das Verständnis von Faszienanatomie und -physiologie erzielten auch Prof. Carla Stecco aus Italien, Dr. Jean-Claude Guimberteau aus Frankreich und Prof. Helene Langevin aus den USA. Ebenso ist die moderne bildgebende und hoch auflösende Ultraschalldiagnostik als sehr hilfreich zur Erkennung der Faszienfunktion und -bewegung hinzugekommen. Druck, Zug und insbesondere die Scherkräfte wirken positiv stimulierend auf die Osteoblasten. Diese wiederum sind entscheidend für starke Knochen.

Faszien-Forschung ist im wahrsten Sinn des Wortes faszinierend. Die wichtigsten Faktoren für die Trainingstherapie sind hier aufgelistet:

- Faszien sind unser wichtigstes Sinnesorgan, der sogenannte sechste Sinn.
- Bereits über 250 Millionen Fasziensensoren sind entdeckt und wissenschaftlich erkannt worden.
- Faszien haben eine sehr spezielle Architektur aus kollagenen und elastischen Anteilen.
- Das durchschnittliche Gewicht der Faszien beträgt bezogen auf einen 60 Kilogramm schweren Menschen 20 Kilogramm. Sie machen also circa ein Drittel unseres Körpergewichts aus.
- Faszien umhüllen uns ganz und gar, wie ein Taucheranzug. Äußerlich und innerlich durchziehen sie auch die Organe und das Gehirn, Knochen, Muskeln und viele weitere Bereiche.
- Faszien mögen keinen Stress.
- Faszien können sich binnen sieben Monaten regenerieren.
- Faszien steuern durch Druck und Zug die Osteoblasten-Bildung im Knochen.

MEDIZINISCHE TRAININGSTHERAPIE AUF FLEXIBLEN UNTERLAGEN

Hier wurde ein neues Kapitel in der zeitgemäßen Trainingstherapie für Patienten unter Berücksichtigung medizinischer, biomechanischer und kybernetischer Aspekte verwirklicht. Es ist die Weiterentwicklung der bekannten Medizinischen Trainingstherapie nach dem Norweger Rolf Gustavsen. Im Rahmen der Manuellen Therapie entwickelte dieser schon vor über 40 Jahren eine definierte medizinische Form von Trainingskonzepten. Durch Beobachtungen im Alltag und im Arbeitsleben fielen ihm krank machende sogenannte Bewegungsstereotype auf, die er durch korrigierendes Training verbesserte.

In Kenntnis dieser Methode entwickelte ich ein neues physiotherapeutisches Trainingskonzept auf beweglichen Unterlagen. Durch die mehrdimensionalen Belastungsreize kann der gesamte Organismus ganz gezielt verbessert werden.

Voraussetzung für das Gelingen der Methode ist die gezielte, individuelle Übungssteuerung des Trainierenden. Auch Inhalte der Trainingstherapie auf beweglichen Unterlagen, ursprünglich von Mario Bizzini beschrieben, wurden mit dem Wissen aus der Faszienforschung von mir neu überdacht. Die Dreidimensionalität der Faszienarchitektur wird ideal angesteuert durch die Dreidimensionalität der beweglichen Unterlage! Das stärkt die Knochen entscheidend.

Auf einem Balance-Pad werden im sogenannten »geschlossenen System des Unterkreuzes« Lendenwirbelsäule, Becken und Hüfte sowie Beine trainiert.

Ebenso wird in diesem System die Ganzkörpermotorik verbessert; insbesondere die gepulste Bewegungssteuerung zur Aktivierung der Knochenmatrix. Mit diesem Trainingstherapiekonzept wird ein Maximum an Effektivität und Effizienz für den Übenden erzielt. Die bewegliche Unterlage ist ein Garant für verbesserte Sensorik und Koordination der Reaktivkraft, aber ganz besonders für die Körperaufrichtung, die Dehnung des faszialen Gewebes und die Verbesserung von Schnellkraft und der Kraftausdauer.

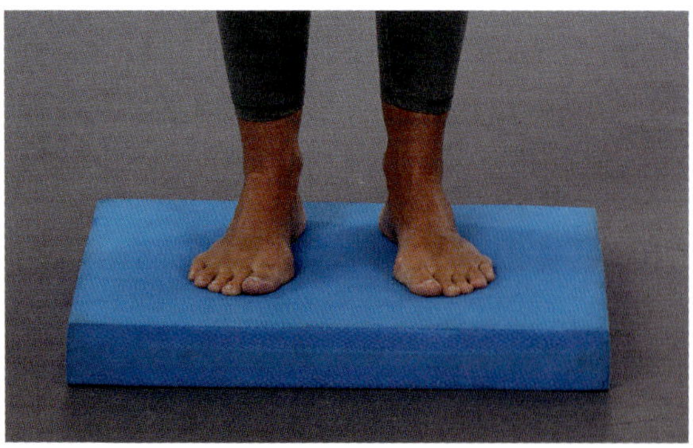

Die flexible Unterlage hilft bei der Körperaufrichtung und der Gleichgewichtschulung. Gleichzeitig werden Beine, Hüfte und die Wirbelsäule dreidimensional trainiert.

Wirksame Vibrationen und Schwingungen

Der gesamte Körper als Fixpunkt wird durch die beweglichen Unterlagen von außen in eine innere Bewegungsreaktion versetzt. Vibrationen und Schwingungen werden körperintern, insbesondere im faszialen Gewebe, erzeugt und zur Knochenstimulanz genutzt. Diese Umkehr des üblichen Bewegungsstereotyps begründet die heilende Wirkung der flexiblen Unterlagen. Neuronale Steuerung, Reaktivkraft und Koordination verbessern sich.

Die stochastische Trainingstherapie auf den flexiblen Unterlagen beruht auf der Erkenntnis, dass es im menschlichen Nervensystem, im Gewebesystem und auch im Knochenstoffwechsel von Natur aus ein »schwaches Grundrauschen« von Signalen gibt. Nervenzellen leiten diese Signale erst weiter, wenn eine gewisse Reizschwelle überschritten ist. Das heißt, es wird eine bestimmte Signalstärke und als Reaktion darauf ein körperlicher Prozess zur Bewegungsverbesserung in Gang gesetzt.

Wird dieses Signal von einem wiederholten Störgeräusch überlagert, dann wird die Reizschwelle schneller erreicht. Die Reflexe und die Stoffwechselprozesse werden somit rasch aktiviert. Dieses Störgeräusch – auch »Noise« genannt – wird durch die stochastische Trainingstherapie auf den flexiblen Unterlagen hervorgerufen.

Vereinfacht kann gesagt werden: Das menschliche Gehirn reagiert klarer und intensiver auf Reize, die unvorhergesehen und ungleichmäßig eintreten. Gewöhnung vermindert die Reaktion. Reflexe und die Körperspannung werden daher bei unregelmäßigen Signalen deutlich eher aktiviert und das Gehirn schüttet vermehrt Stoffe aus, zum Beispiel das Glückshormon Dopamin.

Die flexible Unterlage versetzt die Füße des Übenden ständig in kleinste Bewegungen, unvorhersehbar, immer wieder anders und in allen Bewegungsdimensionen. Durch die Stimulierung des Therapeuten in Form von anstoßender Irritation mit Druck, Zug oder rotatorischen Elementen kann sich der stochastische Trainingsreiz noch zusätzlich steigern (siehe auch »Schubstraining« Seite 132). Der Körper, aber vor allem das Gehirn, muss in andauernder Reaktionslage die gesetzten Reize verarbeiten und auf die neuen Reize reagieren. Das ist der Effekt: Neuronale und biochemische Prozesse werden angeregt. Als Konsequenz daraus werden die Gehirnareale aktiviert und die motorischen Fähigkeiten verbessern sich unmittelbar. Funktion und Wachstum von Nervenzellen und Zellgruppen werden unterstützt, die Lebensdauer der Zellen wird verlängert.

DAS FFF-PRINZIP

Das Prinzip *Form follows Function* wurde von dem amerikanischen Architekten Louis Sullivan im Kontext seiner Architektur entwickelt. In der Medizin bedeutet dies, dass die Struktur des Körpers durch seine Funktion und Aktivitäten geprägt wird. Dieses Prinzip wende ich in der Osteoporose-Physiotherapie an, um die Selbstbehandlungen auf die funktionalen Bedürfnisse des Patienten abzustimmen. Die Körperstruktur wird durch gezielte Aktivitäten und Übungen geformt, um die Funktion zu verbessern. So dient beispielsweise das Training auf dem Balance-Pad der Körperaufrichtung. Das bewirkt bei einer an Osteoporose erkrankten Frau mit einem Rundrücken die entscheidende Haltungsveränderung, solange sie noch reversibel ist. Die Anpassung des Körpers an funktionelle Anforderungen wird durch gezieltes medizinisches Training erreicht.

Stochastische Trainingsgeräte

Diese beschriebene Trainingstherapie beruht auch auf Studien der Goethe-Universität, Frankfurt am Main (von Haas, Schmidtbleicher und anderen). Sie unterscheidet sich fundamental vom Training mit Vibrationsgeräten in Fitnesszentren oder bei anderen Anbietern. Es geht dabei nicht um das kräftige Durchrütteln nach einem automatischen Programm, worauf sich der Körper mit seiner Sensorik einstellt, ausrichtet und minder reagiert. Die sanfte und individuell angepasste stochastische Trainingstherapie fördert gezielt die Verbesserung von Beschwerden oder die Heilung bei Menschen mit Erkrankungen des Haltungs- und Bewegungssystems oder zahlreichen neuroorthopädischen Störungen. Stochastische Trainingsgeräte findet man in qualifizierten Physiotherapiepraxen oder Rehabilitationszentren. Für das Training zu Hause kann stattdessen ein Balance-Pad genutzt werden.

NEUROZENTRIERTES TRAINING

Das Neurozentrierte Training unterscheidet sich von herkömmlichen Trainingsmethoden, indem es den Fokus auf die Optimierung der neuronalen Prozesse im Gehirn legt anstatt unmittelbar auf Muskeln.

Es integriert Übungen für das visuelle, vestibuläre und propriozeptive System, um die Bewegungssteuerung und Leistung zu verbessern. Im Gegensatz zum bekannten Training, das oft auf physische Aspekte fokussiert ist, zielt Neurozentriertes Training darauf ab, die Kommunikation zwischen Gehirn und Körper zu stärken, was zu einer verbesserten Bewegungsqualität und Körperaufrichtung beziehungsweise einem geringeren Schmerzempfinden und auch Verletzungsrisiko führen kann.

PHYSIOTHERAPEUTISCHE MASSNAHMEN IM TÄGLICHEN LEBEN

Mein Übungskonzept können Sie immer und fast überall durchführen. Nutzen Sie einfach mal eine alltägliche Wartezeit aus. An der Bushaltestelle können Sie mit dem Hipdrop (Seite 87) schnell etwas für Ihr Becken und Ihre Beinachsen tun oder auf einem Stuhl im Wartezimmer die Feder-Übung (Seite 94) gegen den Schwindel machen. Daran ist nichts Ungewöhnliches – im Zweifelsfall animieren Sie einen anderen Menschen zum Mitmachen, wie ich es häufiger mal unterwegs mache. Wichtig ist es, immer wieder »dranzubleiben« und Alltagsroutinen zu entwickeln.

HAUSMITTEL

In die physiotherapeutische Hausapotheke gehören viele Zutaten und Gegenstände, die Sie wahrscheinlich immer in Ihrem Haushalt haben. Nützliche Ergänzungen wie eine Wärmflasche, Coolpacks oder eine Übungsmatte können Sie bei Bedarf der Reihe nach besorgen. Zu Hause finden Sie

in der Küche:

- Quark
- Leinen oder Geschirrhandtücher
- Coolpacks im Gefrierfach Ihres Kühlschranks

im Badezimmer:

- Frottiertücher
- Wärmflasche
- Kräutersalben

in Wohnung und Treppenhaus:

- einen stabilen Stuhl mit Armlehnen
- Hocker
- einen belastbaren Tisch
- Aktenordner
- Kugelschreiber
- Türrahmen
- Treppenstufe, Tritthocker
- Teppich für Bodenübungen

PHYSIOTHERAPEUTISCHE ÜBUNGEN

Wurde bei Ihnen die Diagnose Osteoporose gestellt, können Sie durch physiotherapeutische Übungen weitere Beschwerden oder Frakturen verhindern. Schon vor über 30 Jahren habe ich für den Bundesselbsthilfeverband und das Deutsche Rote Kreuz deren Gruppenübungsleiter ausgebildet und Übungsbroschüren geschrieben. Leider haben sich heutzutage, vielleicht auch mangels ausreichender Physiotherapeuten, Anbieter aus dem Fitness- und Sportbereich dieser Aufgaben bemächtigt. Im Internet gibt es immer wieder solche Angebote mit der Behauptung, die Übungen seien bei Osteoporose angezeigt oder besonders wirksam. Mit einer geringgradigen Osteopenie oder zur Prävention sind sie sicherlich nützlich und durchaus wirksam – lassen Sie sich aber nicht auf Laienangebote ein, wenn Sie eine diagnostizierte Osteoporose haben, denn: Eine medizinische Diagnose braucht eine medizinische Therapie, und Physiotherapie ist Schulmedizin.

WIRKUNG DER ÜBUNGEN

Vorranging bei meinen Osteoporose-Übungen ist die Schmerzbeseitigung oder die Schmerzreduktion auf ein erträgliches Maß. Ich nenne das »Wohlwehschmerz«, der zwar spürbar ist, uns aber nicht von wichtigen Maßnahmen und Bewegung abhalten sollte. Körperaufrichtung, Sturzprophylaxe und Freude an den Übungen sind zielführend. Wenn Sie kräftig zum Wohl Ihrer Knochen trainieren, werden Sie messbare Erfolge erzielen können.

MUSKELKATER ODER FASZIENKATER?

Sicher kennen Sie zur Genüge den Begriff des Muskelkaters, dabei müsste dieser Zustand genauer gesagt Faszienkater heißen. Faszien verkleben, Muskeln zerreißen bei übermäßigem Training. Die Erklärung ist recht einfach: Faszien sind »klug« und das größte Sinnesorgan in unserem Körper. Nach übermäßiger Belastung erkennen und steuern sie Schmerzen, Beweglichkeit und vieles mehr. Faszienschmerzen gehen mit einer Steifigkeit einher. In der Regel verschwindet diese nach 48 Stunden wieder. Muskeln hingegen haben viel weniger Schmerzrezeptoren (Nozizeptoren) und können demnach auch viel weniger spüren. Jedoch entstehen durch übermäßiges Training Mikroverletzungen in den Muskelfasern, die schmerzhaft sein können.

SCHMERZEN LINDERN

Der Schmerz ist das wesentlichste Alarmsignal! Er wird durch zahlreiche Reize wie Frakturen, Fehlhaltungen, Überlastung und viele mehr ausgelöst. Die Schmerzsensoren in Haut und Faszien nehmen die Reize auf und leiten sie über die Rückenmarksebene blitzschnell zum Gehirn. Dort werden sie erkannt, beurteilt und verarbeitet. Keine andere Sinnesempfindung ist derartig von der vegetativen und emotionalen Ausgangslage eines Menschen abhängig wie der Schmerz. Gerade bei der Osteoporose-Physiotherapie sind daher die Entlastungslagerungen und -haltungen, die Lösung übermäßiger Faszienspannung und die Integration physiotherapeutischer Aktivitäten ins tägliche Leben von entscheidender Bedeutung für die Schmerzlinderung. Lassen Sie sich nicht durch die zahlreichen kursierenden Informationen über Krafttraining und Muskelaufbau verunsichern. Erst müssen die Schmerzen begrenzt werden, bevor Sie mit dem Kraftprogramm beginnen.

GRENZEN UND KONTRAINDIKATIONEN

Nicht alles können Sie selbst behandeln – im Zweifelsfall suchen Sie ärztliche Hilfe. Gehen Sie immer zum Arzt oder in ein Krankenhaus, wenn Sie

- schwer verletzt sind.
- starke Blutungen haben.
- einen Knochenbruch haben.
- ein ausgekugeltes Gelenk haben.
- übermäßig starke Schmerzen haben.
- Taubheitsempfindungen einseitig verspüren.
- Taubheit und totale Bewegungsunfähigkeit in einem Arm oder Bein verspüren.
- glauben, es ist der beste und richtige Weg, sofort fachmedizinische Hilfe in Anspruch zu nehmen.

DIE GESUNDE, ALTERSGERECHTE BEWEGLICHKEIT FÖRDERN

Auch viele ältere Menschen gehen heute zum Yoga und sind dann ganz stolz. Sie können dank des täglichen Übens mit 70 Jahren noch spielend leicht aus dem Stand heraus mit ihren Fingerspitzen den Boden erreichen. Dieses Bewegungsausmaß wäre für ein Schulkind angemessen; für eine 70-Jährige ist das gar nicht mehr nötig – oder medizinisch ausgedrückt: unphysiologisch. Die übermäßige Beweglichkeit in der Lendenwirbelsäule ist höchstwahrscheinlich die Kompensation einer Brustwirbelsäulen-Fixierung beziehungsweise einer muskulären Fehlbalance. Gerade mit einer Osteoporose ist es besser, stabilisierend für die Lendenwirbelsäule und mobilisierend für die Brustwirbelsäule physiotherapeutisch zu üben, beispielsweise mit der Goldmedaillenübung (Seite 89) oder auf dem Balance-Pad (Seite 84). Das Ziel ist der aufrechte Gang und Stand als Ausdruck gesunder Beweglichkeit und einer myofaszialen Balance.

LEBENSFREUDE ERHALTEN

Der Psychologe Heiko Ernst schrieb in seinem Buch *Gesund ist, was Spaß macht* vom Wert des Spaßfaktors bei der Therapie. In meiner Praxis erlebe ich immer wieder die schöne Veränderung des Gesundheitszustandes, wenn Patienten anfangen zu lächeln.

Beim medizinischen Training auf flexiblen Unterlagen dauert es nicht lange, bis die Schwingungen, das Hüpfen und die unerwartete Motorik den Patienten anfangen, Freude zu bereiten. Das ist Körperglück. Wir kennen es aus Kindertagen: vom Hang hinabkullern, hopsen, juchzen und lachen. Übungen, die Sie als unangenehm oder mühselig empfinden, werden einen geringeren Effekt haben als beglückende Wohlfühlübungen. Suchen Sie sich Ihre liebsten Anwendungen aus meinem Programm heraus und zaubern Sie sich beim Slow-Jogging (Seite 92), wie zum Beispiel das japanische Kaiserpaar, auch ein Lächeln ins Gesicht.

DIESE ÜBUNGEN SOLLTEN SIE NICHT (MEHR) MACHEN

Es ist doch immer wieder erstaunlich, wie viele »gute alte Übungen« es gibt. Einer sagt es dem anderen, der schreibt es noch einmal auf, oder noch extremer, vom anderen ab. Auf diese Weise entstehen Mythen aus den sogenannten Totschlagargumenten: »Meiner Mutter hat das immer so gutgetan«, »Das habe ich aber in meiner Yogagruppe genau so gelernt!« oder »Das machen doch alle so!«

Der Einfachheit halber habe ich für Sie physiotherapeutisch begründet, bei welchen Übungen es zu Überbelastung, Sturzgefahr oder Überdehnung kommen könnte. Daneben sehen Sie passende Alternativen und wo Sie diese im Buch finden.

WAS SIND BIEGESPANNUNGEN UND WARUM SOLLTEN WIR SIE VERMEIDEN?

Biegespannungen treten in einem Material auf, wenn es gebogen wird. Bei Knochen können solche Spannungen zu Rissen oder Brüchen führen, insbesondere, wenn die Belastung die Knochenfestigkeit übersteigt.

Übungsname	Warum nicht?	Besser so
Beine hochlegen	Belastung für die Lendenwirbelsäule und Hüften	Entlastungslagerung des Rückens (Seite 67), Hüftentlastung (Seite 68)
Radfahren in der Luft	Belastung für die Lendenwirbelsäule, als Hohlkreuz	ISG-Mobilisation (Seite 101)
Klappmesser aus der Rückenlage	Belastung im unteren Rücken	Training auf Balance-Pad (Seiten 84–86)
Vierfüßlerstand mit diagonalem Einsatz der Arme und Beine	Kompression von Knien und Händen	Übungen auf dem Balance-Pad (Seiten 84–86)
In Rückenlage die Arme hinter dem Kopf verschränken	Kompression der Schulterblätter	Flügelschlag (Seite 103)
Beide Handflächen bei der Vorbeuge auf den Boden drücken	Hypermobilität der Lendenwirbelsäule	Rückenfaszie dehnen (Seite 110)
Total breitbeiniger Stand	Kompression unterer Rücken, Becken und Hüften	Stehen verstehen (Seite 70)
Auf Zehenspitzen stehen und gehen	Wadenverkürzung, Sturzgefahr	Wadendehnung (Seite 106)
Gummiball zusammendrücken	Verspannung der Handfaszie	Hand hochziehen (Seite 105)
Drehdehnlagerung	Ungute Verdrehung in der Wirbelsäule	Aufstützübung (Seite 99)
Isometrische Spannungsübung am Kopf	Isometrie am Kopf ist out, verstärkt Fehstellungen im Kopf- und Nackenbereich sowie muskuläre Disbalancen	CTÜ-Mobilisation (Seite 100), Kinn einziehen (Seite 104), Trapezmuskel dehnen (Seite 107)

VORBEUGE

Die im Schulalter erlernte Vornüberbeuge ist für Osteoporose-Betroffene nicht mehr empfehlenswert. In den frakturgefährdeten Bereichen der Wirbelsäule entsteht eine zu hohe Biegespannung.

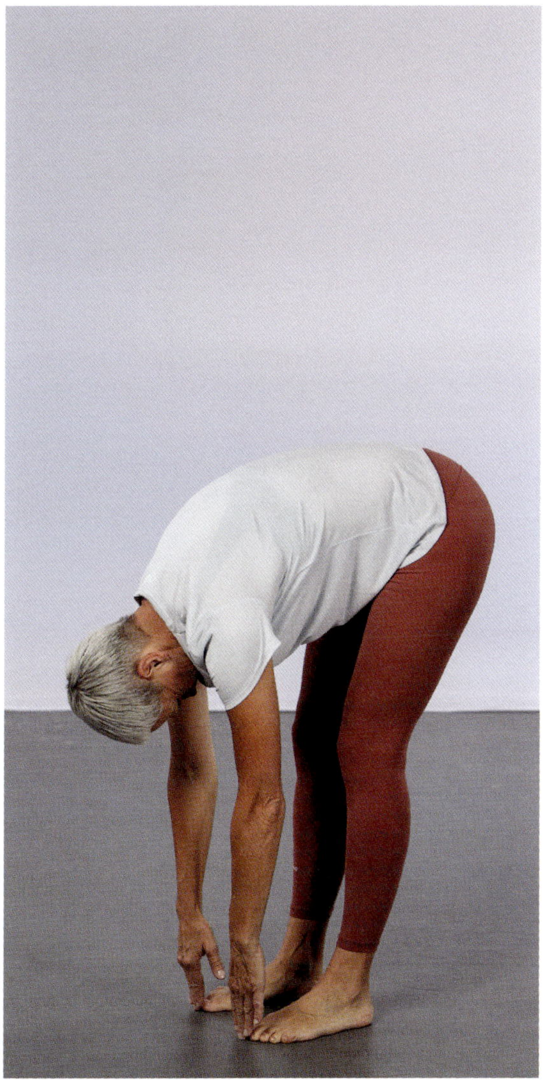

ISOMETRISCHE ARMSPANNUNG

Das starke Zusammendrücken der Hände mit maximaler Armspannung und runder Brustwirbelsäule bedeutet eine übermäßige Scherbelastung für die mittlere Brustwirbelsäule. Diese Übung sollte nicht trainiert werden.

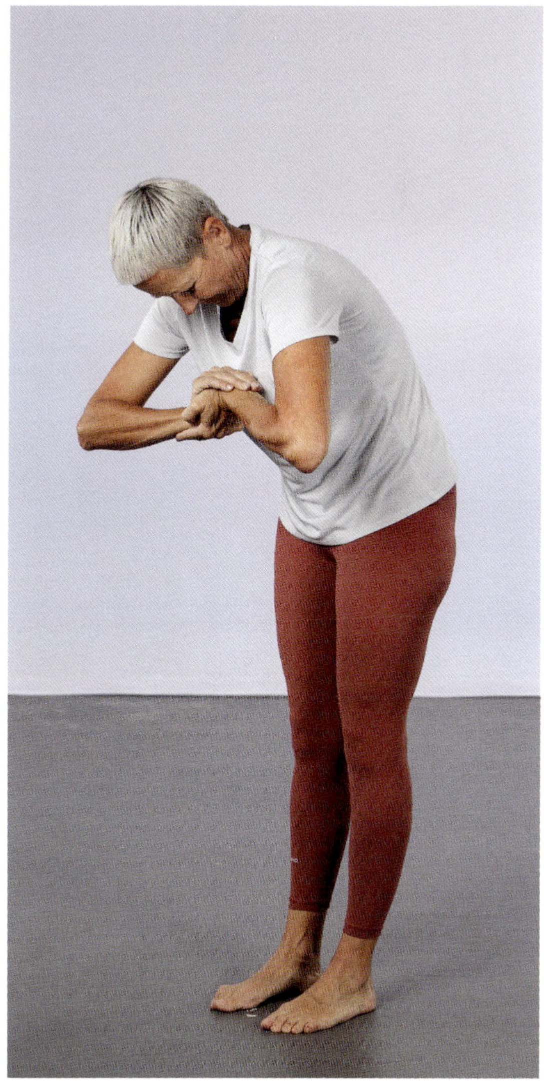

SEITNEIGE

Eine maximal ausgeübte Seitneigebewegung ist mit Osteoporose nicht empfehlenswert, da die frakturgefährdeten Stellen der unteren Brustwirbelsäule dadurch übermäßig beansprucht werden.

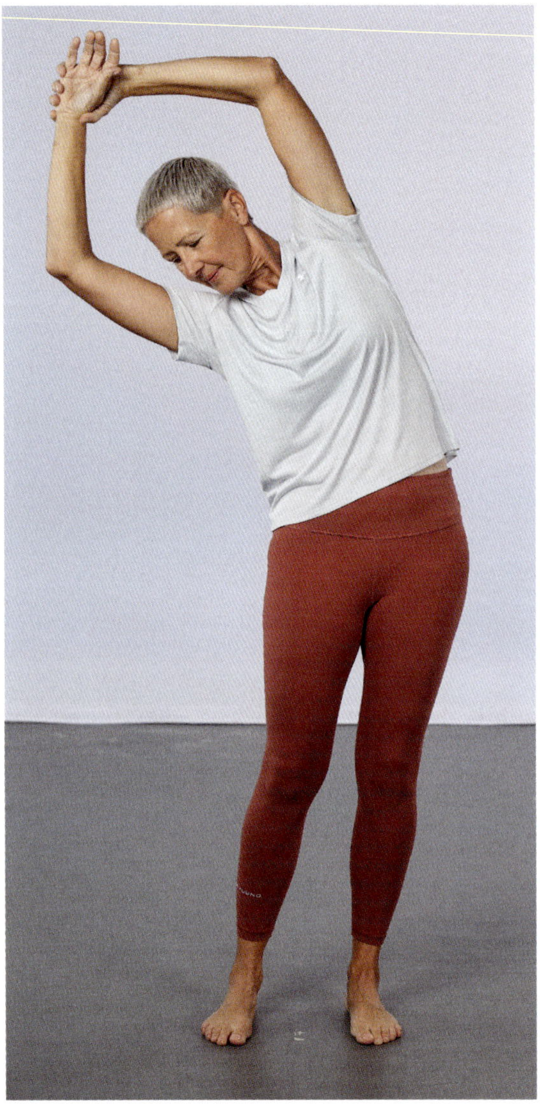

RÜCKBEUGE

Mit der Rückbeuge mit gestreckten Knien entstehen zwei lange Hebelarme an Ober- und Unterkörper, die sich sehr belastend auf die frakturgefährdeten Bereiche der unteren Brustwirbelsäule auswirken können.

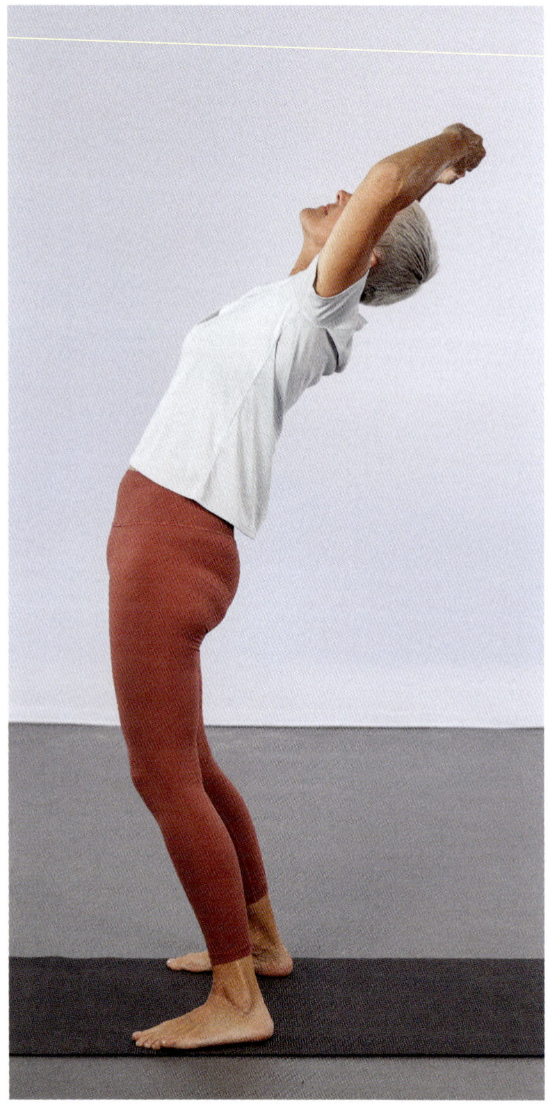

SPREIZSITZ

Die Vorbeuge im Spreizsitz belastet die frakturgefährdeten Stellen der Lendenwirbelsäule übermäßig und sollte vermieden werden.

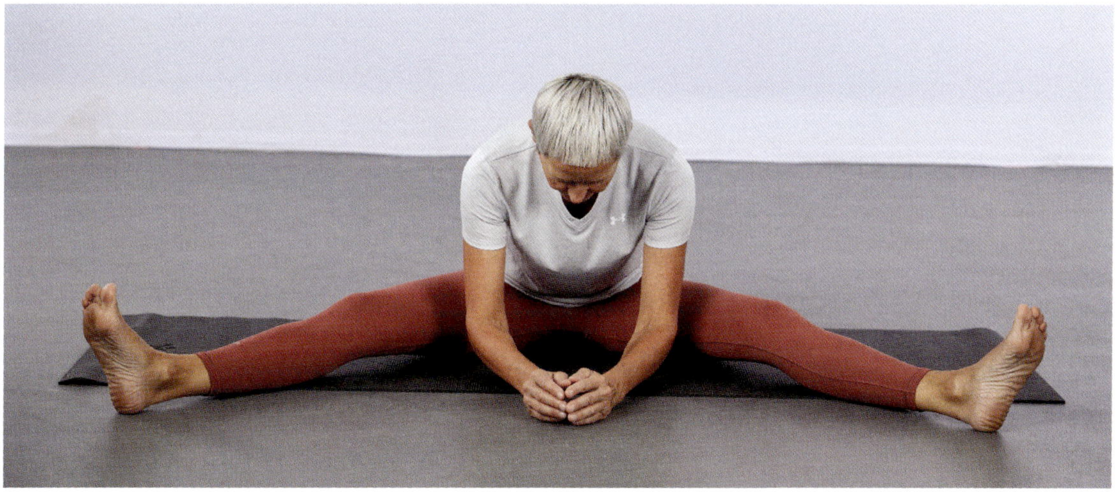

DREHDEHNLAGERUNG

Beim Verdrehen des Becken- und Schultergürtels entstehen hohe Belastungen im mittleren, frakturgefährdeten Brustwirbelsäulenbereich.

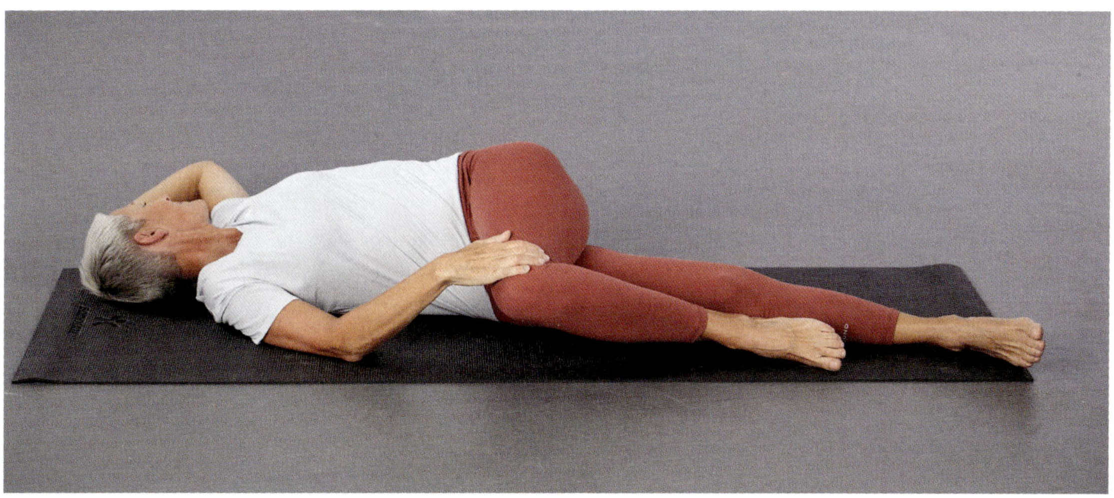

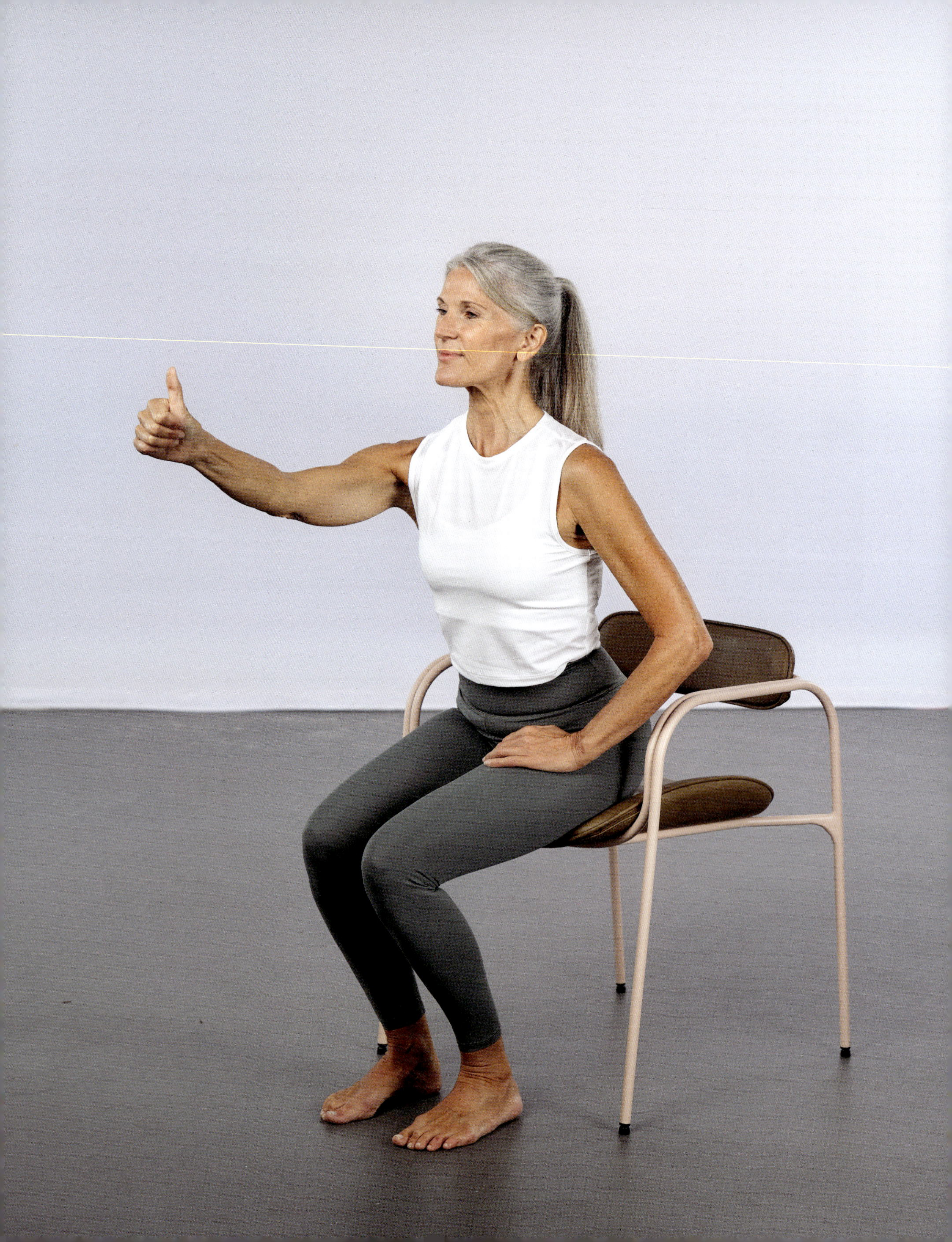

3

PHYSIOTHERAPIE GEGEN OSTEOPOROSE

SO HELFEN SIE SICH SELBST

Ihr neu erworbenes Wissen aus den Kapiteln 1 und 2 ist die Grundlage für Ihre Osteoporose-Physiotherapie zu Hause. Blättern Sie im Zweifelsfall immer wieder einmal zurück in den theoretischen Teil des Buchs, um für Ihr Übungsprogramm die notwendige Sicherheit zu erlangen. In diesem Kapitel erfahren Sie, wie Sie Ihr eigenes Programm in der richtigen Reihenfolge aufbauen, Ihre Fortschritte dokumentieren und sich selbst testen können.

SELBSTVERTRAUEN UND SELBSTWIRKSAMKEIT

Selbstvertrauen ist ein Bestandteil der Resilienz. Das ist ganz wesentlich für die Fähigkeit, sich wieder zu erholen und gut auf neue Herausforderungen und Veränderungen zu reagieren. Das Verständnis unserer ureigenen Fähigkeiten fördert uns dabei, was wiederum die Möglichkeit eröffnet, in einem gesunden Maß mit Stress und Krisen umzugehen. Resiliente Menschen entwickeln durch ihre eigenen Erfahrungen auch eine Form der Selbstwirksamkeit. Das hilft ihnen, in Schmerzsituationen oder Therapiekrisen stabil zu bleiben und dadurch wiederum neue Erfahrungen als Chancen zu nutzen. Die Selbstwirksamkeit durch eigenes Handeln kann im besten Fall und humorvoll ausgedrückt heißen: gesünder sein, als es der Arzt erlaubt!

TAG FÜR TAG MUT SCHÖPFEN

Ein wenig Mut gehört dazu, um wirklich selbstständig und frei von gut gemeinten Ratschlägen anderer zu üben. Nehmen Sie sich ganz konkret einen Zeitraum vor, beispielsweise 30 Tage, mit dem Ziel, Ihre Osteoporose-Beschwerden entscheidend zu verbessern. Das Erfolgsdiagramm (Seite 47) unterstützt Sie wirksam dabei. Sie können auf Ihrer Erfolgskurve Tag für Tag verfolgen, was sich verändert. Vielleicht hatten Sie zu Beginn des Programms Schwierigkeiten beim Strümpfe anziehen und stellen bereits nach zehn Tagen fest, dass es besser geht, und Sie verspüren dabei auch keinen Schwindel mehr im Kopf. Wie schön!

SO FUNKTIONIERT DAS ÜBUNGSPROGRAMM

Schritt für Schritt kommen Sie besser voran als hopplahopp. Nehmen Sie sich den nötigen Raum und die richtigen Zeitpunkte in Ihrem Alltag, um ganz bewusst und achtsam Ihre Übungen zu machen. Erst dann wird die erwünschte Wirkung eintreten.

DIE RICHTIGE ÜBUNGSREIHENFOLGE

Erst, wenn sich die Schmerzen gebessert haben oder ganz abgeklungen sind, empfehle ich ein Kräftigungsprogramm. Denn: Wieder auftretende Schmerzen können die bereits erzielten Behandlungserfolge sonst gleich wieder zunichtemachen. Auch Dehnübungen, die bei einer noch vorhandenen Gelenkblockierung gemacht werden, können Ihre Beschwerden verschlimmern. Achten Sie daher bitte sehr genau auf die richtige Reihenfolge.

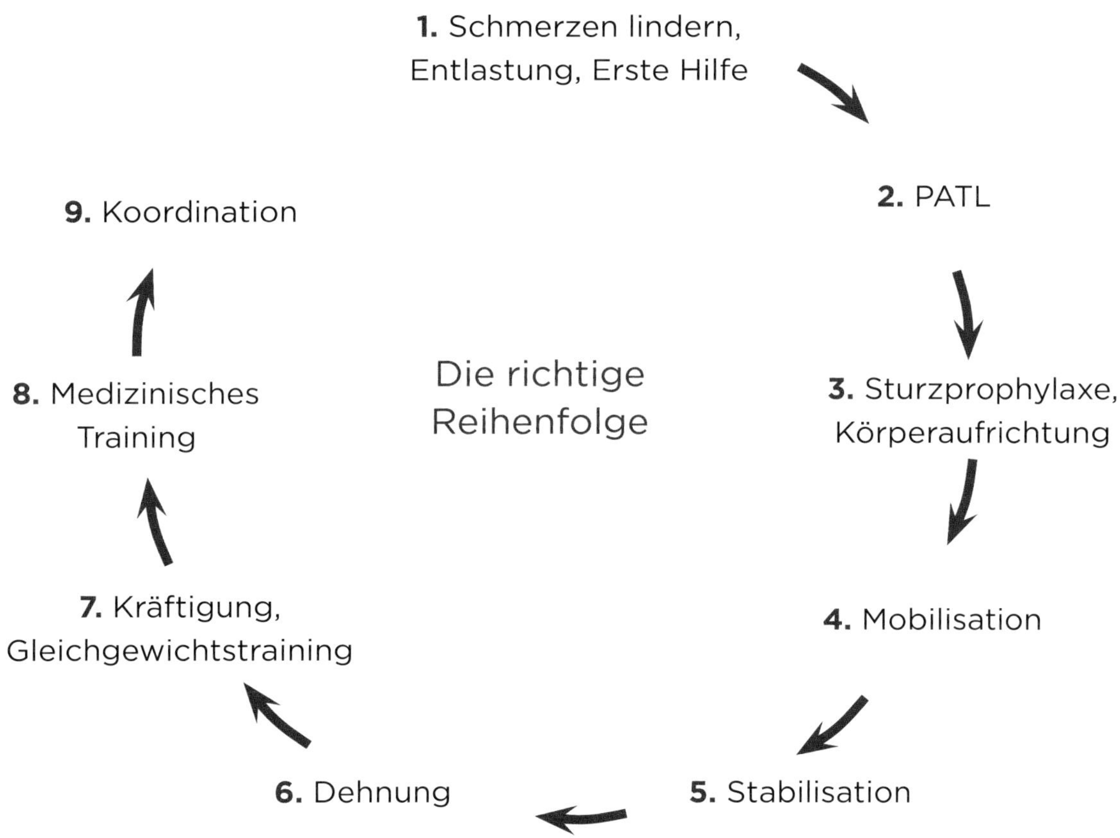

SCHMERZEN LINDERN, ENTLASTUNG UND ERSTE HILFE

Schmerzen können so enorm strapazieren, dass für Sie zunächst die Schmerzentlastung das A und O sein sollte. Im ersten Schritt braucht Ihr Körper dann Ruhe und Entlastung, bis Sie eine deutliche Schmerzreduktion empfinden. In diesem Buch finden Sie das jeweils passende Vorgehen. Nehmen Sie 12 bis 15 Minuten lang eine Entlastungsposition ein, entspannen Sie sich und atmen Sie ruhig und gleichmäßig; spüren Sie den Unterschied. Begleitend setzen Sie die Erste-Hilfe-Maßnahmen ein; das bringt auch spürbare Erleichterung.

PHYSIOTHERAPEUTISCHE AKTIVITÄTEN IM TÄGLICHEN LEBEN

Immer wieder ergeben sich im Tagesverlauf zahlreiche Möglichkeiten, scheinbar alltägliche Bewegungen besonders rückenfreundlich auszuführen. Das bringt in Summe dann auch schon eine deutliche Schmerzreduktion. Das ist kein Fitnessprogramm im eigentlichen Sinn, sondern eher ein »Drandenken« und eine wirksame Entlastung des Rückens und der betroffenen Gelenke.

STURZPROPHYLAXE UND KÖRPERAUFRICHTUNG

Mit den passenden Übungen begegnen Sie wirksam der zunehmenden Gang- und Trittunsicherheit. Nicht nur der gute Vorsatz, beim Gehen die Füße zu heben, hilft, sondern vor allem die Übungen auf dem Balance-Pad zur Wiedererlangung Ihrer Schnellkraftfähigkeiten. Auch das Gehen mit Gewichtsmanschetten schult das Gangbild wieder neu. Die Körperaufrichtungsmaßnahmen sind besonders wichtig, um Ihrer Wirbelsäule die richtige Ausgangsstellung für ein besseres Trainingsergebnis zu ermöglichen.

GLEICHGEWICHTSTRAINING

Noch vorhandenen, störenden Schwindel oder Benommenheit können Sie sehr gut mit den Übungen aus dem neurozentrierten Training korrigieren. Indem Sie den Daumen im Blick behalten, wenn Sie den Kopf bewegen, wecken Sie Ihr Gehirn mal wieder so richtig auf. Spüren Sie der verbesserten Gleichgewichtsreaktion beim Gehen gleich mal nach.

MOBILISATION

Die Mobilisationsbehandlung Ihres Rückens und der Gelenke ist die Grundlage für eine bessere Bewegung. Ich habe die Mobilisationsübungen für Sie so ausgewählt, dass sie auch schmerzreduzierend wirken. Beginnen Sie zunächst mit fünf Wiederholungen und spüren Sie der Wirkung nach. Dann können Sie sich langsam etwas steigern.

STABILISATION

Durch die Stabilisation Ihrer Wirbelsäule und Gelenke werden Schmerzen reduziert und Ihr Körper gekräftigt. Bei Überbeweglichkeit reguliert sie den Rücken mit seinen myofaszialen Strukturen. Dosieren Sie die Übungen und spüren Sie ihrer Wirkung nach, um den Rücken auf die neue Situation einzustellen.

DEHNUNG

Die tonischen Haltemuskeln des Körpers halten Sie aufrecht. Sie setzen sich mit der Erdanziehungskraft auseinander, sind häufig in einer Dauerspannung und neigen zur Verkürzung. Auch die myofaszialen Strukturen folgen im Alltag oft dem beugenden Prinzip (Flexionsmuster), zum Beispiel in krummer Sitzhaltung. Der Mensch zieht sich eher zusammen, als dass er sich streckt. Diesem Verhaltensmuster können Sie mit Dehnübungen begegnen. Wichtig dabei ist, schonend zu dehnen; es sollten immer nur zwei bis maximal drei Gelenke daran beteiligt sein! Für die optimale Muskeldehnung nehmen Sie 60 Sekunden lang die jeweilige Dehnposition ein. Beginnen Sie sanft und verbleiben Sie einfach in dieser Position. Atmen Sie entspannt weiter und wippen oder federn Sie währenddessen nicht. Um eine myofasziale Verkürzung zu beseitigen, sollten Sie diese Übungen vier Wochen lang fünfmal pro Woche je 60 Sekunden durchführen. So können Ihre myofaszialen Strukturen in nur 20 Minuten wieder ihre Solllänge erreichen.

KRÄFTIGUNG

Mit der gezielten Kräftigung der phasischen Bewegungsmuskeln sollten Sie erst beginnen, wenn Sie schmerzfrei sind und Ihre vorher verkürzten Muskeln und Faszien durch die Dehnungen wieder ihre Solllänge erreicht haben. Nehmen Sie die jeweilige Ausgangsstellung ein und führen Sie eine Testbewegung aus. Verläuft diese problemlos, testen Sie auch gleich einmal Ihre maximal mögliche Wiederholungsanzahl. Sie gibt Ihnen Aufschluss über die Kraftausdauer in der jeweiligen Körperpartie. Nach den Prinzipien der medizinischen Trainingstherapie (MTT) können Sie Ihre Leistung messen, stets submaximal (bei zwei Dritteln der maximalen Leistung) nachhaltig trainieren und ideal steigern.

- Beispiel: Sie schaffen maximal 15 Wiederholungen der Kraftübungen für die Bauchmuskulatur. Dann machen Sie im Training nur 10 Wiederholungen (Dauer 20 Sekunden). Wiederholen Sie eine solche Übungsserie jeweils dreimal mit jeweils 20 Sekunden Pause dazwischen.
- Testen Sie 14 Tage später Ihre Maximalwiederholungen. Sind Sie jetzt ausdauernder? Dann steigern Sie die Wiederholungsanzahl, aber auch die Pausendauer dazwischen entsprechend.
- Trainieren Sie bei Übungen, die zu einer Seite gehen, zunächst immer erst die eine, dann die andere Seite.

Das Maximalkrafttraining gestalten Sie am besten mit angemessenem Gewicht; beispielsweise mit einer zunächst nur halb gefüllten Wasserflasche und einer niedrigen Wiederholungsanzahl. Sie können mit nur drei bis fünf Wiederholungen und drei Sätzen anfangen, und einer ganz kleinen Pause dazwischen. Steigern Sie später das Gewicht in der Flasche und nicht die Wiederholungszahl.

MEDIZINISCHES TRAINING

Stets sollte Ihr medizinisches Training nach dem Motto »schmerzfrei und motiviert üben« erfolgen. Das schafft die Voraussetzung dafür, dass Sie sich behutsam weiterführende Ziele in Sport und Freizeit setzen können. So sollten Sie beispielsweise an fünf Tagen der Woche üben und Ihrem Körper an den restlichen zwei Tagen Zeit lassen, sich zu regenerieren.

KOORDINATION

Die koordinativen Maßnahmen sind das Ziel Ihrer Physiotherapie für zu Hause. Sie beinhalten die anderen, vorher genannten Prinzipien. Mit spielerischen Übungen, wie dem »Volleyballon«, stellen sich Bewegungsfreude und viele koordinative Fähigkeiten wieder ein. Genießen Sie Ihre neue Schnellkraft und Ihre Reaktionsfähigkeit beim Spiel mit einer Partnerin.

WIE SINNVOLL SIND ISOMETRISCHE ÜBUNGEN?

Isometrische Spannungsübungen, also maximale Kraftanspannung ohne Bewegungsausschlag, sollten Sie nur dann machen, wenn die Körperaufrichtung vollständig ist und die tonischen Muskeln im Körper ihre Solllänge haben. Bei einer Osteopenie können diese Übungen sinnvoll sein, bei einer Typ-II-Osteoporose würde ich davon ganz abraten, um die Gefahr einer Fraktur zu vermeiden.

IHR WEG ZU WENIGER SCHMERZEN: BEHALTEN SIE IHRE ENTWICKLUNG IM BLICK

Nicht immer ist es möglich, bei jeder Beschwerde einen Arzt oder Therapeuten aufzusuchen. Daher empfehle ich die Selbstbeobachtung, das Selbstmachen und die Selbstwirksamkeit Ihres Handelns. Auch scheinbar kleine Beobachtungen und Ihre Körperwahrnehmung können Ihnen den richtigen Weg weisen.

BEURTEILEN SIE IHRE SITUATION

Stellen Sie sich diese fünf W-Fragen, um Ihre Lage selbst einzuschätzen:

- Wo genau tut es weh? Ist es nur ein Punkt im Gewebe oder ist es eher die ganze Brustwirbelsäule?
- Wann trat der Schmerz auf? Lassen sich die Schmerzen auf ein bestimmtes Ereignis zurückführen, zum Beispiel auf eine Verletzung oder einen Sturz? Wie lange liegt dieses Ereignis zurück?
- Wie ist der Schmerz? Hell stechend und gemein? Bohrend, dumpf und aushaltbar?
- Was verstärkt den Schmerz? Was sollte ich jetzt vermeiden?
- Was lindert den Schmerz? Hilft eine Entlastungslagerung, -haltung oder -mobilisation?

INTERPRETATION DES SCHMERZES

Art und Dauer der auftretenden Schmerzen verraten Ihnen etwas über die Ursachen.

- Akute Schmerzen stehen in einem direkten zeitlichen Zusammenhang zum Auftreten. Sie sind in der Regel schrill, hell, stechend und vordergründig. Sie klingen nachts meistens ab.
- Chronische Schmerzen haben sich über einen längeren Zeitraum aufgebaut und zeigen sich hintergründig, dumpf, bohrend und permanent. Sie können auch arthrotisch bedingt nachts schlimmer werden.
- Faszial bedingte Schmerzen werden eher emotional empfunden und mit Begriffen wie »fies«, »gemein« oder »hinterhältig« beschrieben.
- Muskulär bedingte Schmerzen werden eher sachlich empfunden und als »drückend«, »bohrend« oder »dumpf« beschrieben.

SCHMERZEMPFINDEN, BEWEGUNGSGEFÜHL UND BAUCHGEFÜHL TÄGLICH FESTHALTEN

Drei Diagramme helfen Ihnen, Ihre aktuelle Situation besser einzuschätzen.

SCHMERZEMPFINDEN

Wie fühlen Sie sich? Bewerten Sie das ganz individuell auf der Skala. Beurteilen Sie, wie Sie Ihre Schmerzen empfinden: Haben Sie sehr starke Schmerzen, befinden Sie sich auf der Skala beim Wert 1. In einem solchen Zustand kann es sinnvoll sein, einen Arzt aufzusuchen. Bei Werten zwischen 3 und 6 ist der Schmerz gerade noch aushaltbar; bei einer Einordnung zwischen 7 und 10 bewegen Sie sich Richtung Wohlwehbereich. Dann ist der Schmerz noch vorhanden, aber Sie können damit umgehen.

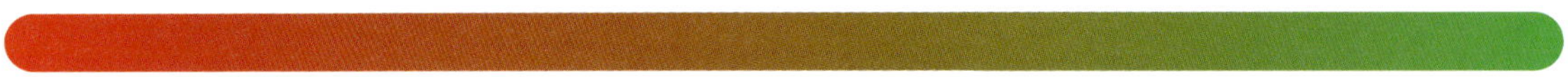

1 2 3 4 5 6 7 8 9 10

Ganz furchtbar — Fast keins

BEWEGUNGSGEFÜHL

Wie ist Ihr Bewegungsgefühl? Wenn Sie sehr steif sind und sich komplett blockiert anfühlen, dann befinden Sie sich auf der Skala bei 1. Löst sich die Versteifung, dann erreichen Sie langsam den Bereich zwischen 3 und 5. Bei den Werten zwischen 6 und 10 sind die Bewegungen noch limitiert, sie werden aber zunehmend flüssiger.

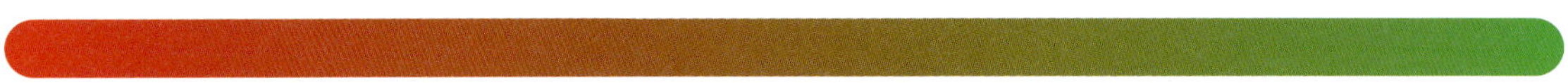

1 2 3 4 5 6 7 8 9 10

Versteift — Völlig frei

BAUCHGEFÜHL

Wie ist Ihr Bauchgefühl? Haben Sie den Eindruck, Ihren Schmerzen hilflos ausgeliefert zu sein, oder glauben Sie, sich gut selbst helfen zu können? Wie nehmen Sie Ihre aktuelle Situation wahr? Der Wert 1 ist hier Ausdruck einer ernst zu nehmenden Problematik. Wenn Sie glauben, dass Sie es allein nicht schaffen, sollten Sie ärztliche oder physiotherapeutische Unterstützung in Anspruch nehmen. Werte zwischen 2 und 5 zeigen, dass Sie hoffen, Ihre Beschwerden selbst in den Griff zu bekommen. Ab 6 nimmt Ihr Selbstbewusstsein zu und ab 9 auch die Gewissheit, sich selbst heilen zu können.

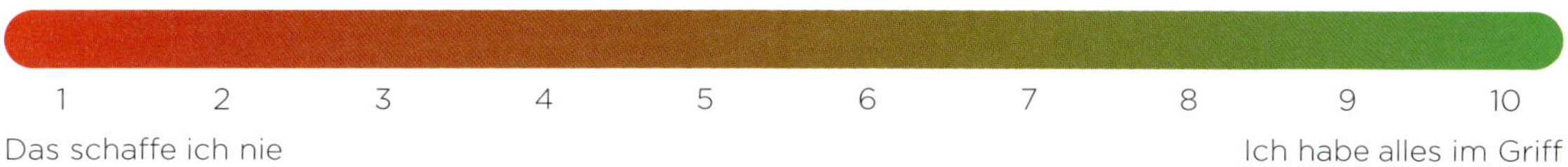

DAS ERFOLGSDIAGRAMM: BRINGEN SIE IHRE ERGEBNISSE AUF DEN PUNKT

Tragen Sie Ihre persönliche Beurteilung der drei Erfolgsfaktoren in das Diagramm ein, um Ihre Entwicklung im Blick zu behalten. Auf der senkrechten Skala notieren Sie Ihre Erfolge bei der Verbesserung Ihrer Beschwerden: 1 steht für sehr starke Schmerzen, 10 für völlig auskuriert und beschwerdefrei. Die waagerechte Skala folgt den Tagen. Hier vermerken Sie die drei Parameter Schmerzempfinden, Bewegungsgefühl und Bauchgefühl. Das fiktive Beispiel zeigt eine positive, lineare Entwicklung des Bauchgefühls auf, während in den Bewegungs- und Schmerzdiagrammen die Schwankungen zwar vorherrschen, aber das Endergebnis positiv ist. Ein solches Diagramm könnte auch für Sie Realität werden. Verwenden Sie zur Unterscheidung am besten drei unterschiedliche Farben.

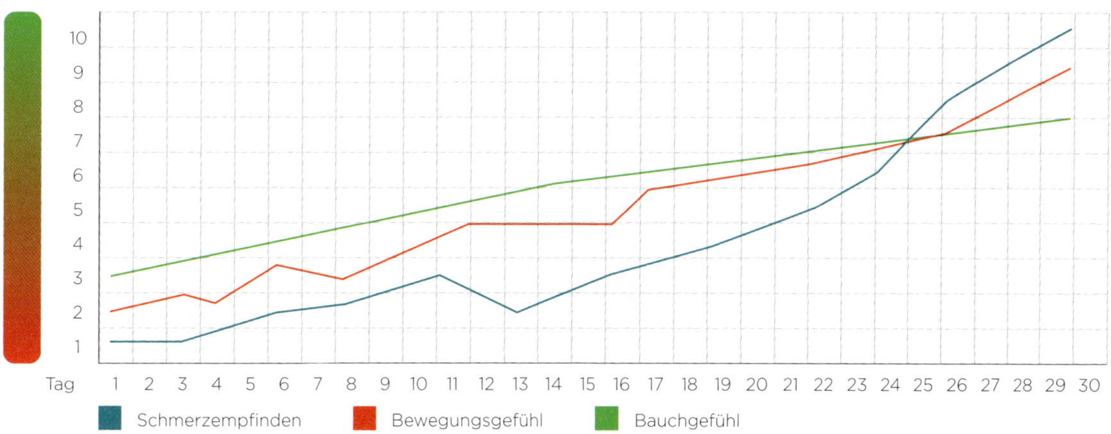

EQUIPMENT FÜR IHR OSTEOPOROSE-PROGRAMM

Viele Fitnessgeräte sind für die Programme nicht nötig. Einiges davon haben Sie vielleicht bereits zu Hause und für viele der Tools können Sie günstige Alternativen finden (meine Vorschläge dafür finden Sie jeweils in Klammern). Deswegen schauen Sie erst einmal in Ihrem Haushalt nach, bevor Sie teures Equipment kaufen.

- Arnikasalbe (Alternative: eine andere antientzündliche Salbe)
- Balance-Pad (Alternative: Matratze)
- Buch
- Crosstape
- 2 Gewichtsmanschetten, 1 Kilo (Alternative: mit einem Einweckgummi verschlossenes Sandsäckchen)
- Halbrolle (Alternative: zusammengerolltes Badetuch)
- Handtuch, groß
- Holzkeil (Alternative: Ast, Stein, erhöhte Türschwelle)
- Korb
- Keilkissen (Alternative: Aktenordner)
- Kissen
- Knierolle
- 2 Leinentücher
- Löffel
- Luftballon
- Matte (Alternative: Wolldecke)
- Quark
- Stuhl mit Armlehnen
- Tapes
- Thera-Loop-Band
- Tisch
- Wand
- Widerstandsband mit Schlaufen (Alternative: zu einem Ring geknotete Strumpfhose)
- Zirbenstäbchen (Alternative: Kugelschreiber mit eingezogener Mine)

TESTEN SIE SICH SELBST

Sich immer wieder einmal selbst zu testen, bringt Übungssicherheit und spiegelt Fortschritte deutlich wider. Wiederholen Sie die Tests bei Bedarf einmal pro Woche. Dann können Sie selbst erkennen, ob Sie vorankommen und wie es Ihnen geht.

SCHULTERHEBE-TEST

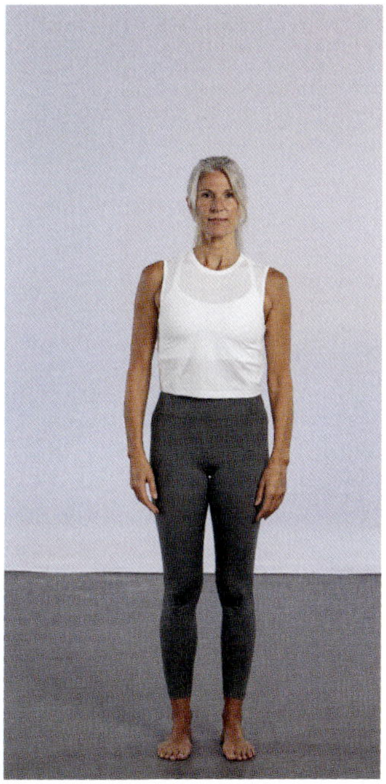

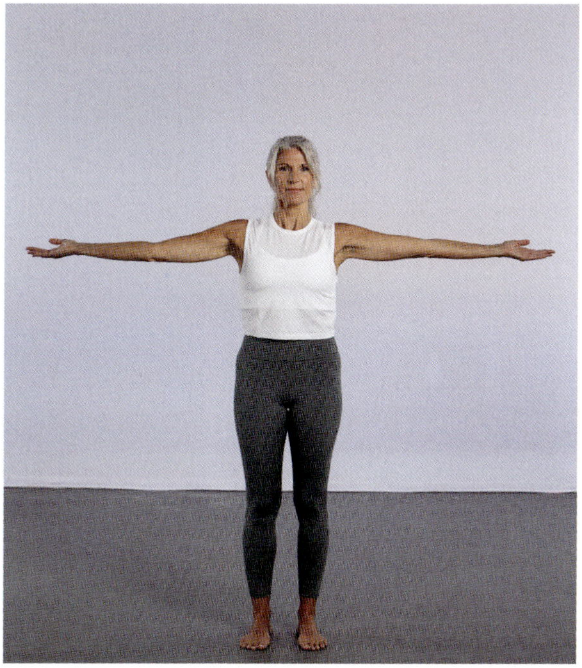

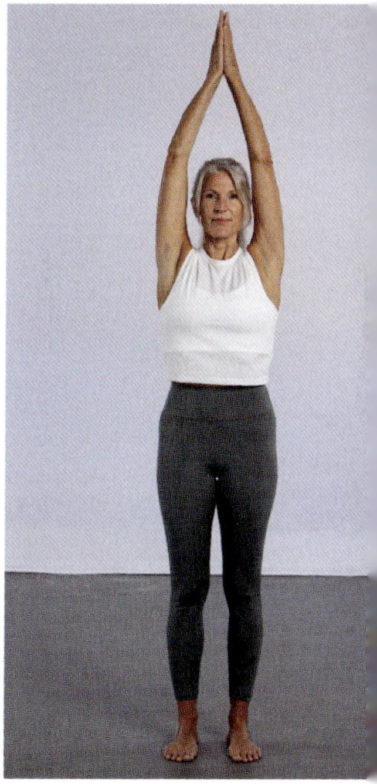

1 Stellen Sie sich aufrecht hin und lassen Sie Ihre Arme locker seitlich am Körper herabhängen

2 Heben Sie Ihre Arme über die Seite hoch und drehen Sie die Handflächen deckenwärts.

3 Führen Sie die Handflächen über dem Kopf zusammen.

Aufgepasst: Führen Sie diese Bogenbewegung langsam durch. Der Schultergürtel bleibt entspannt.

Ergebnis: Der Test ist positiv, wenn Sie Ihre Arme nicht höher als 90 Grad heben können, da die Aufrichtung und Streckung Ihrer Brustwirbelsäule fehlt. Sie sollten diese Bewegung schmerzfrei und flüssig durchführen können.

UNTERBERGER TRETVERSUCH

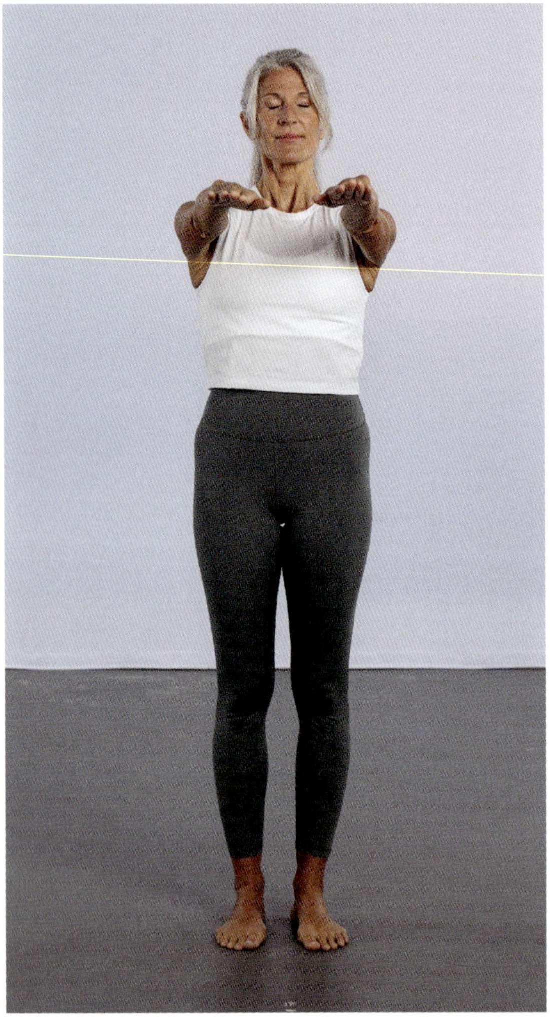

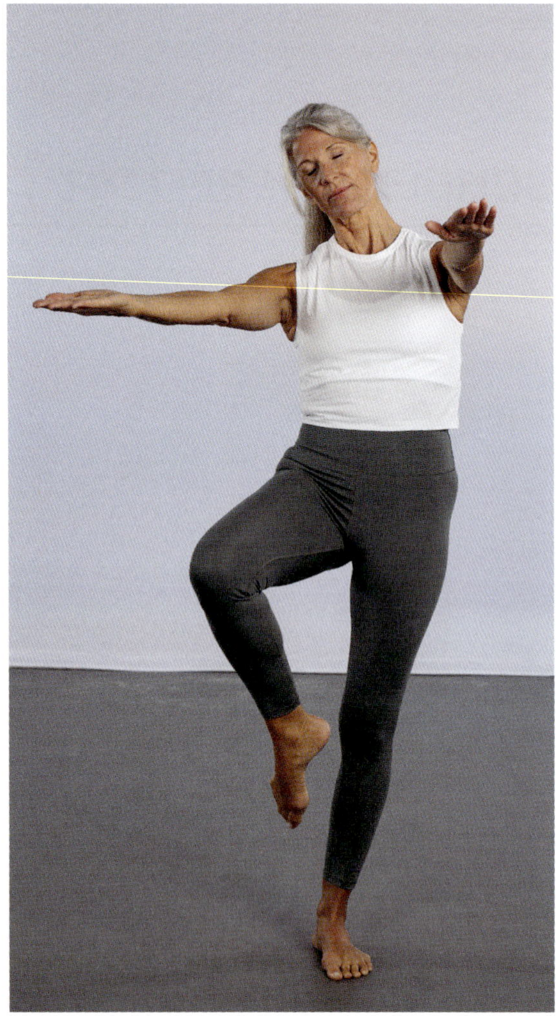

1 Stellen Sie sich aufrecht hin, strecken Sie Ihre Arme nach vorn aus und schließen Sie Ihre Augen. Treten Sie nun 50-mal auf der Stelle.

2 Veränderung der Körperachse bei positivem Test.

Ergebnis: Der Test ist positiv und weist auf eine neurologische Beteiligung, beispielsweise Schwindel, hin, wenn sich Ihr Körper zu einer Seite gedreht hat und der Arm der entsprechend gedrehten Seite leicht abgesunken ist.

KINN-TEST

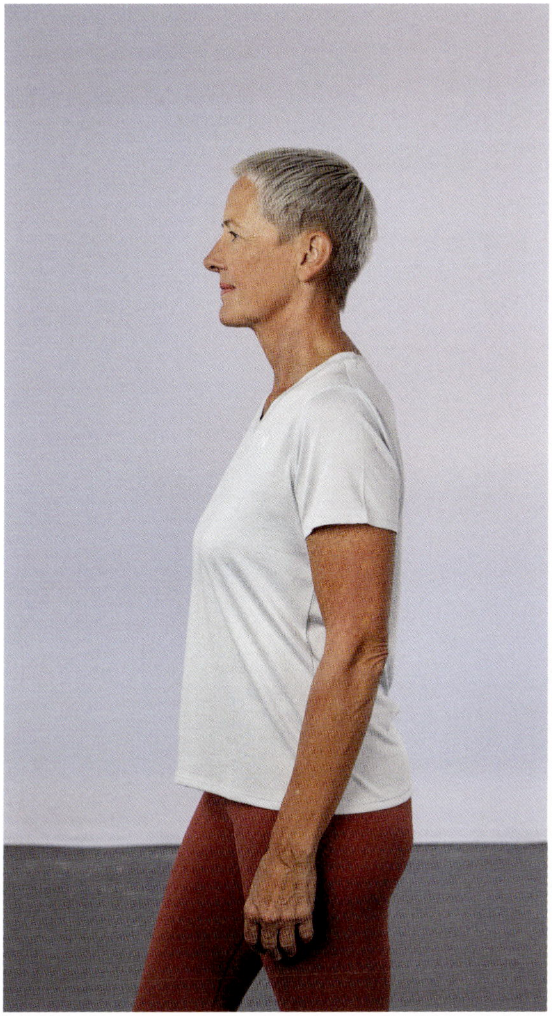

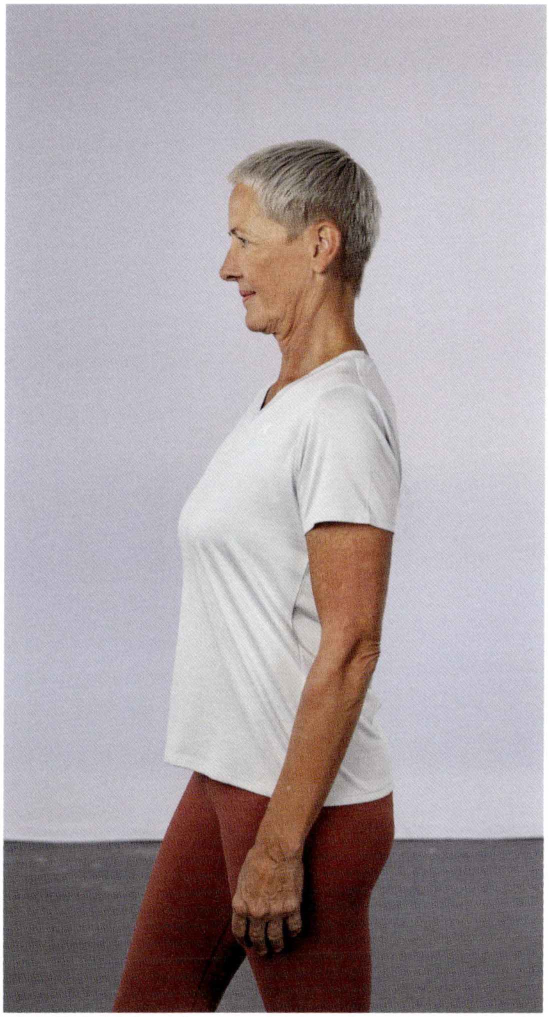

1 Stellen Sie sich aufrecht hin, die Schultern hängen locker ab. Der Blick ist nach vorn gerichtet.

2 Ziehen Sie Ihr Kinn wie zum Doppelkinn zurück.

Ergebnis: Der Test ist positiv, wenn Sie mit dem Kinn weniger als zwei Zentimeter rückwärts kommen. Das deutet auf eine Bewegungsstörung im Übergang der Hals- zur Brustwirbelsäule hin.

WANDABSTAND-TEST

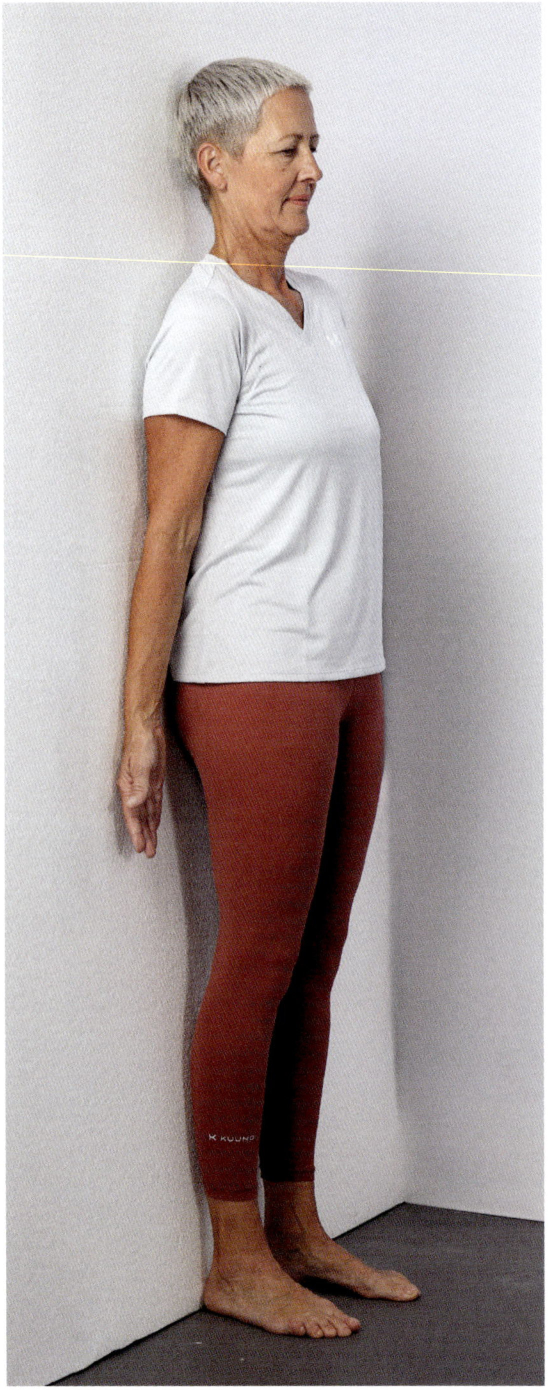

Stellen Sie sich mit dem Rücken zur Wand. Die Füße stehen fußbreit auseinander. Der ganze Körper, von den Fersen bis möglichst zum Hinterkopf, hat Wandkontakt.

Ergebnis: Der Test ist positiv, wenn der Abstand vom Hinterkopf zur Wand mehr als einen Zentimeter beträgt. Das weist auf eine Bewegungsstörung im Hals-Brustwirbelsäulen-Bereich hin.

AUFSTEHTEST

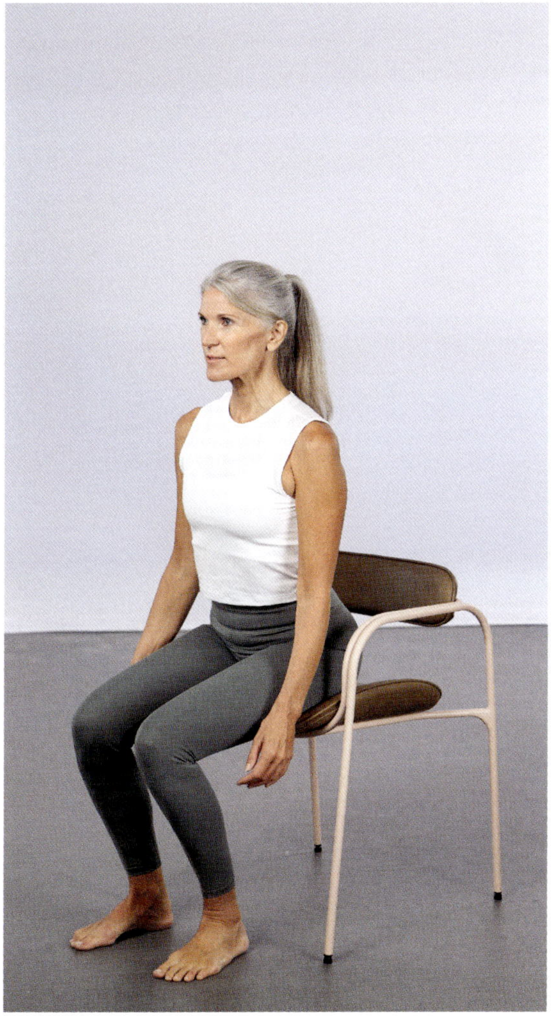

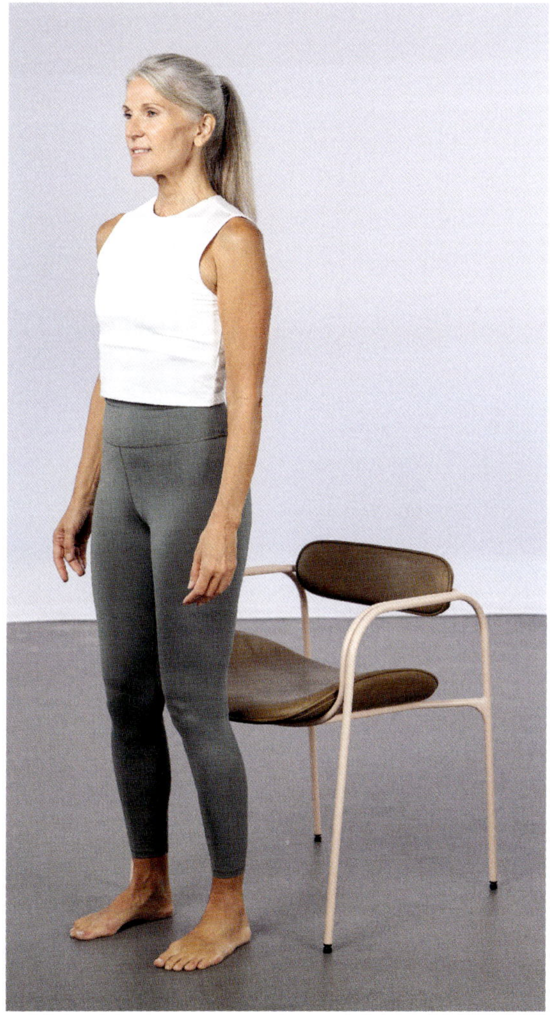

1 Setzen Sie sich auf den vorderen Bereich eines Stuhls, die Beine parallel nebeneinander.

2 Stellen Sie sich ohne Festhalten an den Stuhllehnen 5-mal hintereinander aufrecht hin.

Ergebnis: Der Test ist positiv, wenn Sie die 5 Wiederholungen nicht in 15 Sekunden schaffen, wenn Sie sich festhalten oder aus der Bewegungsbahn abweichen müssen. Dies ist Ausdruck einer gravierenden Muskelschwäche der Oberschenkel, einer Sarkopenie!

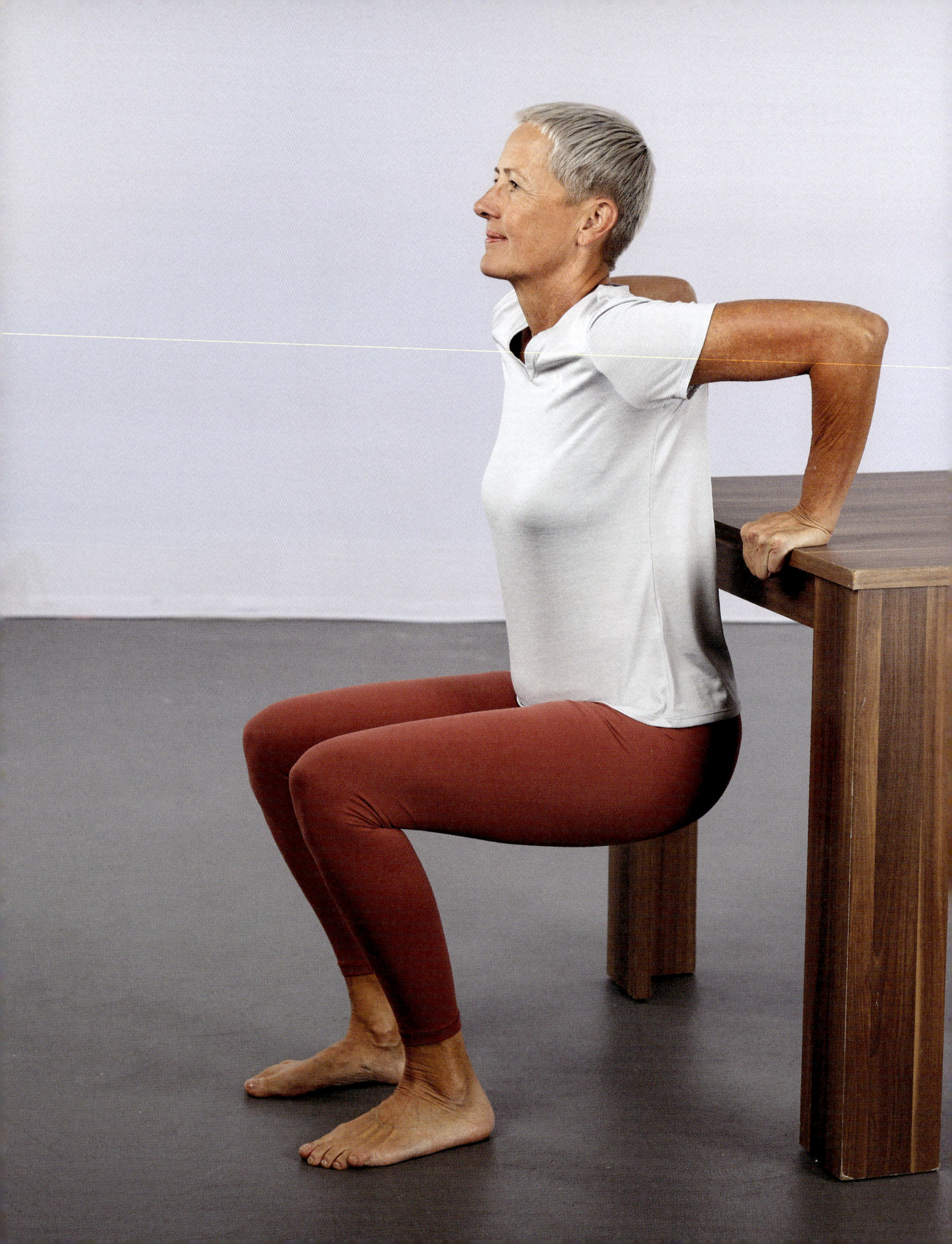

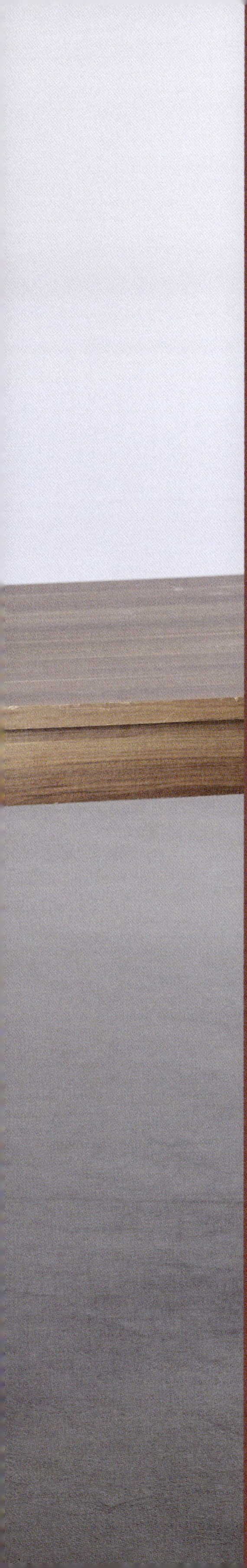

4

DIE ÜBUNGEN

In diesem Kapitel finden Sie Maßnahmen aus der physiotherapeutischen Hausapotheke zur Schmerzlinderung sowie zahlreiche Übungen zur Sturzprophylaxe, für ein besseres Gleichgewicht, zur Kräftigung, zur Koordination und viele mehr. Die bebilderten Übungen sind so aufgebaut, dass Sie die Anleitungen Schritt für Schritt nachvollziehen und umsetzen können. Die Rubrik »Aufgepasst« gibt Ihnen die notwendige Übungssicherheit; hier werden Sie auf etwaige Stolpersteine hingewiesen. Der Hinweis »Warum« verdeutlicht die Wirkweise der Übung und bei welchen Beschwerden sie hilfreich ist. Alle Übungen sind für das Training auf beiden Körperseiten geeignet.

PHYSIOTHERAPEUTISCHE HAUSAPOTHEKE

ARNIKASALBE EINREIBEN

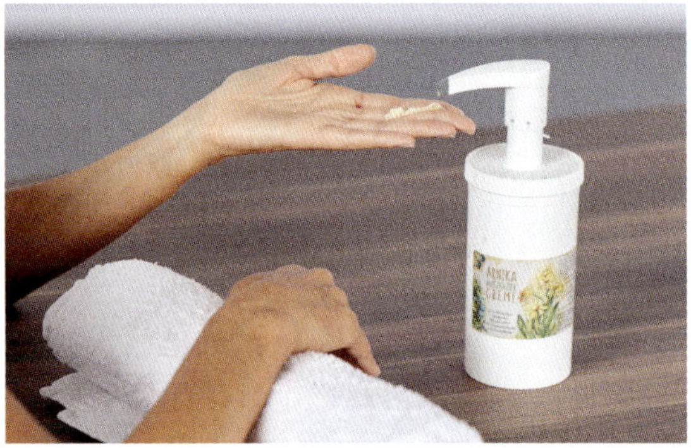

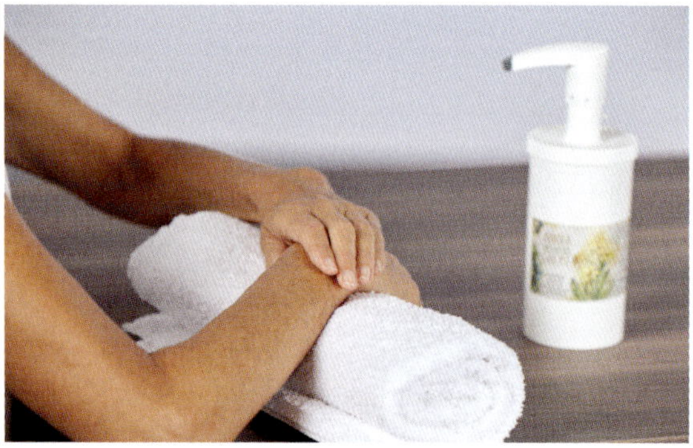

1 Geben Sie die Arnikasalbe auf Ihre Handfläche.

2 Massieren Sie das Produkt dann gründlich ein und nehmen Sie die gelenkspezifische Entlastungslagerung der Hand (Seite 69) für circa 10–20 Minuten ein. Die empfohlene Anwendungsdauer beträgt nach Prellungen, Zerrungen und Verstauchungen mindestens eine Woche, nach Frakturen 3–4 Wochen.

Aufgepasst: Massieren Sie die Salbe nur ganz sanft in das betroffene Gewebe ein. Vermeiden Sie den versehentlichen Kontakt mit Schleimhäuten, Augen und offenen Hautstellen.

Warum: Arnikasalbe hilft bei stumpfen Verletzungen, Verstauchung, Prellung, Schwellung oder Bluterguss, oder nach Frakturen. Sie wirkt entzündungshemmend, schmerzlindernd und abschwellend.

QUARKWICKEL

Sie brauchen: Quark (Fettgehalt spielt keine Rolle), einen Löffel, ein Leinentuch und ein Tuch zum Fixieren.

1 Setzen Sie sich an einen Tisch und bringen Sie großzügig den Quark zum Beispiel auf Ihr Handgelenk und Ihren Unterarm auf.

2 Schlagen Sie den Unterarm sanft in das Leinentuch ein.

3 Umhüllen Sie den Unterarm mit einem zweiten Tuch und lassen den Wickel circa 15 Minuten lang einwirken.

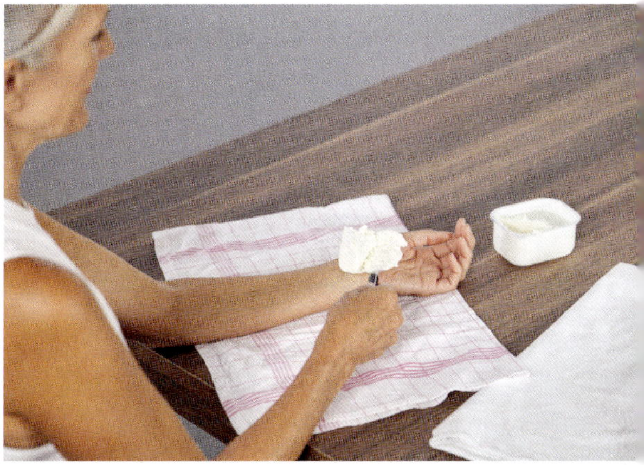

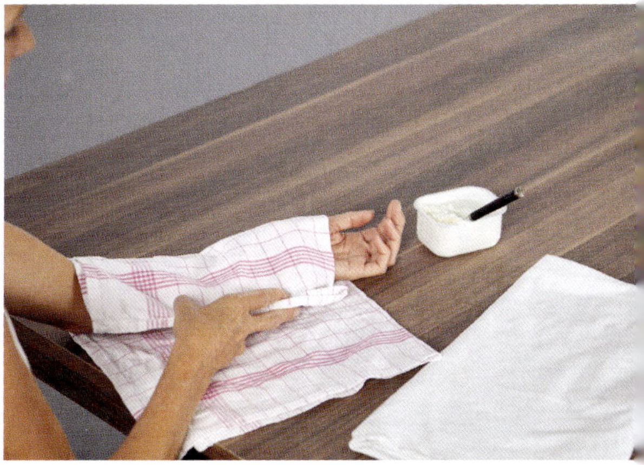

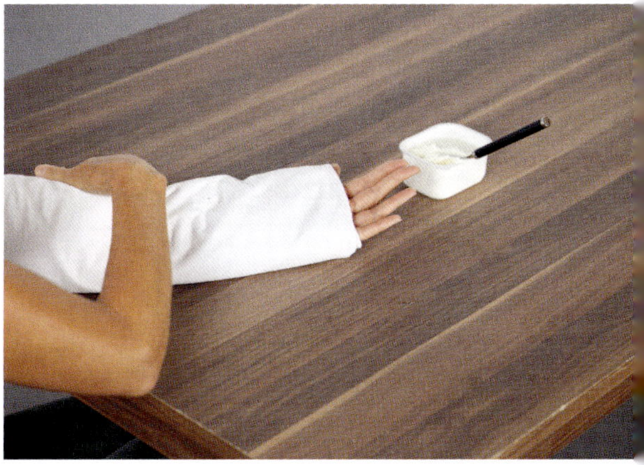

Aufgepasst: Der Quark sollte nicht kühlschrankkalt aufgetragen werden, sondern eher zimmerwarm sein. Verwenden Sie den Quark nicht direkt auf Verletzungen oder offenen Wunden. Bei Entzündungen sollte der Quarkwickel nicht länger als 15 Minuten auf der Stelle verbleiben. Verbleibt er zu lang, zieht sich der Quark zusammen und die Durchblutung wird angeregt. Dadurch wird die Körperstelle erwärmt.

Warum: Quarkwickel wirken kühlend, entzündungshemmend, abschwellend und schmerzlindernd. Als bewährtes Hausmittel helfen sie bei Entzündungen und Schmerzen. Besonders wirkungsvoll ist Quark wegen seines Kaseins. Es hat eine bindende Wirkung und sorgt dafür, dass dem Gewebe entzündliche Stoffe entzogen und diese gebunden und abtransportiert werden. Setzen Sie Quarkwickel wirksam bei Prellungen, Schwellungen, Verstauchungen oder nach einer Fraktur an der Hand ein.

ATMEN

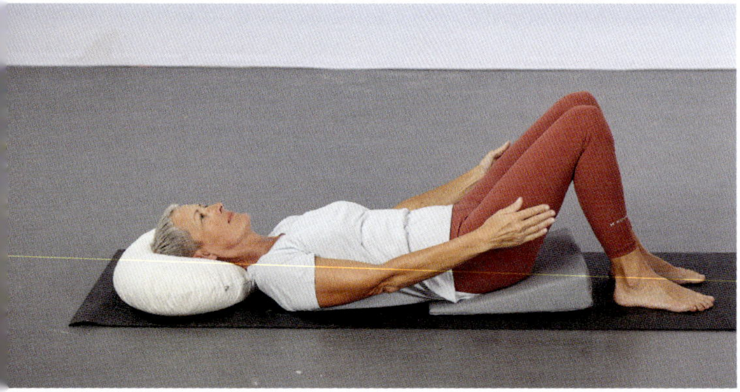

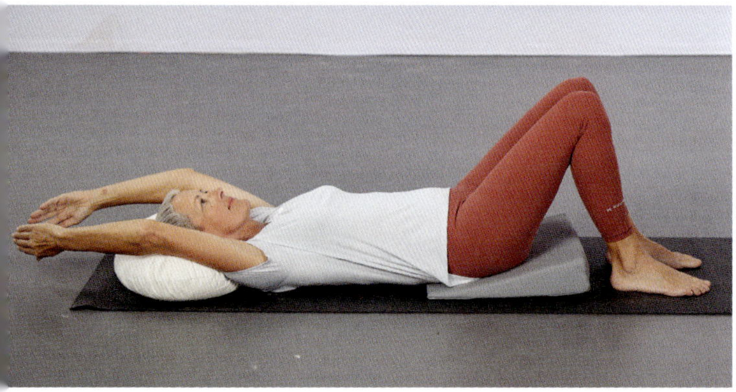

1 Legen Sie sich entspannt auf den Boden und unterlagern Sie Ihren Kopf mit einem Kissen und das Becken mit einem Keilkissen. Stellen Sie Ihre Beine so auf, dass Ihre Knie zur Decke zeigen. Die Arme liegen neben dem Körper auf dem Boden. Machen Sie eine schmale Nase, ziehen Sie die Nasenflügel zusammen. Holen Sie durch die Nase Luft.

2 Heben Sie Ihre Arme hoch bis hinter den Kopf. Lassen Sie die Luft geräuschvoll und pustend durch den Mund ausströmen. Senken Sie Ihre Arme wieder ab. Wiederholen Sie diesen Atemvorgang 10-mal. Versuchen Sie die Ausatmung länger zu halten als die darauffolgende Einatmung.

Aufgepasst: Atmen Sie ruhig und gleichmäßig.

Warum: Mit dieser Atemübung verbessern Sie Ihre Atemtiefe. Das weitet sanft den Brustkorb und entlastet die Brustwirbelsäule. Die Luft strömt durch die Nase gleichmäßig, gereinigt und vorgewärmt in Ihren Körper. Die Ausatmung kann kontrolliert durch den Mund entweichen.

GÄHNEN

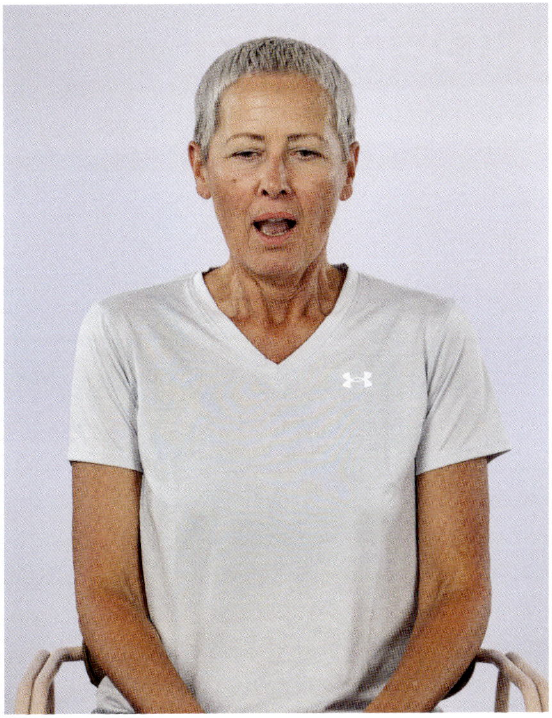

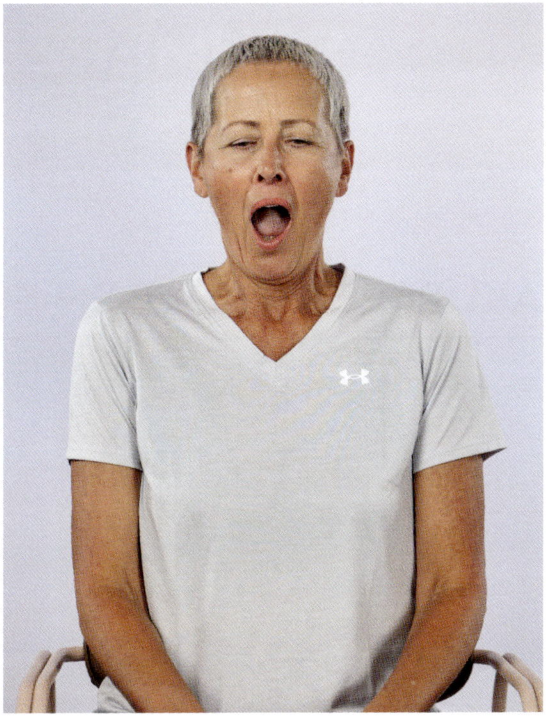

1 Setzen Sie sich entspannt auf einen Stuhl. Legen Sie Ihre Hände locker in den Schoß. Atmen Sie durch den leicht geöffneten Mund ein und stellen sich dabei vor, Ihr Gaumensegel zieht sich hoch, bis unter Ihr Schädeldach.

2 Öffnen Sie Ihren Mund dabei weit. Hören Sie bei der Ausatmung das typische Gähn-Geräusch, wie einen Hauch. Spüren Sie, wie sich Augen und Mund befeuchten.

Aufgepasst: Das Gähnen will geübt sein. Oft hilft die Vorstellung, einem Baby oder einem Löwen beim Gähnen zuzusehen.

Warum: Gähnen ist die tiefste und intensivste Atemform. Das löst Spannungen im Brustkorb und Zwischenrippenbereich.

MASSNAHMEN ZUR SCHMERZLINDERUNG

AKUPRESSUR GEGEN SCHMERZEN

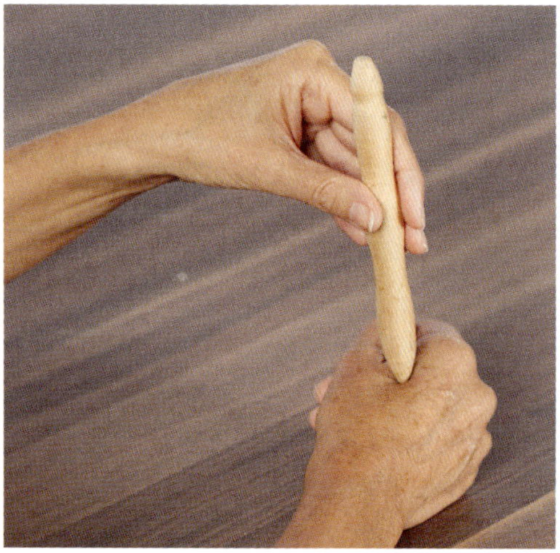

Nehmen Sie das Zirbenstäbchen mit der Spitze nach vorn in Ihre linke Hand und drücken Sie die Spitze zunächst leicht auf den Akupunkturpunkt Di4 an Ihrem rechten Handrücken. Sie spüren einen ganz milden Schmerz, wenn Sie den Punkt genau getroffen haben. Steigern Sie nach Ihrem Empfinden den Druck und halten diesen dann 1–2 Minuten lang. Es kann sich ein »elektrisches« Empfinden einstellen. Das ist das in der traditionellen chinesischen Medizin (TCM) beschriebene Qi-Gefühl mit der höchsten Wirksamkeit.

Aufgepasst: Fangen Sie bei der Akupressur zunächst sanft an. Die behandelte Stelle zeigt anschließend maximal eine leichte Rötung, aber nie eine blaue Verfärbung. Nicht verwenden bei Schwangerschaft.

Warum: Diese Akupressur wirkt generell schmerzlindernd und entkrampfend bei Schmerzen aller Art. Sie ist speziell gut einsetzbar bei Finger-, Hand-, Ellenbogen-, Schulter- und Nackenbeschwerden, da diese Regionen im Meridianverlauf liegen.

AKUPESSUR ZUR VERTIEFTEN ATMUNG

Nehmen Sie das Zirbenstäbchen mit der Spitze nach vorn in Ihre linke Hand und drücken Sie die Spitze zunächst leicht auf den Akupunkturpunkt LU7 am rechten Unterarm. Sie spüren einen ganz milden Schmerz, wenn Sie den Punkt genau getroffen haben haben. Steigern Sie nach Ihrem Empfinden den Druck und halten diesen dann 1–2 Minuten lang. Es kann sich ein »elektrisches« Empfinden einstellen. Das ist das in der TCM beschriebene Qi-Gefühl mit der höchsten Wirksamkeit.

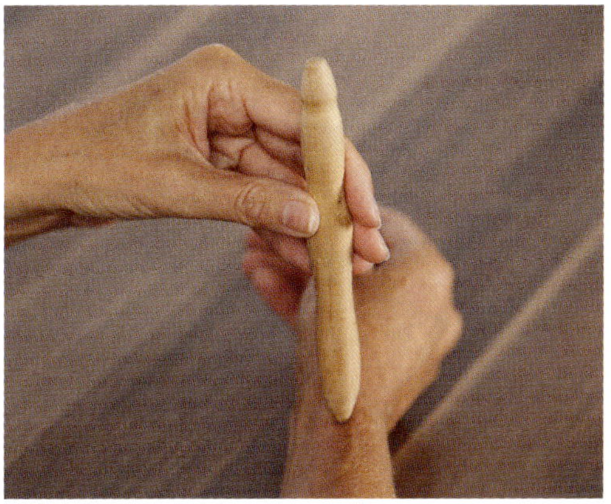

Aufgepasst: Führen Sie die Pressur genau auf dem Akupunkturpunkt und nicht auf einem Blutgefäß aus.

Warum: Dieser Akupunkturpunkt reguliert Ihre Lungenfunktion und führt zu einer verbesserten Atmung. Gut einsetzbar auch bei stressbedingten Lungenfehlfunktionen zur Beruhigung.

BRUSTTRIGGER

Berühren Sie mit Ihrem linken Mittelfinger Ihren großen Brustmuskel und spüren Sie den Triggerpunkt im Gewebe auf. Halten Sie diesen Punkt so lange gedrückt (etwa 1–2 Minuten), bis Sie eine deutliche Schmerzreduktion spüren. Dann erst lassen Sie ihn wieder los.

Aufgepasst: Drücken Sie ganz exakt und nur auf diesem Punkt im Gewebe.

Warum: Diese Übung löst Verspannungen im großen Brustmuskel rasch auf. Die Schulter- und Schulterblattstellung wird verbessert und dadurch die Körperaufrichtung gefördert.

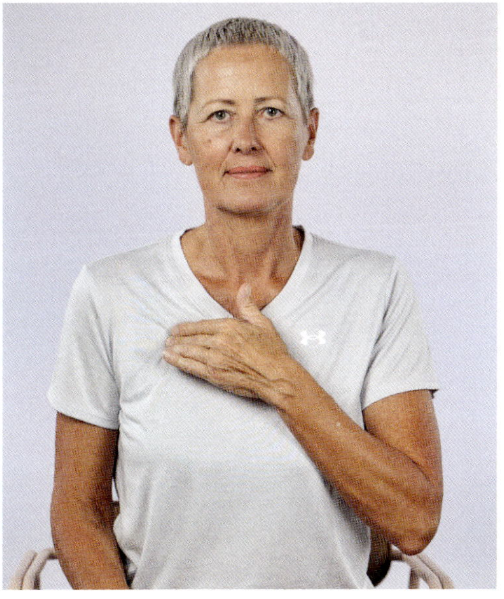

GESÄSSTRIGGER

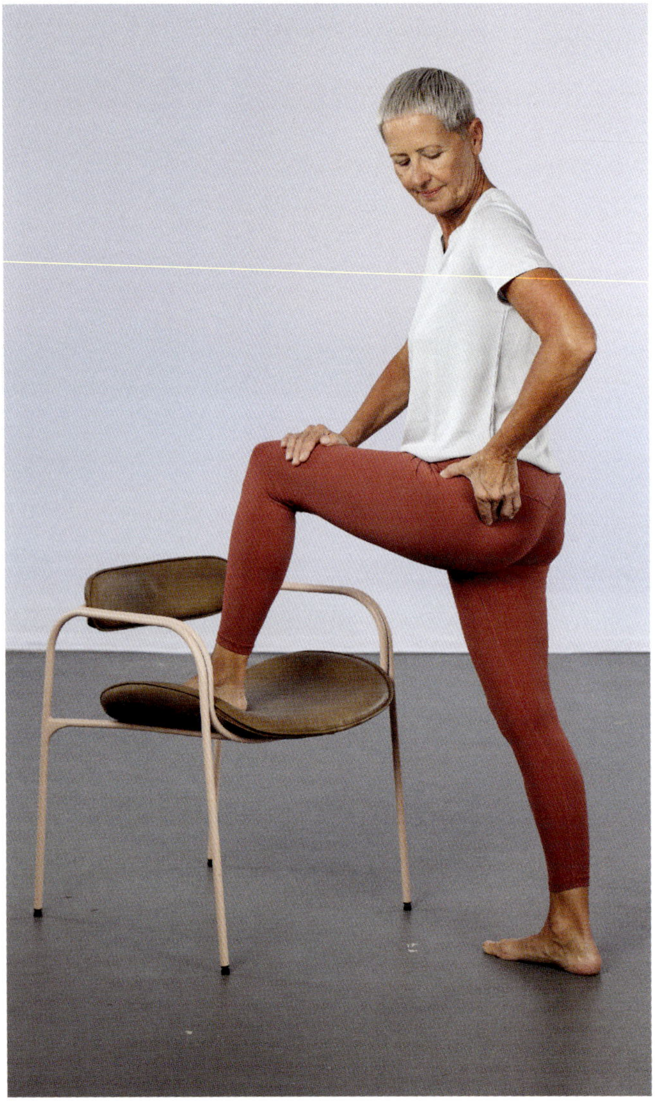

Stellen Sie sich vor einen Stuhl und stellen Sie Ihren linken Fuß ganz auf die Sitzfläche. Beugen Sie Ihren Oberkörper leicht vor. Tasten Sie mit Ihrem linken Mittelfinger tief im Gesäß den Triggerpunkt des Gesäßmuskels. Halten Sie diesen Punkt so lange gedrückt (circa 1–2 Minuten), bis Sie eine deutliche Schmerzreduktion spüren. Dann erst lassen Sie ihn wieder los.

Aufgepasst: Drücken Sie zunächst nur sanft ins Gewebe. Es darf kein »elektrisches« Gefühl auftreten.

Warum: Mit dem Gesäßtrigger lösen Sie Verkrampfungen im Gesäß, die oft fälschlicherweise für Bandscheibenschmerzen gehalten werden. Der irritierte Triggerpunkt des Piriformismuskels kann gut gelöst werden. Dadurch verbessert sich Ihre Beckenbewegung.

RÜCKEN-TAPING

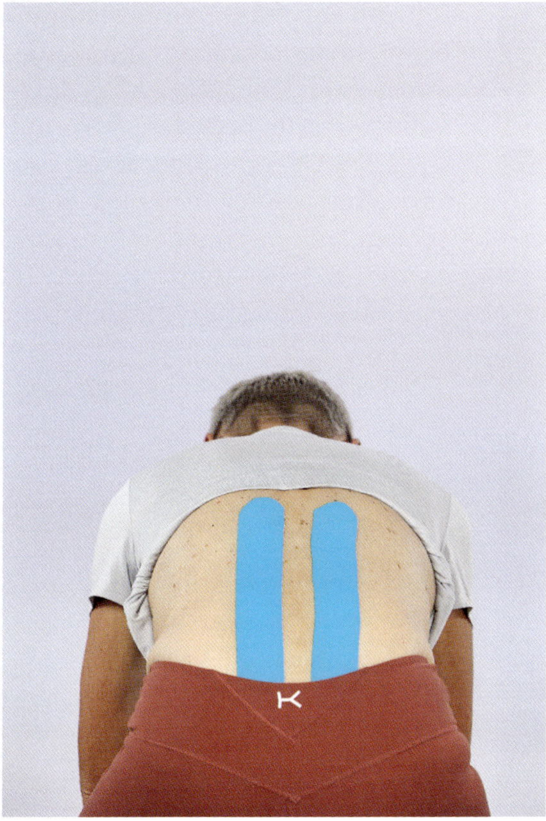

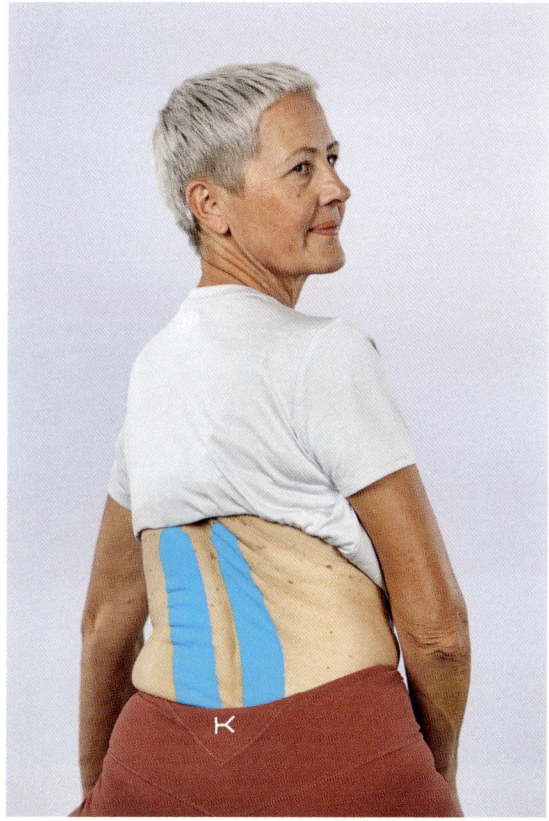

1 Setzen Sie sich auf einen Stuhl und beugen Sie sich nach vorn. Lassen Sie zwei Tapestreifen auf Ihrem Rücken, jeweils neben der Wirbelsäule, anbringen.

2 Mit der Aufrichtung und Dehnung des Körpers arbeiten sich die Tapestreifen sichtbar in Ihr myofasziales Gewebe ein.

Aufgepasst: Kleben Sie das Tape nicht auf die Wirbelsäule.

Warum: Mit dieser Behandlung lösen Sie tiefliegende Verklebungen der langen Rückenfaszien.

CROSSTAPE

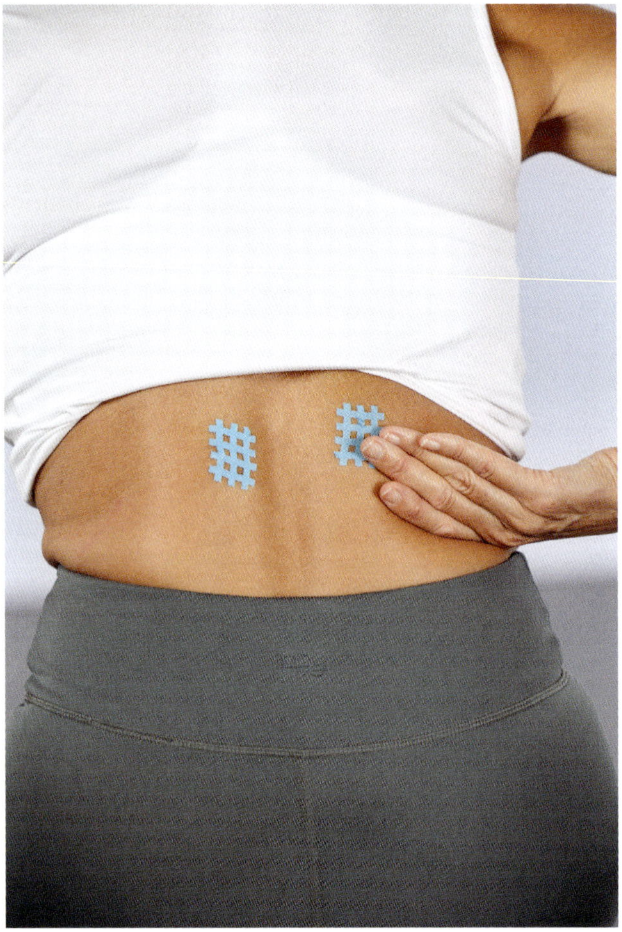

Bringen Sie das Gitterpflaster ganz genau auf dem Triggerpunkt der Rückenstreckmuskeln auf. Diese befinden sich neben der Wirbelsäule am Übergang der Brust- zur Lendenwirbelsäule. Drücken Sie es auch gut mit den Rändern an, damit es ganz auf dem Körper haftet.

Aufgepasst: Bringen Sie es mit trockenen Händen auf; Fett verringert die Haftfähigkeit.

Warum: Diese Akupressurpunkte können sehr gut mit einem Crosstape versehen werden. Die Scherwirkung des Gitterpflasters im Gewebe bringt eine tiefe Lösung der Triggerpunkte. Es wirkt dann wie eine Art Dauermassage.

ENTLASTUNGSHALTUNGEN

WANDSTAND VORWÄRTS

Stellen Sie sich in Schrittstellung vor eine Wand. Legen Sie Ihre übereinandergehaltenen Unterarme in Kopfhöhe an die Wand. Verlagern Sie Ihr Körpergewicht nach vorn und legen Sie Ihre Stirn auf die Unterarme. Bleiben Sie 2 Minuten in dieser Position und atmen Sie gut ein und aus.

Aufgepasst: Ihr Rücken bleibt gerade und gestreckt.

Warum: In dieser Haltung zieht sich Ihre untere Brust- und Lendenwirbelsäule sanft auseinander, die Schmerzen lassen nach.

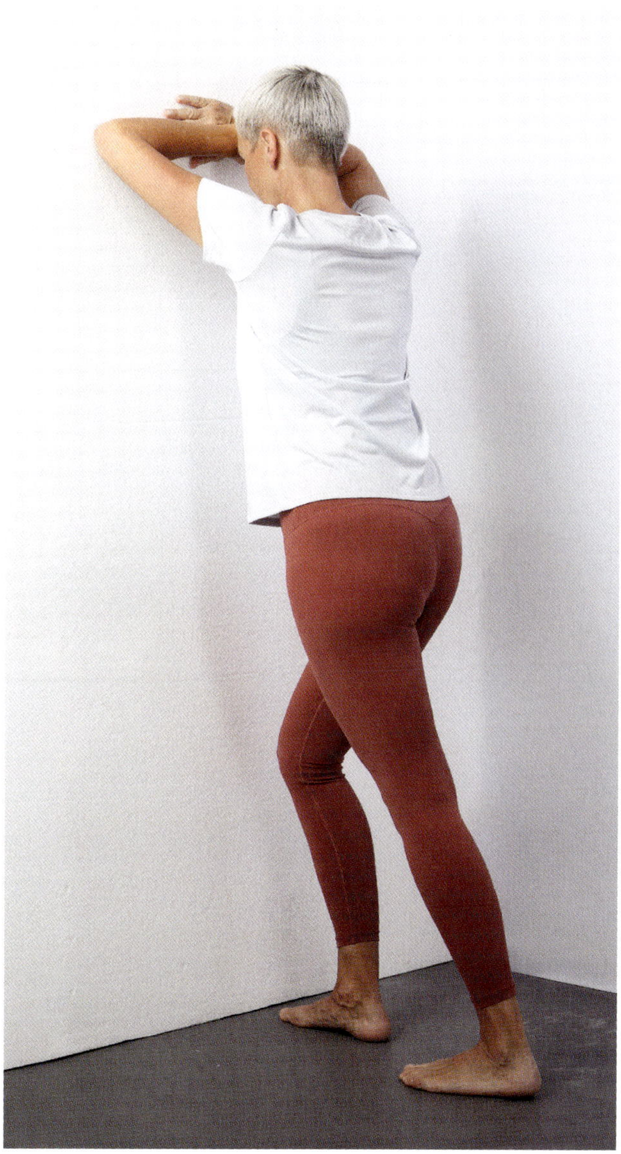

WANDSTAND RÜCKWÄRTS

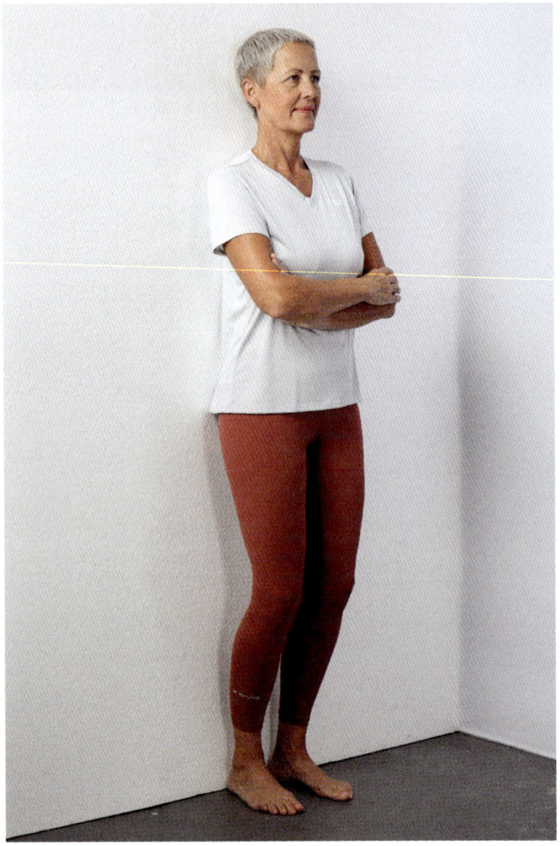

Stellen Sie sich rückwärts mit lockeren Knien an eine Wand und verschränken Sie Ihre Arme kräftig vor der Brust. Atmen Sie gut ein und aus.

Aufgepasst: Halten Sie Ihren Brustkorb mit Ihren Armen konstant gut fest.

Warum: In dieser Haltung zieht sich Ihre Brust- und Lendenwirbelsäule sanft auseinander, die Schmerzen lassen nach.

KUTSCHERSITZ

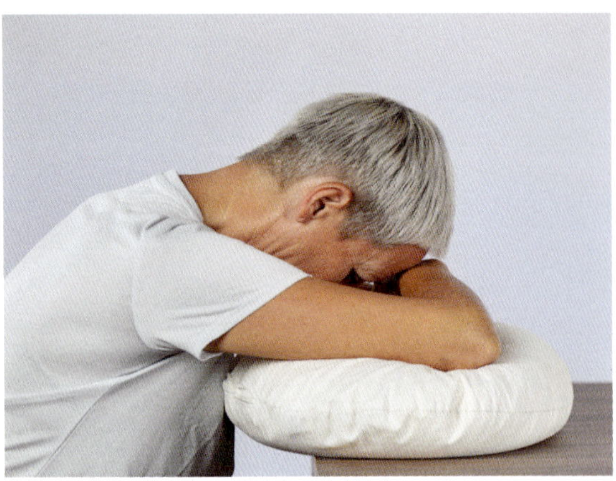

Setzen Sie sich vor einen Tisch. Legen Sie Ihre verschränkten Arme auf ein dickeres Kissen und Ihren Kopf dann entspannt auf Ihre Arme.

Aufgepasst: Richten Sie den Blick nach unten.

Warum: Diese Übung entlastet den Nacken am Übergang der Hals- zur Brustwirbelsäule.

ENTLASTUNGSLAGERUNG DES RÜCKENS

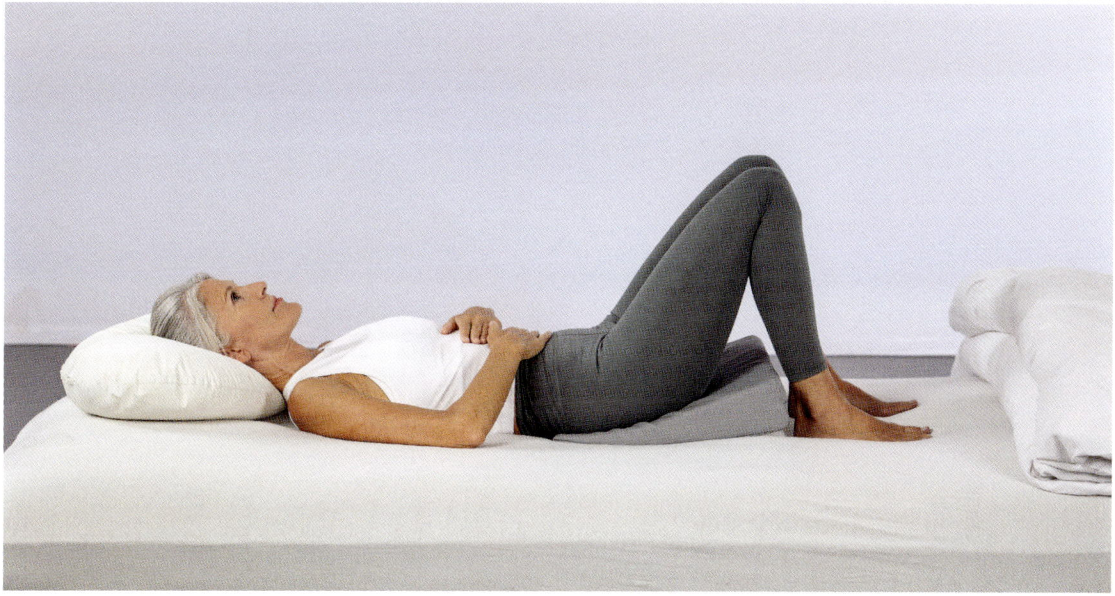

Legen Sie sich entspannt auf den Rücken und stellen Sie die Füße vor dem Gesäß auf, die Knie weisen zur Decke. Heben Sie das Becken leicht an und schieben Sie ein Keilkissen mit der schmalen Seite ein kleines Stück unter Ihr Steißbein. Bleiben Sie 15 Minuten lang so liegen.

Aufgepasst: Heben Sie vor dem Aufstehen leicht das Becken an und nehmen Sie das Keilkissen heraus.

Warum: Die Entlastungshaltung zieht die untere Brust- und Lendenwirbelsäule sanft auseinander. Die Beckengelenke können sich in dieser Position leicht öffnen und entspannen. Der Druck auf den Beckenring lässt nach.

HÜFTENTLASTUNG

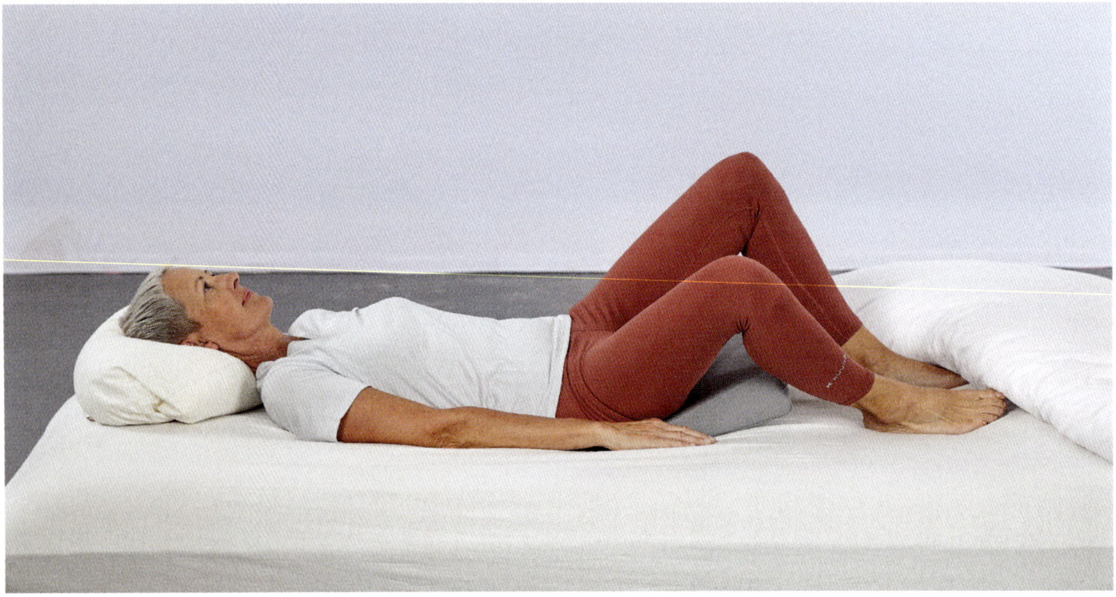

Legen Sie sich entspannt auf den Rücken, stellen Sie Ihre Beine auf und unterlagern Sie Ihr Becken mit einem Keilkissen. Lassen Sie Ihr rechtes Bein etwa um 45 Grad zur Seite sinken. Bleiben Sie für 1 bis 2 Minuten entspannt in dieser Position. Sie können das Bein zur Entlastung auch an einer Wand oder dem Sofa anlehnen. Nehmen Sie diese Position mindestens 3-mal täglich für 10–15 Minuten ein.

Aufgepasst: Spreizen und drehen Sie das Bein nicht mit Krafteinsatz weiter als angegeben.

Warum: In dieser Position sind die Gelenkflächen Ihres Hüftgelenks am weitesten voneinander entfernt. Das wirkt schmerzlindernd und beruhigt die gereizten Bandstrukturen und Schleimbeutel; im Anschluss fallen Bewegungen leichter. Die Haltung ist hilfreich gegen Hüftschmerzen und Bewegungseinschränkungen sowie Verstauchungen, Verrenkungen oder Prellungen.

ENTLASTUNGSLAGERUNG DER HAND

Setzen Sie sich an einen Tisch und unterlagern Sie das Handgelenk mit einer Handtuchrolle. Ihre Hand ruht etwa 10 Minuten entspannt auf der Rolle und ist etwas daumenwärts gerichtet.

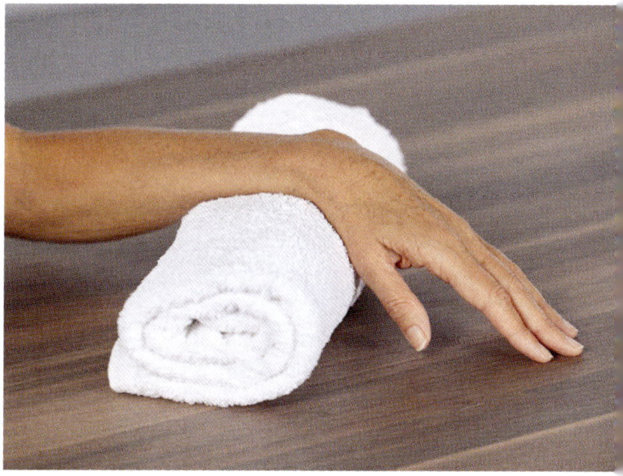

Aufgepasst: Geben Sie das ganze Gewicht Ihrer Hand entspannt ab.

Warum: Nach Handverletzungen ist es wichtig, dem Gelenk Entlastung und Entspannung zu gönnen.

ECKENSITZ

Setzen Sie sich auf die Ecke eines Tischs. Richten Sie Ihren Rücken auf und verschränken Sie Ihre Arme vor dem Körper. Belasten Sie Ihre Füße auf dem Boden.

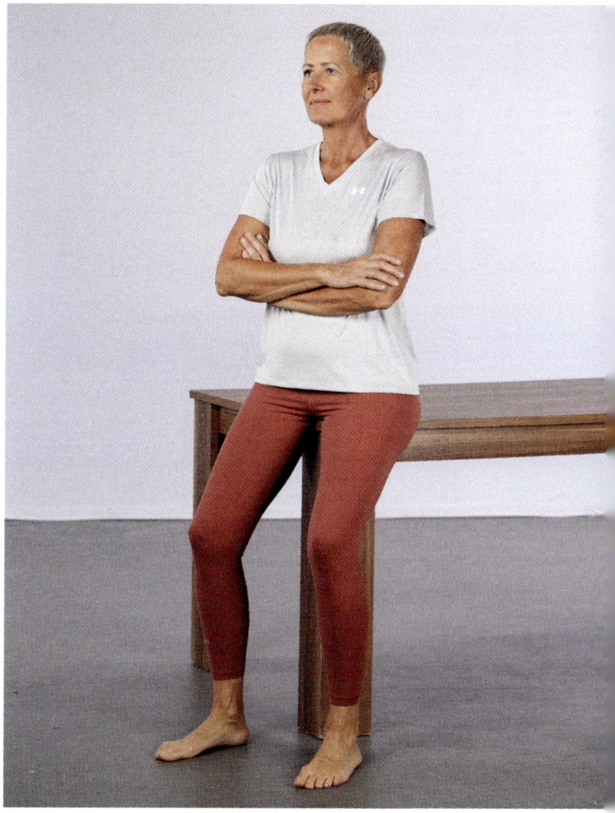

Aufgepasst: Achten Sie darauf, dass sich Ihre Hüften deutlich höher als Ihre Knie befinden.

Warum: In dieser Haltung wird Ihr Rücken optimal aufgerichtet und entlastet.

PHYSIOTHERAPEUTISCHE AKTIVITÄTEN IM TÄGLICHEN LEBEN

STEHEN VERSTEHEN

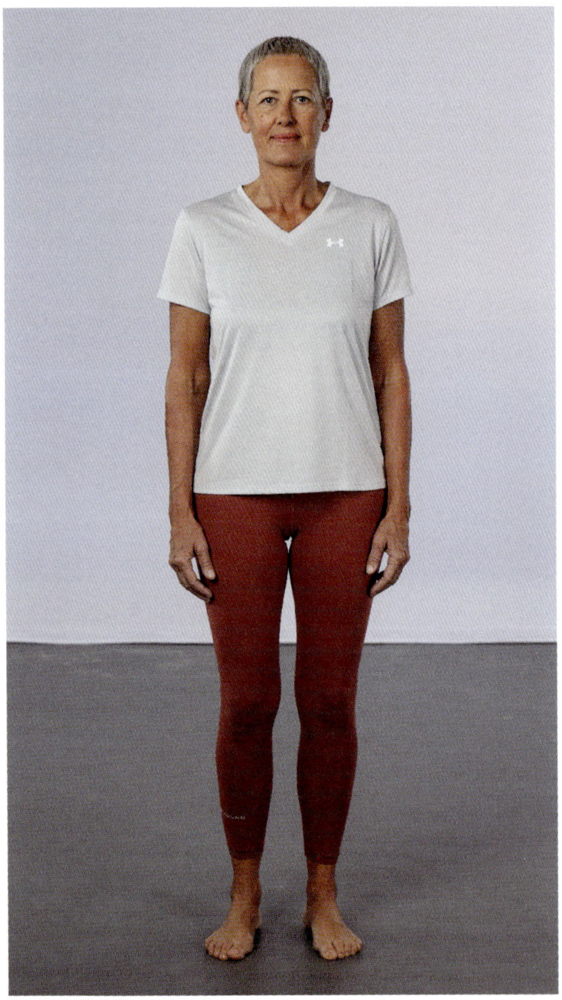

Stellen Sie sich mit locker gestreckten Knien aufrecht hin. Stellen Sie Ihre Füße fußbreit auseinander. Ihr Körpergewicht ruht zu zwei Dritteln auf den Fersen, das übrige Drittel auf der Außenkante und dem Quergewölbe Ihrer Füße. Die Fußinnenkanten sind unbelastet. Ihre Kniescheiben zeigen leicht nach außen.

Aufgepasst: Seitlich betrachtet fällt eine imaginäre Lotlinie vom Ohr über die Schulter zur Hüfte und zum Außenknöchel.

Warum: Im Schmerzzustand vermeiden Sie so im Alltag ungünstige Rückenbelastungen.

SITZEN VERSTEHEN

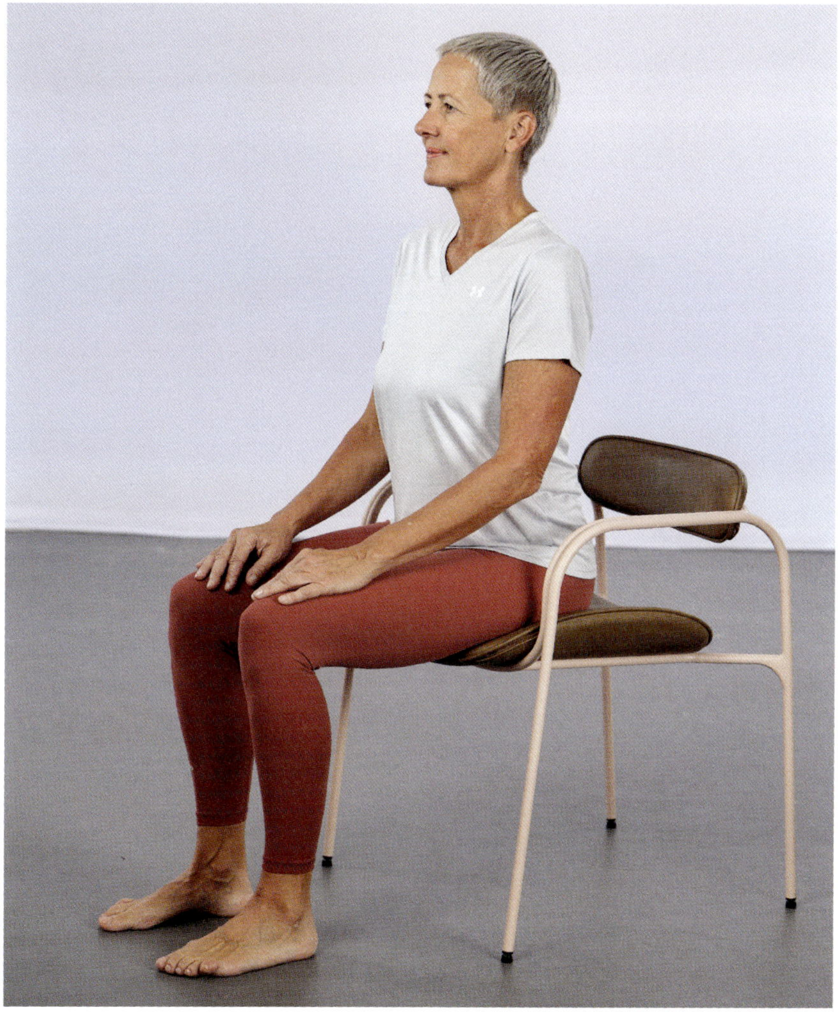

Setzen Sie sich aufrecht hin. Schauen Sie nach vorn. Belasten Sie die Sitzbeine Ihres Beckens gleichmäßig. Stellen Sie Ihre Füße fußbreit auseinander. Ihr Körpergewicht ruht auf den Sitzbeinen, Ihre Füße sind zu zwei Dritteln belastet. Die Fußinnenkanten bleiben unbelastet.

Aufgepasst: Verlieren Sie beim Sitzen nicht die Beckenbelastung, um ein zu starkes Hohlkreuz oder einen Rundrücken zu vermeiden.

Warum: Im Schmerzzustand vermeiden Sie so im Alltag ungünstige Rückenbelastungen.

GEHEN VERSTEHEN

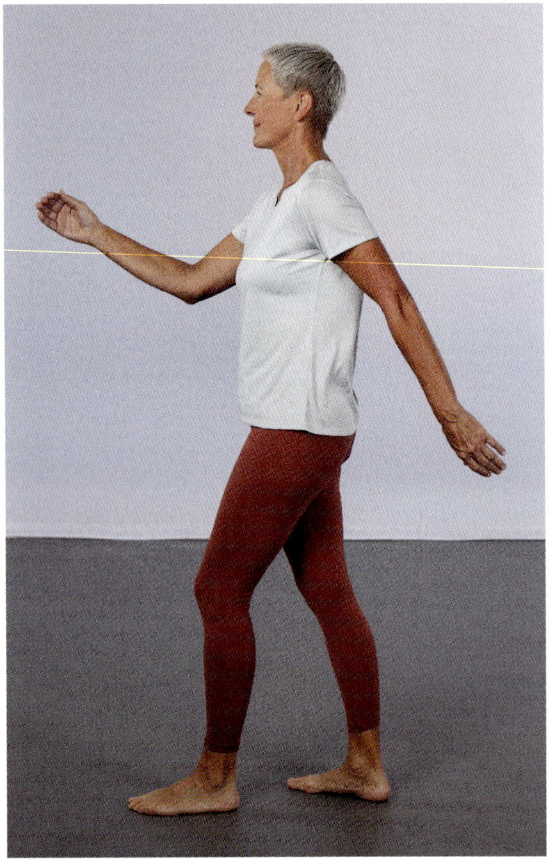

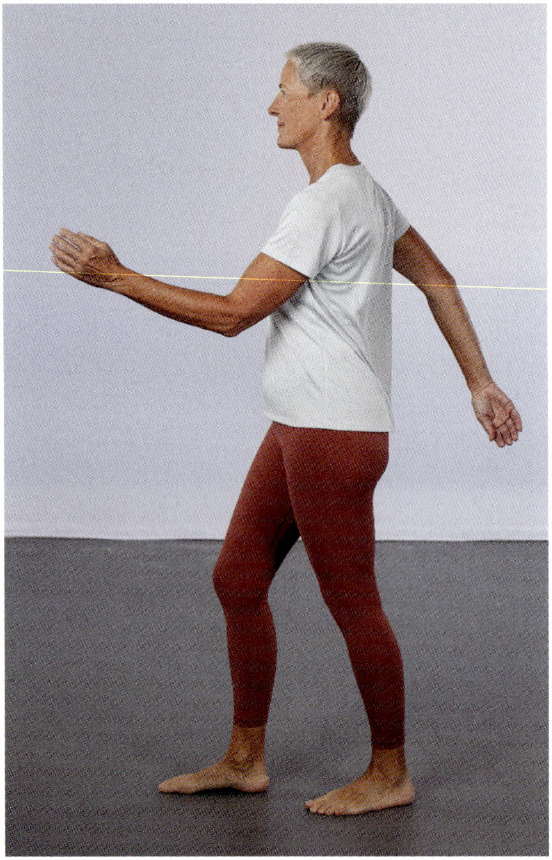

1 Setzen Sie Ihren linken Fuß nach vorn und schwingen Sie gleichzeitig Ihren rechten Arm vor. Rollen Sie den linken Fuß von der Ferse über die Außenkante bis zur Spitze ab. Richten Sie Ihren Blick geradeaus, um den Kopf zu kontrollieren.

2 Bringen Sie Ihr Körpergewicht über das linke Standbein, setzen Sie das rechte Bein nach vorn und schwingen Sie den linken Arm vor.

Aufgepasst: Ziehen Sie beim Gehen fußumschließendes Schuhwerk an. Schlappen und Flipflops verändern die Gangmotorik.

Warum: Im Schmerzzustand vermeiden Sie so im Alltag ungünstige Rückenbelastungen.

GEGENSTAND AUFHEBEN

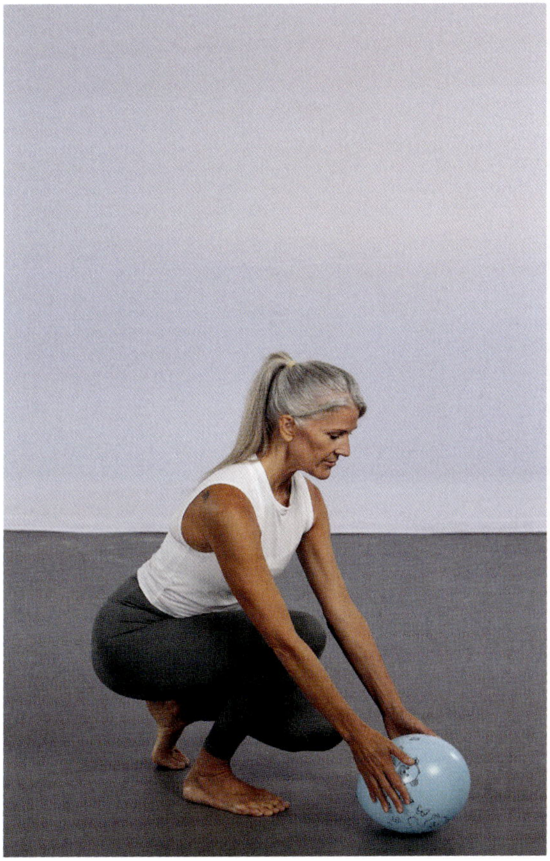

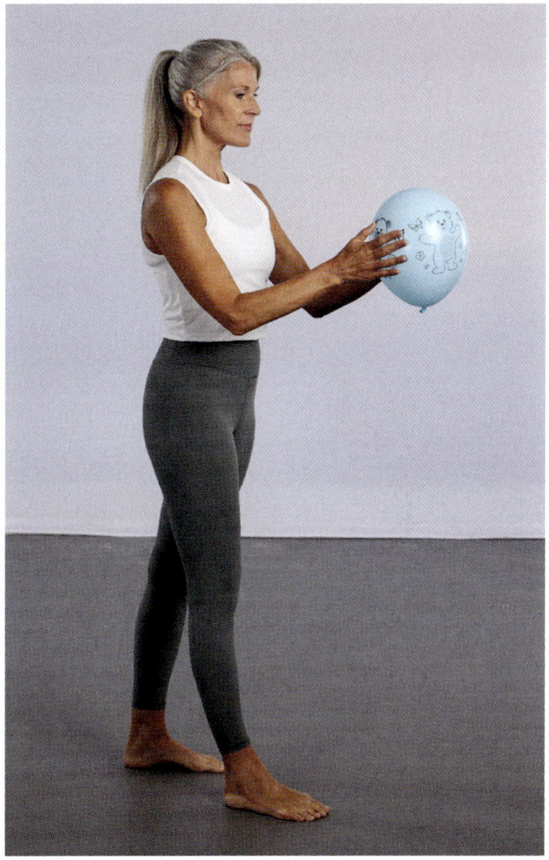

1 Gehen Sie beim Bücken in Schrittstellung und beugen Sie sich mit geradem Rücken zum Boden.

2 Heben Sie den Ballon oder einen anderen Gegenstand vom Boden auf, verlagern Sie Ihr Körpergewicht rückwärts und kommen Sie wieder nach oben.

Aufgepasst: Nehmen Sie sich Zeit für den Bewegungsablauf. Heben Sie keine zu schweren Gegenstände auf.

Warum: So vermeiden Sie im Alltag ungünstige Rückenbelastungen.

HINSETZEN UND AUFSTEHEN

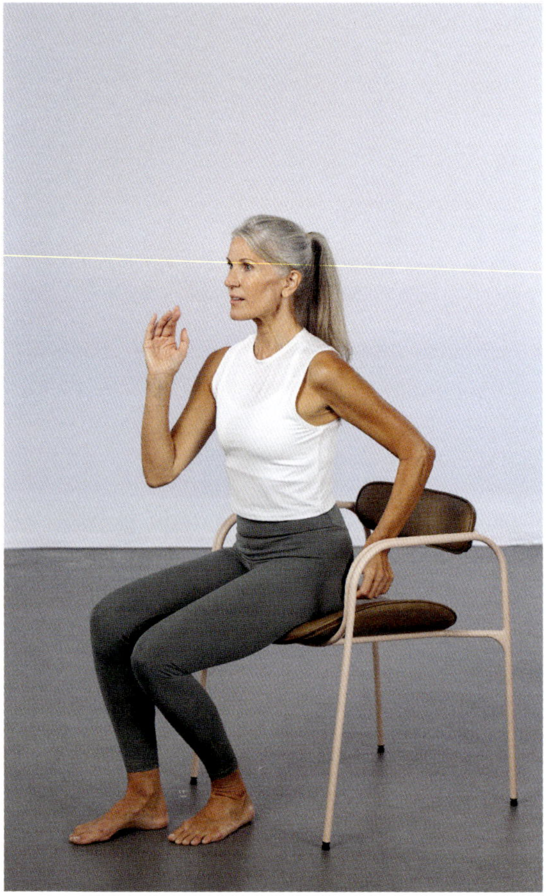

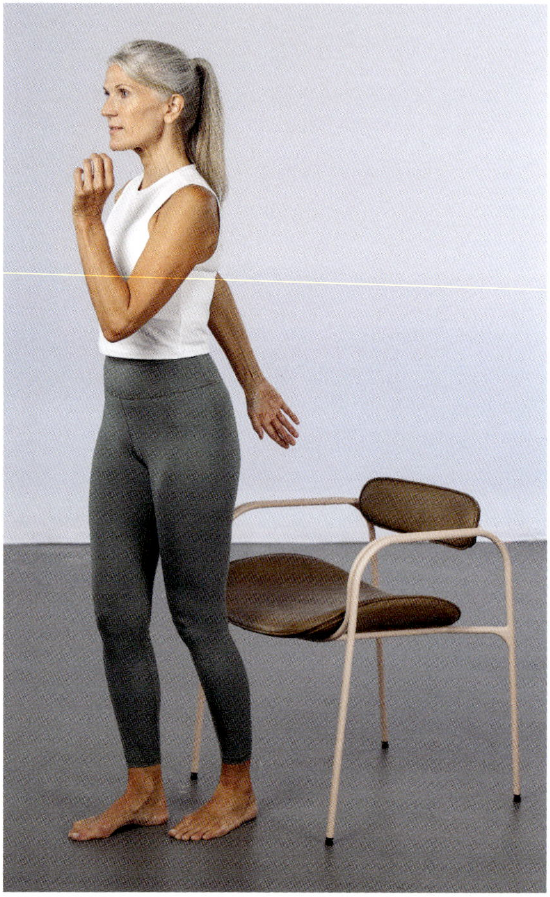

1 Treten Sie in Schrittstellung rückwärts an einen Stuhl oder Hocker. Setzen Sie sich langsam rückwärts ab. Schwingen Sie Ihre Arme zu Ihrer Beinstellung mit.

2 Zum Aufstehen stellen Sie Ihre Füße in Schrittstellung auf den Boden. Kommen Sie langsam und nach vorn gerichtet mit geradem Rücken auf. Schwingen Sie Ihre Arme diagonal zu Ihrer Beinstellung mit.

Aufgepasst: Richten Sie Ihren Blick nach vorn und oben.

Warum: So vermeiden Sie im Alltag ungünstige Rückenbelastungen.

SCHIEBEN

Stellen Sie sich in Schrittstellung vor den zu verschiebenden Gegenstand, hier sehen Sie einen Stuhl. Richten Sie Ihren Rücken auf und drücken Sie mit gestreckten Armen den Stuhl nach vorn.

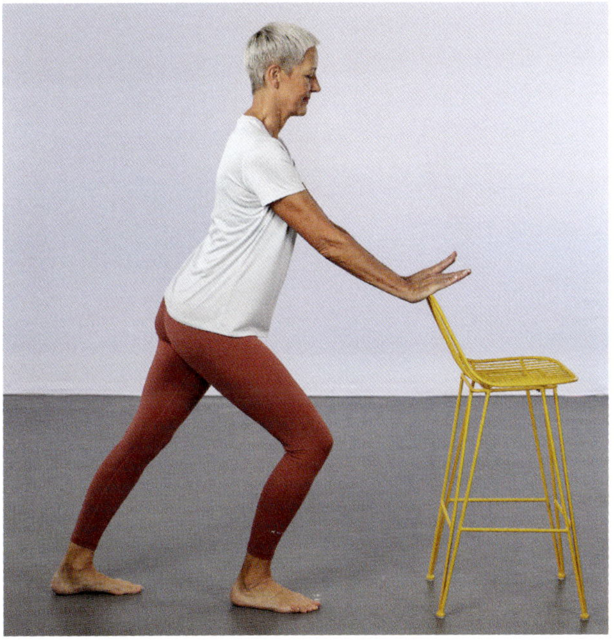

Aufgepasst: Ihr Blick ist nach vorn gerichtet.

Warum: So vermeiden Sie im Alltag ungünstige Rückenbelastungen.

ZIEHEN

Zum Heranziehen stellen Sie sich in Schrittstellung vor den Stuhl. Richten Sie Ihren Rücken auf und ziehen Sie mit gestreckten Armen den Stuhl nach hinten.

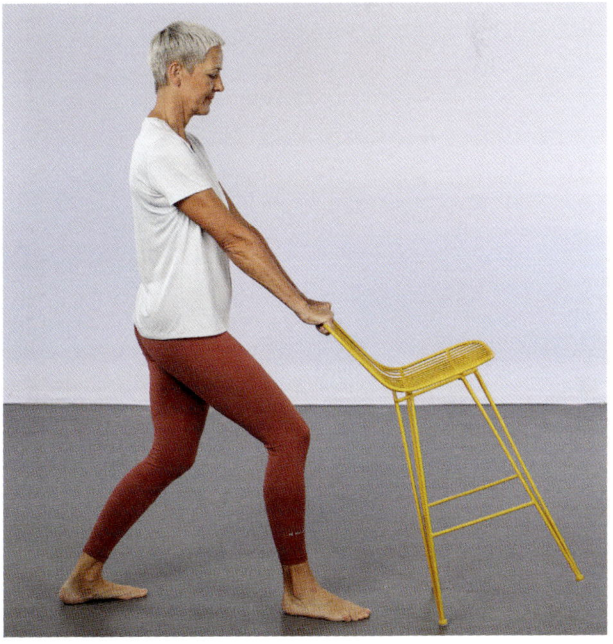

Aufgepasst: Ihr Blick ist nach vorn gerichtet.

Warum: So vermeiden Sie im Alltag ungünstige Rückenbelastungen.

INS BETT LEGEN

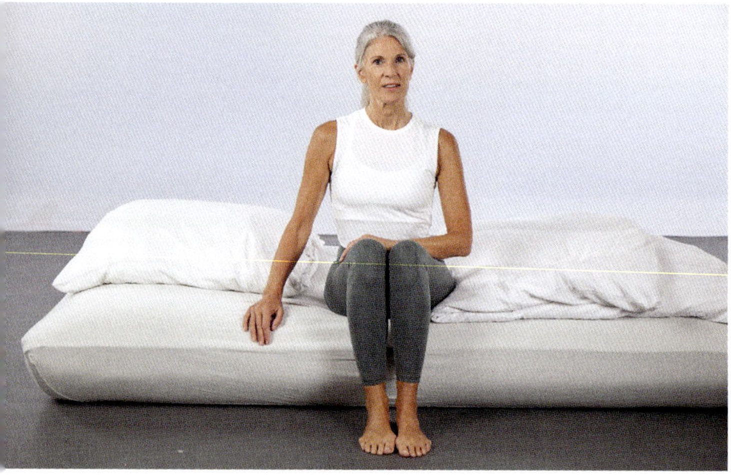

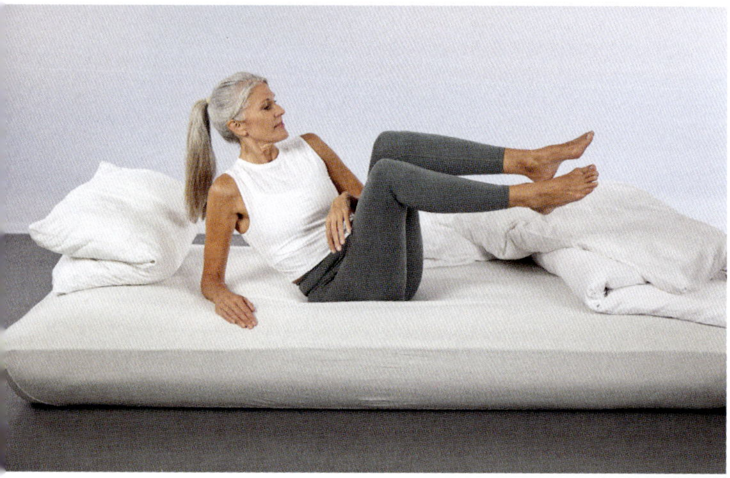

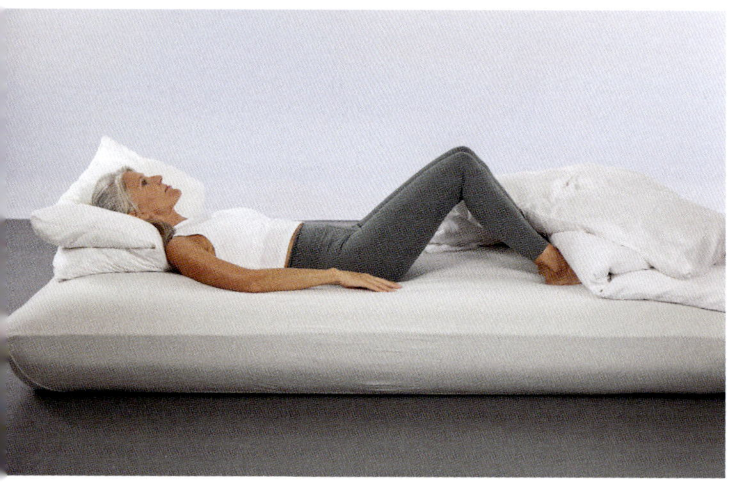

1 Setzen Sie sich in Schrittstellung rückwärts mitten auf ihr Bett.

2 Stützen Sie sich auf Ihren Ellenbogen und drücken Sie sich mit der anderen Hand so auf, dass Sie sich mit gebeugten Beinen in die Seitenlage bewegen können.

3 Drehen Sie sich mit gebeugten Beinen auf den Rücken.

Aufgepasst: Setzen Sie sich nicht zu weit an das Fußende des Bettes, da Sie sonst im Bett noch zum Kopfkissen hochrutschen müssten.

Warum: In diesem Bewegungsablauf bleibt Ihr Rücken in der besten Position. Sie vermeiden damit schmerzhafte Fehl- und Verdrehungspositionen.

DREHEN IM BETT

1 In der Rückenlage stellen Sie ein Bein auf und drehen es leicht zur Seite.

2 Drehen Sie sich mit dem Arm dieser Seite über das gestreckte Bein in die Seitenlage.

3 Legen Sie sich bequem in die Bauchlage.

Aufgepasst: Führen Sie die Drehung langsam und ohne großen Schwung aus.

Warum: Ihr Rücken bleibt bei dieser Drehung in einer optimalen Position.

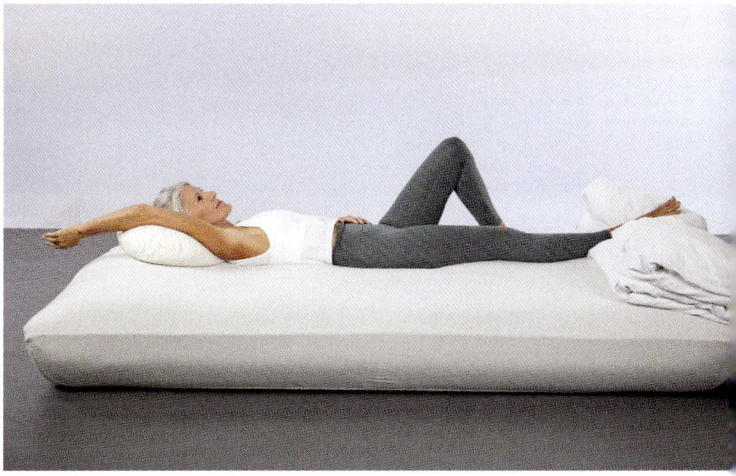

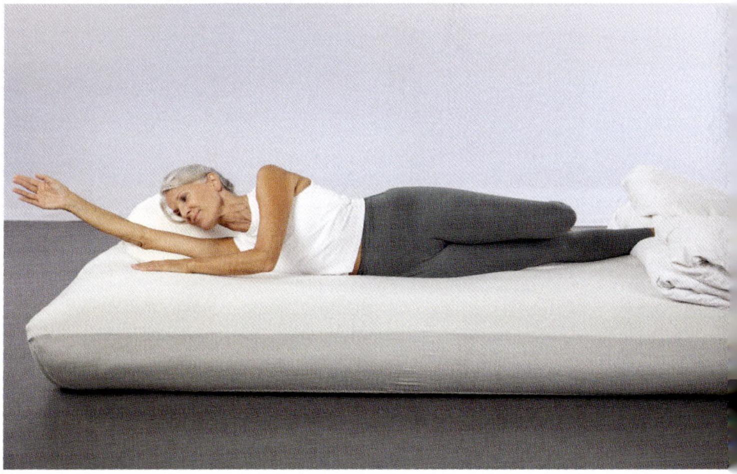

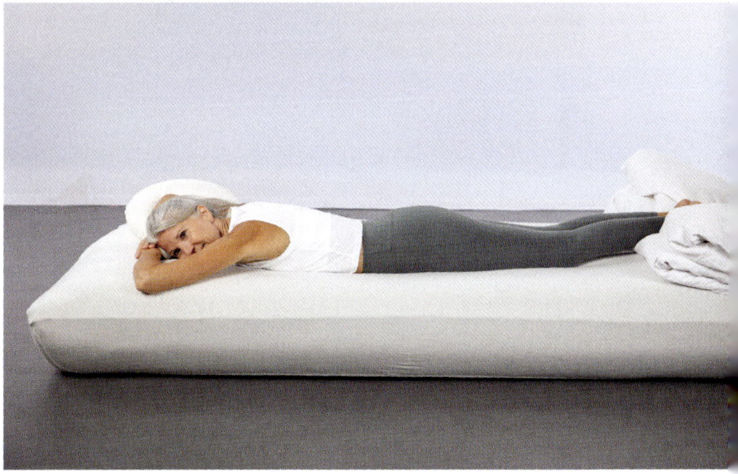

AUS DEM BETT AUFSTEHEN

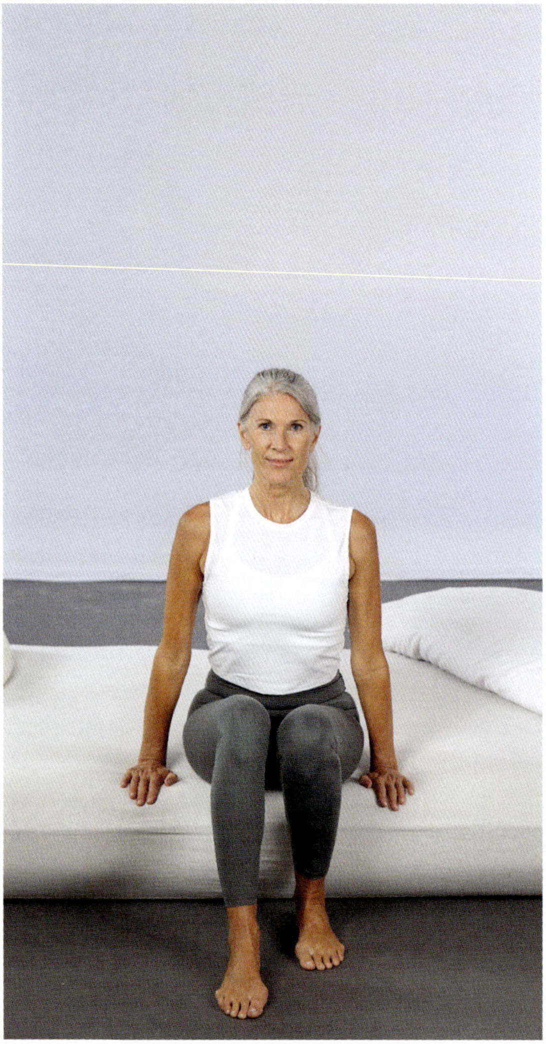

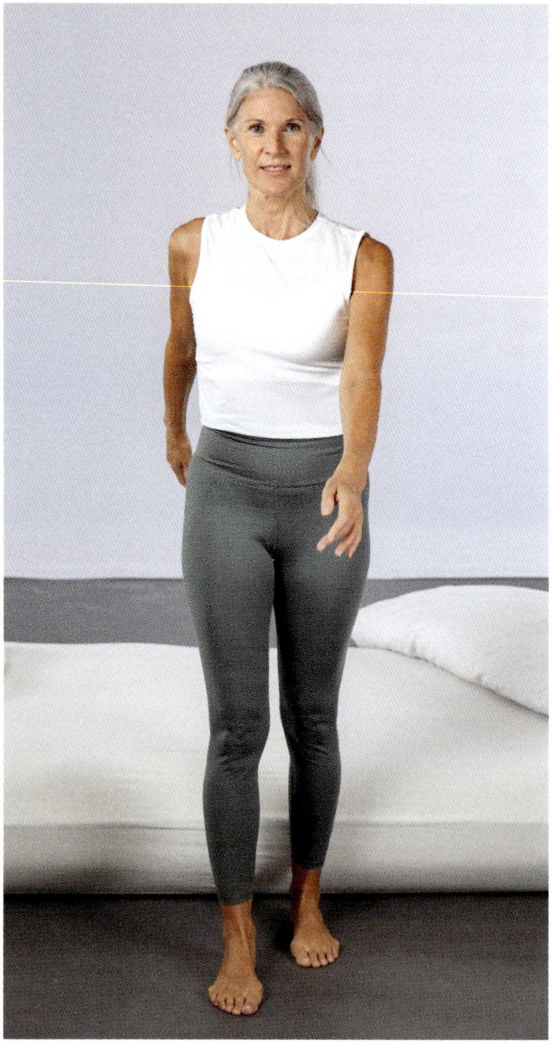

1 Setzen Sie sich weit nach vorn an die Bettkante und stellen Sie Ihre Füße in Schrittstellung. Verlagern Sie Ihr Körpergewicht auf das rechte Bein.

2 Schwingen den linken Arm nach vorn und richten Sie sich langsam auf. Der Oberkörper folgt der Schrittstellung in einer nach vorn zielenden Rundung, wie eine Banane.

Aufgepasst: Kommen Sie langsam hoch.

Warum: Mit dieser Technik bleibt Ihr Rücken gerade.

TABLETT BEIM GEHEN TRAGEN

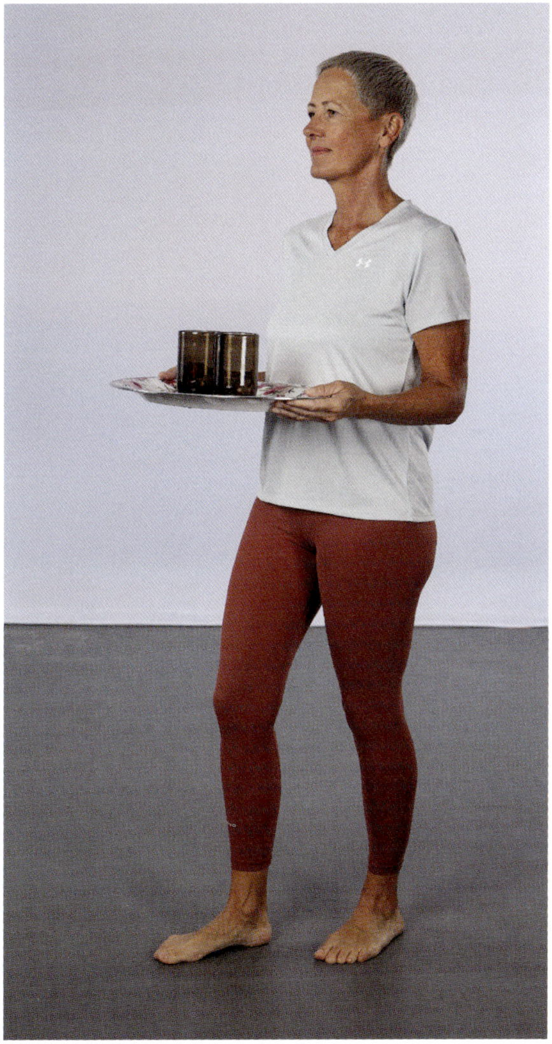

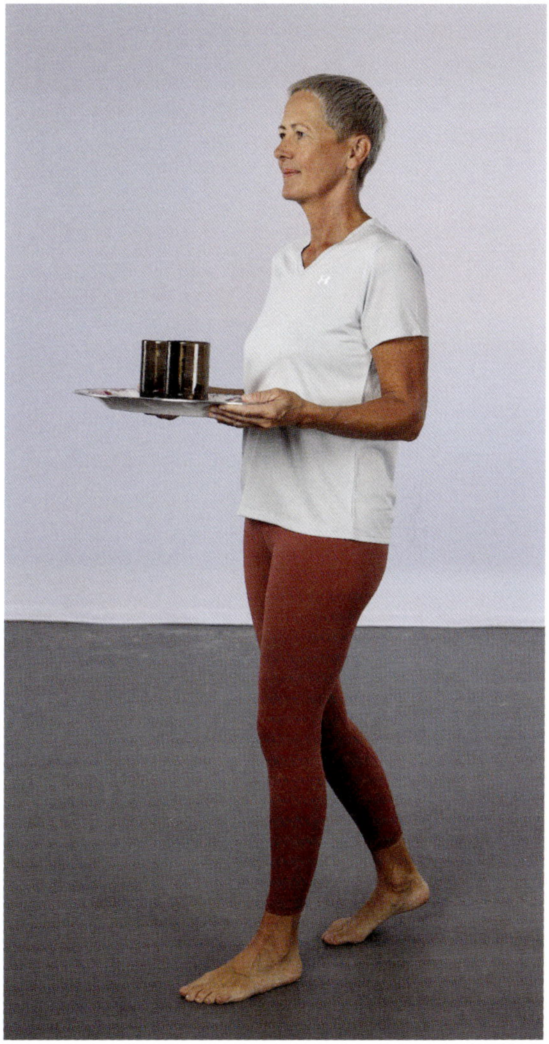

1 Halten Sie ein Tablett eng am Körper. Richten Sie den Blick geradeaus und stellen Sie Ihr rechtes Bein ruhig nach vorn.

2 Stellen Sie das linke Bein ruhig nach vorn.

Aufgepasst: Schauen Sie nicht auf das Tablett; machen Sie kleine Schritte.

Warum: Mit dieser Alltagsbewegung schützen Sie Ihren Rücken.

AUSWRINGEN

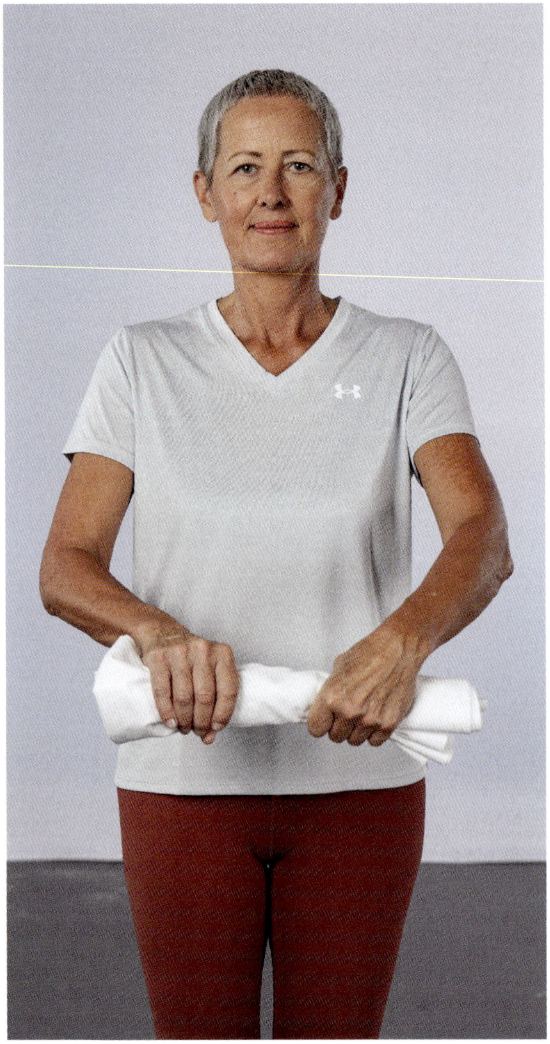

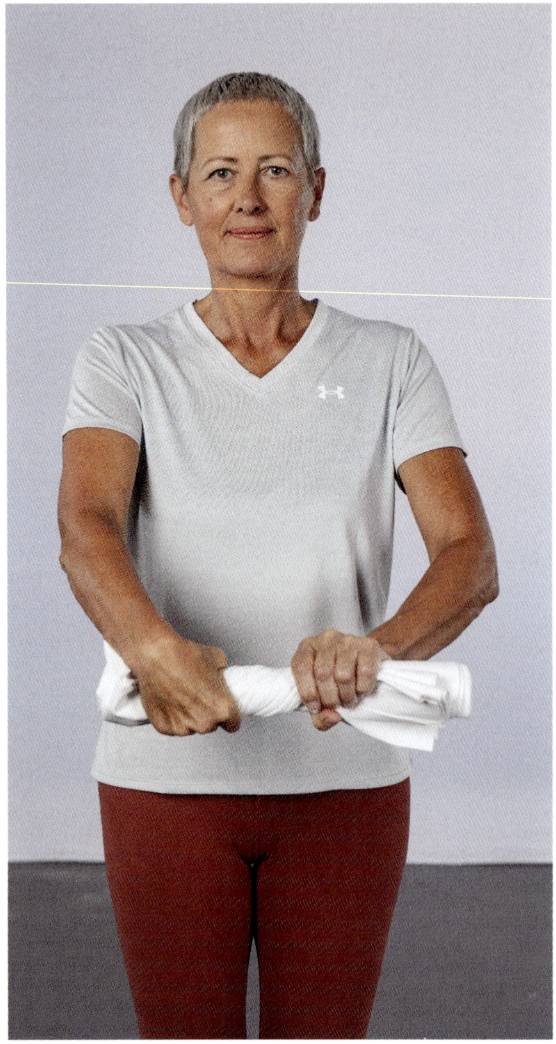

1 Nehmen Sie ein nasses Frottierhandtuch in beide Hände vor den Körper.

2 Wringen Sie kraftvoll das Handtuch aus.

Aufgepasst: Diese Bewegung sollte nicht schmerzen.

Warum: Das Auswringen kräftigt im Alltag spielerisch die Unterarme und Handmuskulatur.

STURZPROPHYLAXE

ÜBERSTEIGEN

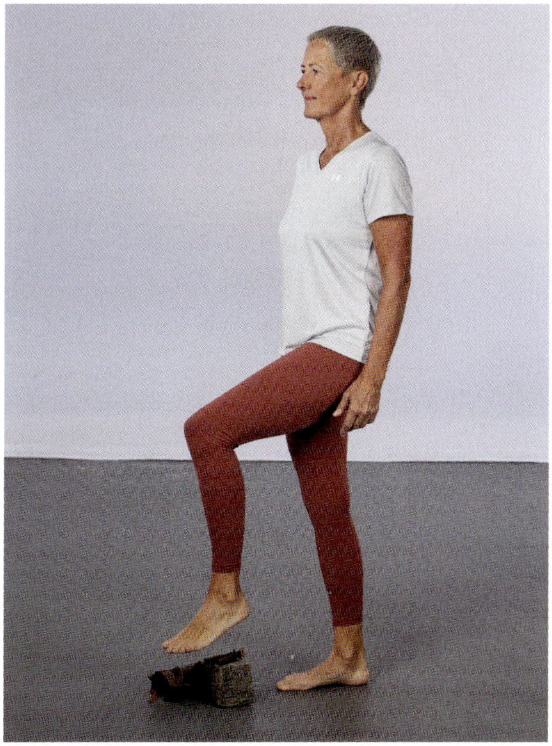

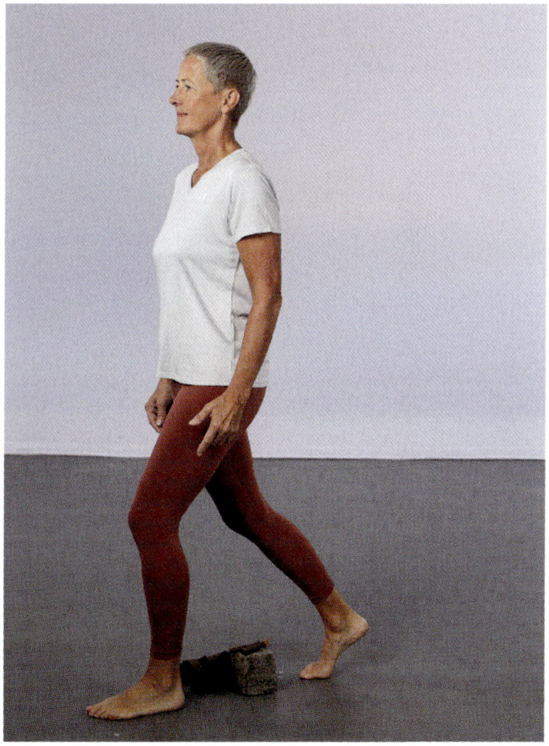

1 Nehmen Sie bitte Hindernisse auf dem Weg bewusst wahr. Heben sie beim Übersteigen ein Bein ganz hoch.

2 Treten Sie hinter dem Hindernis wieder auf.

Aufgepasst: Beim Übersteigen bleibt Ihr Blick nach vorn gerichtet.

Warum: Stolpersteine werden erkannt und rückenfreundlich überwunden, die Sturzgefahr gemindert.

SIDESTEP

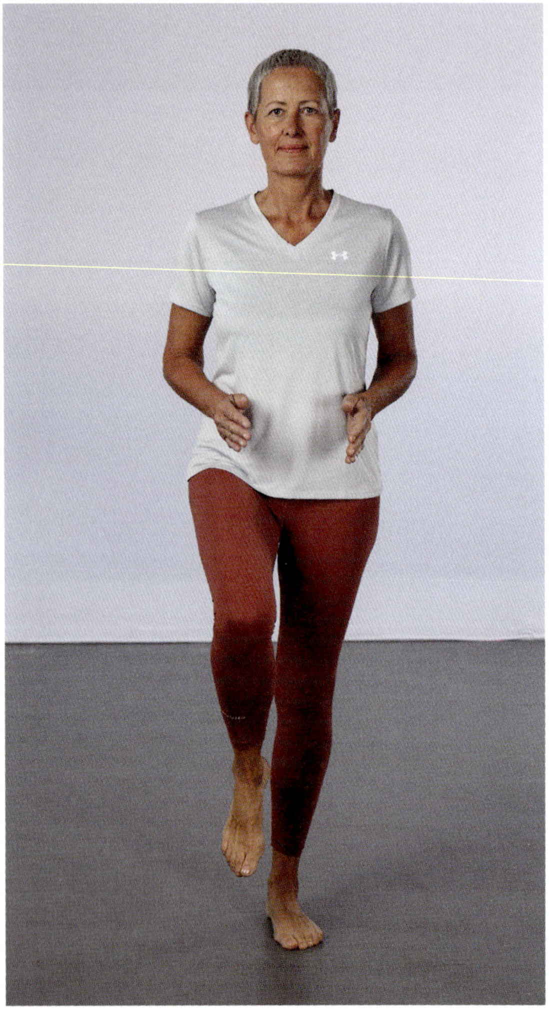

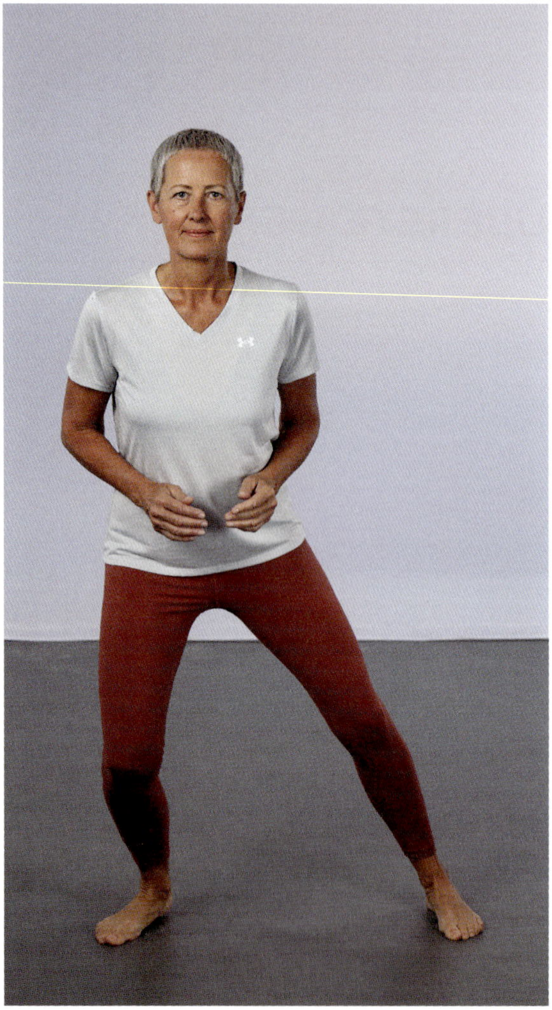

1 Heben Sie ein Bein etwas an.

2 Stellen Sie dann mit einem größeren Schritt dieses Bein seitwärts ab.

Aufgepasst: Halten Sie Ihren Oberkörper gerade.

Warum: Der Sidestep dient der Sturzprophylaxe.

SCHRITTFOLGE MIT TIEFGANG

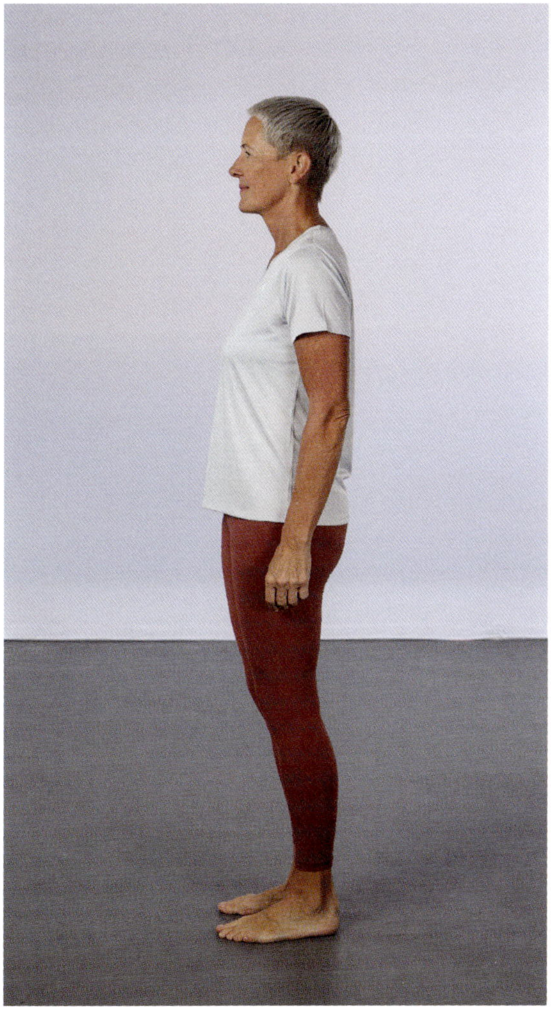

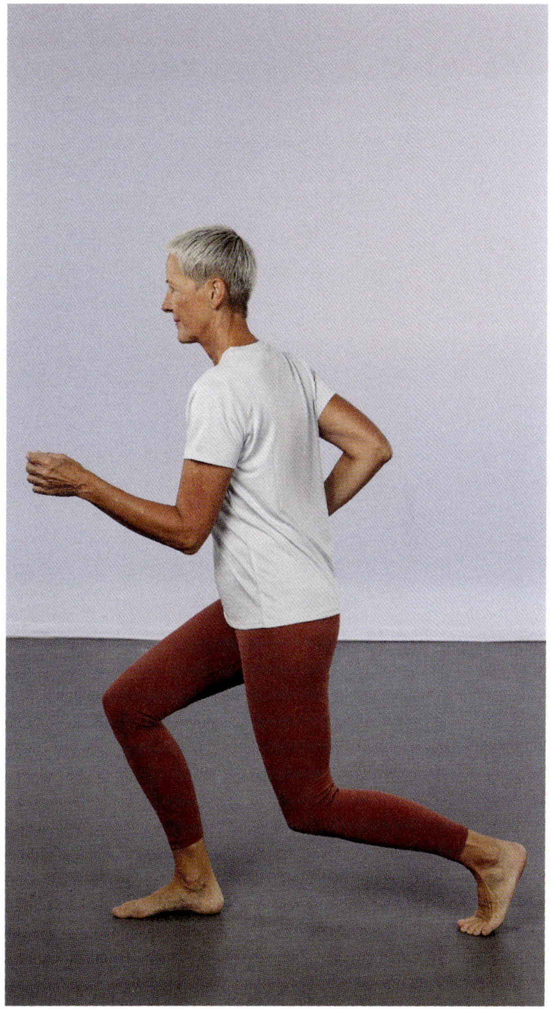

1 Stellen Sie sich aufrecht hin, der Blick ist geradeaus gerichtet.

2 Machen Sie einen kräftigen Schritt mit dem rechten Bein nach vorn. Beugen Sie dabei Ihr rechtes Knie so gut Sie es können.

Aufgepasst: Das rechte Bein bleibt nach vorn ausgerichtet; das Knie zieht nicht nach innen.

Warum: Dieser tiefe Schritt trainiert funktionell Ihre Beinachse und die Beinkraft. Das schützt vor Stürzen und Verletzungen.

BALANCE-PAD-STAND

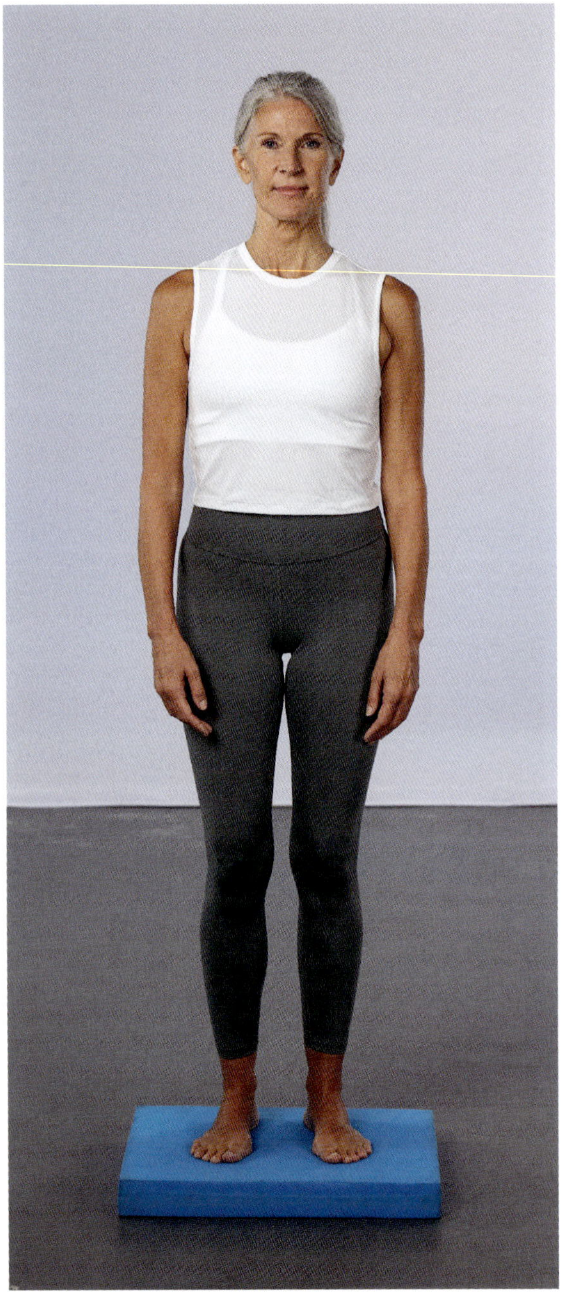

Stellen Sie sich aufrecht und mit geraden Beinachsen auf das Balance-Pad. Spüren Sie die Minibewegungen über Ihre Füße bis in den Rücken. Bleiben Sie 3 bis 5 Minuten ruhig stehen.

Aufgepasst: Blicken Sie geradeaus – wenn möglich in einen Spiegel, um Ihre Haltung korrigieren zu können.

Warum: Auf dem Balance-Pad zu stehen, trainiert sanft die Beinmuskulatur und ganz besonders die autochthone Rückenmuskulatur zur Stabilisation der unteren Wirbelsäule.

ARME HEBEN AUF DEM BALANCE-PAD

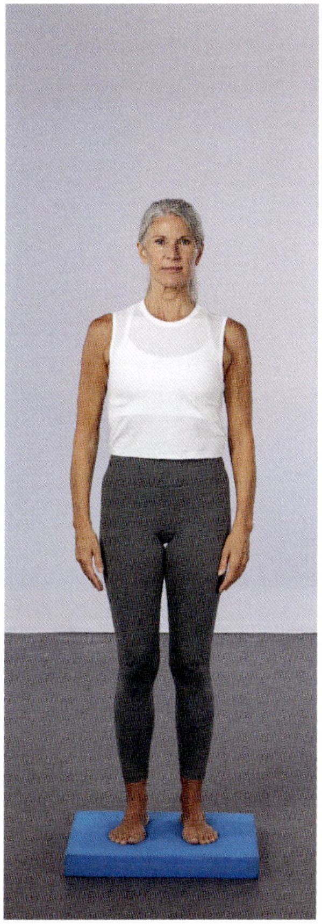
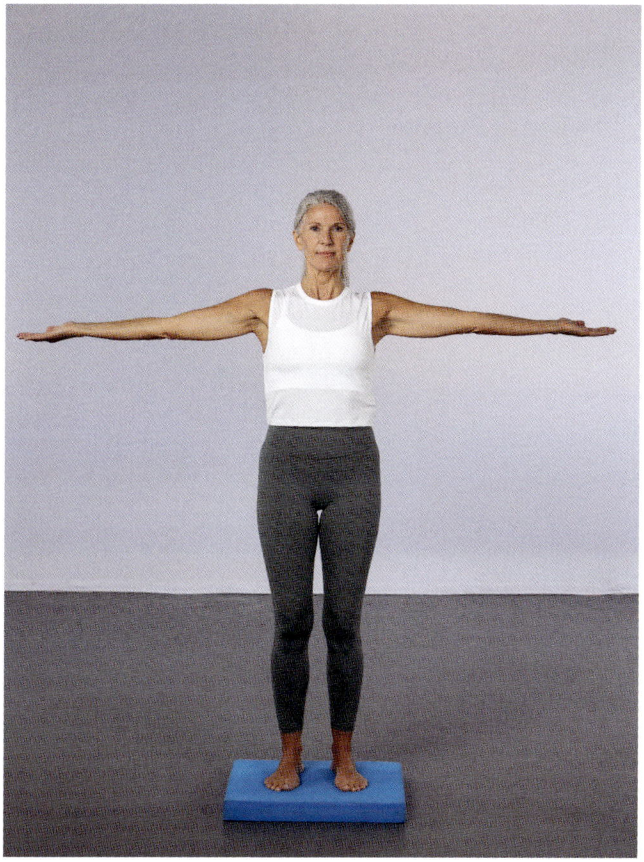
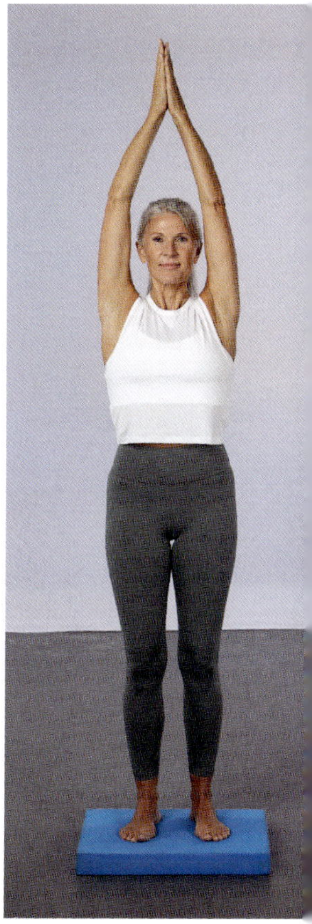

1 Stellen Sie sich aufrecht auf das Balance-Pad mit gut ausgerichteten Beinachsen.

2 Heben Sie beide Arme seitlich hoch.

3 Bringen Sie Ihre Arme hoch in die Luft, bis sich die Handflächen über dem Kopf berühren.

Aufgepasst: Bleiben Sie während des Hochhebens der Arme locker in den Knien stehen. Überstrecken Sie die Knie nicht.

Warum: Diese komplexe Übung trainiert die Beinachsen, die Sturzprophylaxe und die Aufrichtung der Brustwirbelsäule.

BALANCE-PAD-UHR

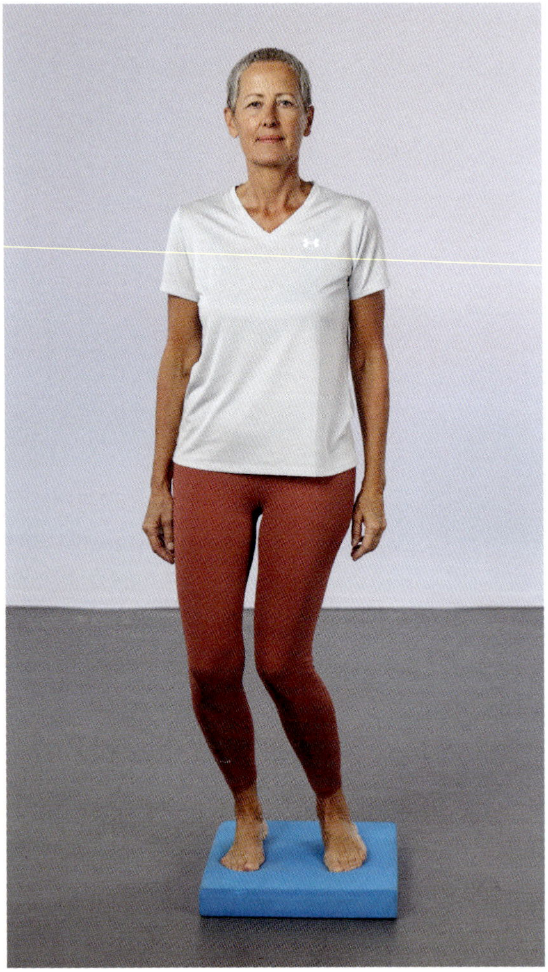

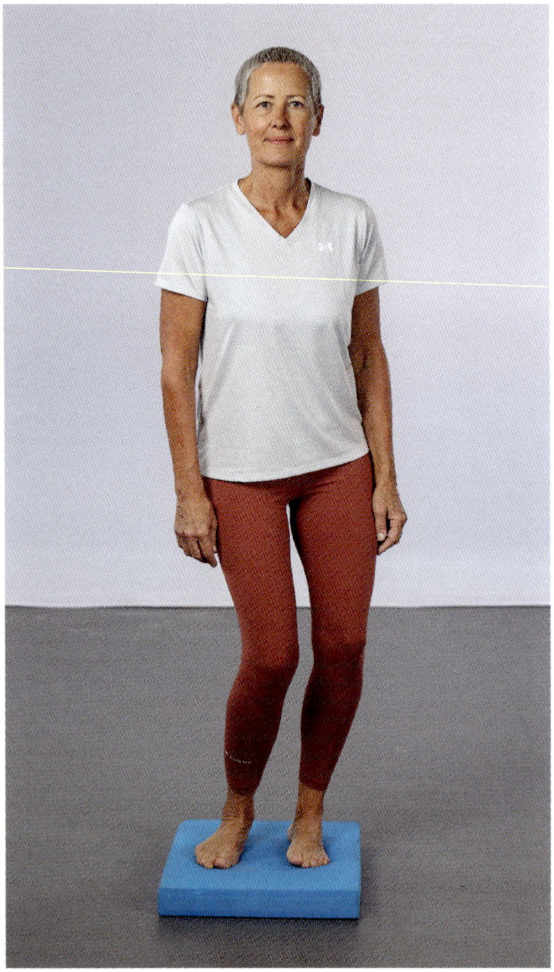

1 Stellen Sie sich beim Stand auf dem Balance-Pad das Ziffernblatt einer Uhr vor. Bringen Sie Ihr Körpergewicht auf den Bereich »3 Uhr«.

2 Bringen Sie Ihr Körpergewicht auf den Bereich »9 Uhr« und probieren Sie dann auch einmal andere Uhrzeiten aus.

Aufgepasst: Richten Sie den Blick nach vorn und bleiben Sie stabil auf der flexiblen Unterlage stehen.

Warum: Die Uhr-Übung bringt Ihren Körper in verschiedene, vielleicht ungewohnte Positionen und dient der Kräftigung der Bein- und autochthonen Rückenmuskeln sowie der Sturzprophylaxe.

HIP-DROP

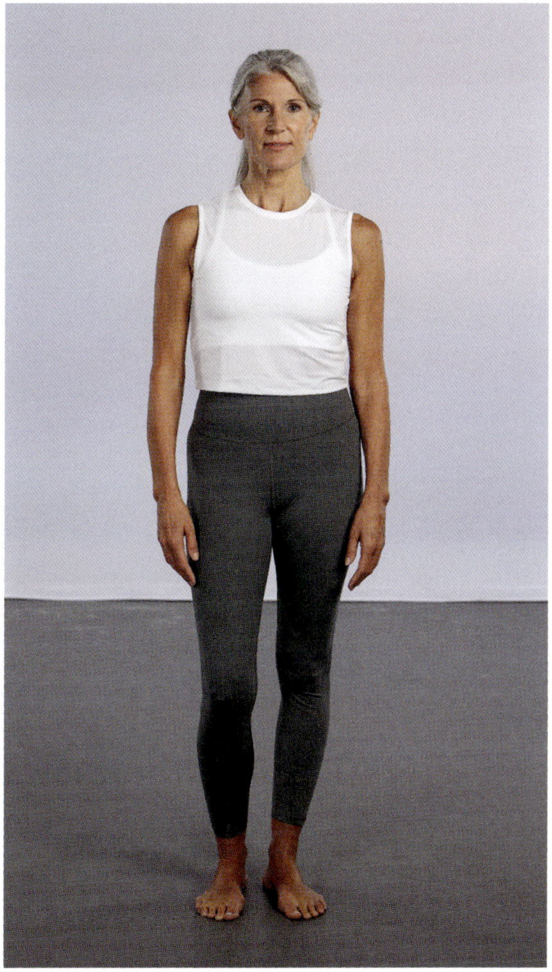

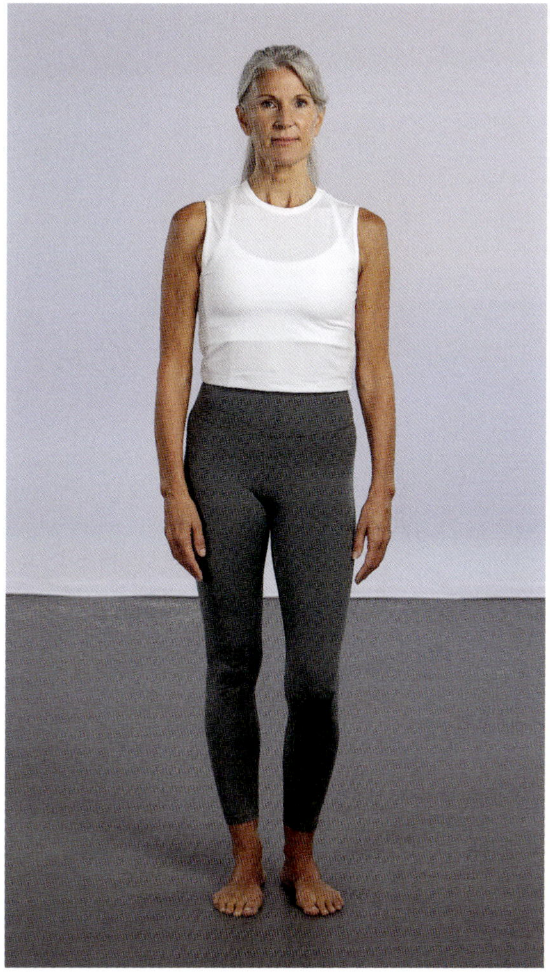

1 Stellen Sie sich aufrecht hin und beugen Sie leicht Ihr rechtes Knie, das linke Bein bleibt gestreckt.

2 Wechseln Sie die Seite und beugen Sie leicht Ihr linkes Knie. Wechseln Sie die Position 6- bis 10-mal.

Aufgepasst: Lassen Sie Ihre Fersen am Boden stehen.

Warum: Diese Übung mobilisiert Ihre Hüften und Ihr Becken und bereitet Ihren Rücken auf einen guten und sturzfreien Gang vor.

GEHEN MIT GEWICHTSMANSCHETTEN

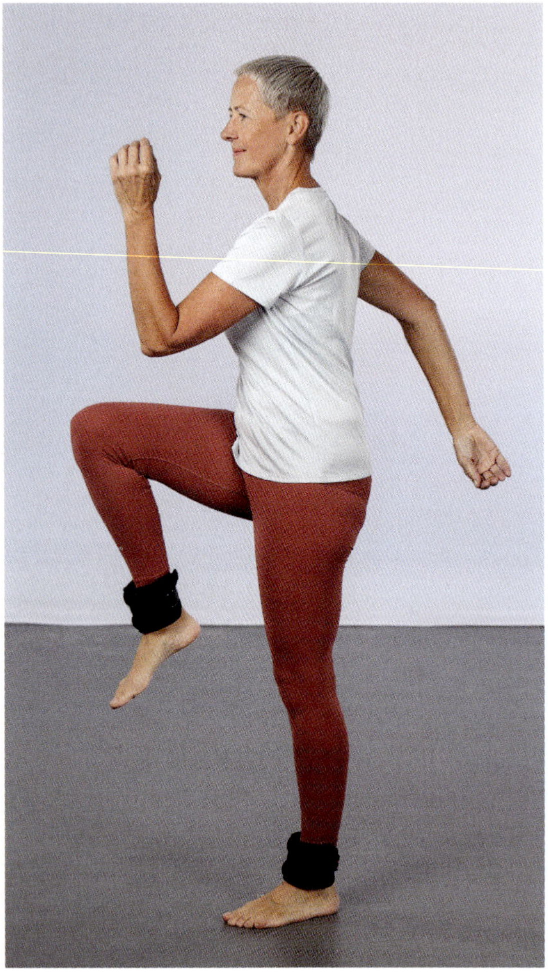

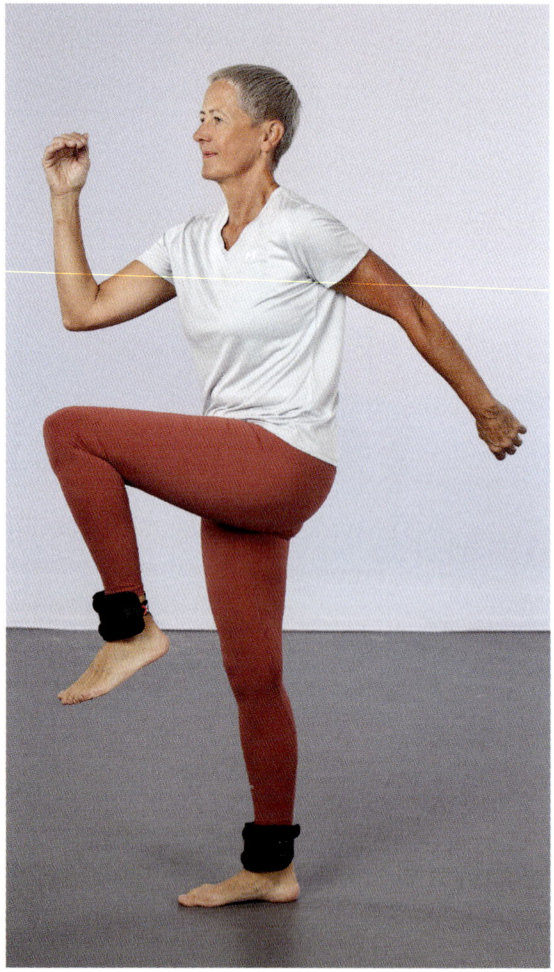

1 Legen Sie je eine Gewichtsmanschette an Ihre Unterschenkel nahe der Knöchel. Gehen Sie mit hochgezogenem Knie und diagonalem Armschwung.

2 Wechseln Sie beim nächsten Schritt die Seiten.

Aufgepasst: Der Blick ist nach vorn gerichtet.

Warum: Diese Übung stabilisiert Ihr Gangbild und kräftigt Rumpf, Arme und Beine.

KÖRPERAUFRICHTUNG

GOLDMEDAILLE ZEIGEN

1 Stellen Sie sich aufrecht und in Schrittstellung hin. Legen Sie Ihr Gewicht auf den vorderen Fuß.

2 Drehen Sie Ihre Arme daumenwärts nach außen. Stellen Sie sich vor, eine Goldmedaille hängt vor Ihrem Brustbein und Sie zeigen diese stolz nach vorn oben.

Aufgepasst: Bleiben Sie mit dem Körpergewicht während dieser Übung auf dem vorderen Bein.

Warum: Diese Übung richtet sanft die Brustwirbelsäule auf und die Atmung kann sich wieder vertiefen.

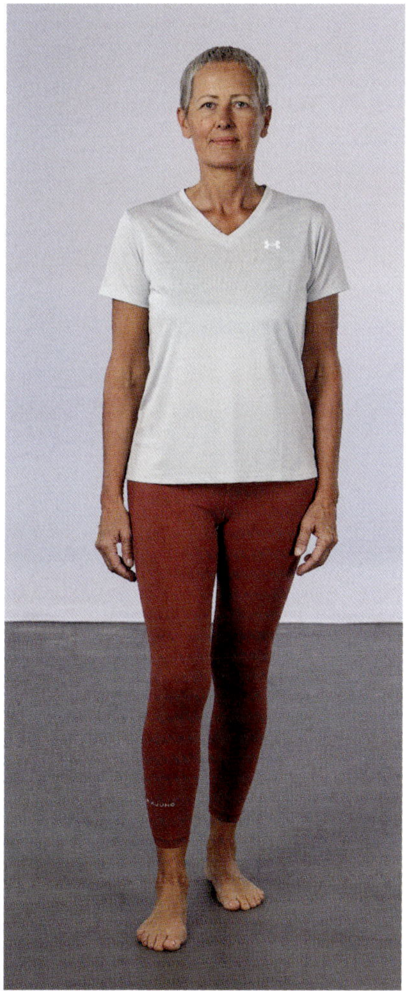

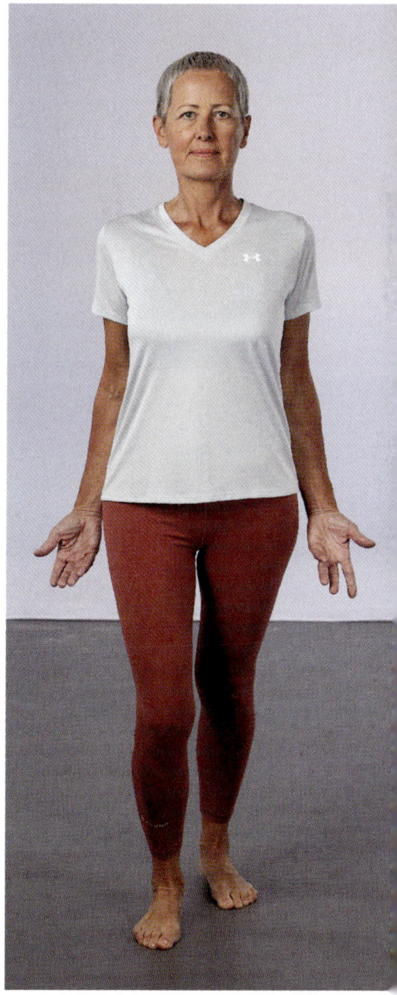

HINTER DEM RÜCKEN TRAGEN

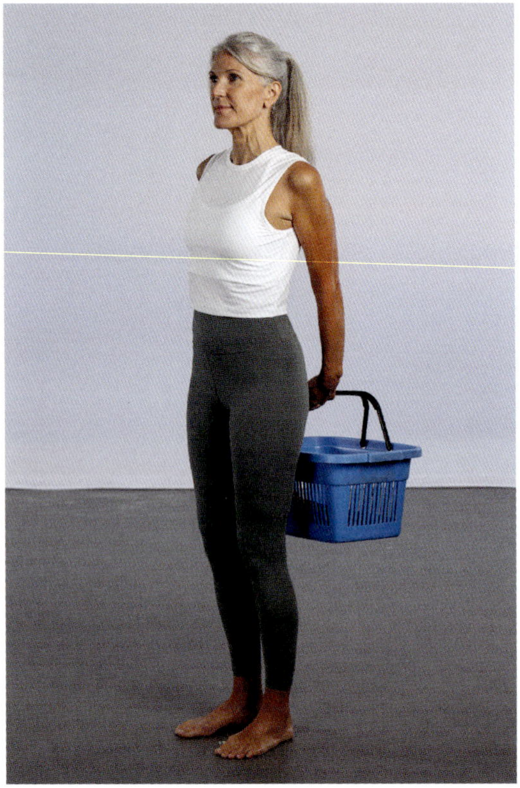

Nehmen Sie einen leichten Korb hinter Ihren Rücken in die Hände und spüren Sie die Aufrichtung im gesamten Oberkörperbereich.

Aufgepasst: Tragen Sie nur wenig Gewicht im Korb.

Warum: Diese Übung richtet sanft die Brustwirbelsäule auf und die Atmung kann sich wieder vertiefen.

BUCH BALANCIEREN

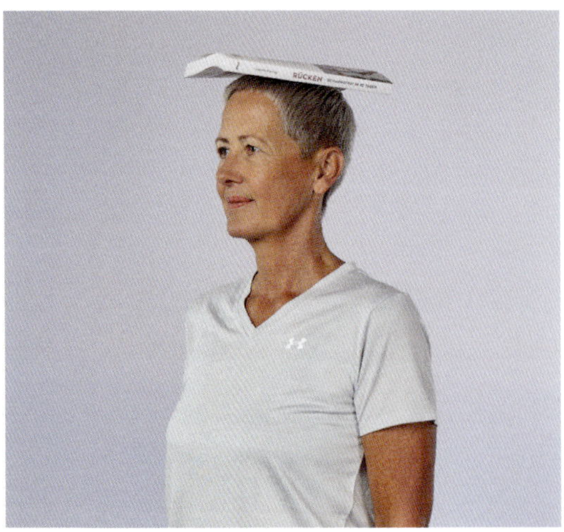

Legen Sie ein leichtes Buch auf Ihren Kopf und gehen Sie so einige Schritte. Richten Sie Ihren Blick nach vorn.

Aufgepasst: Verlieren Sie das Buch nicht von Ihrem Kopf.

Warum: Mit dieser Balanceübung stabilisieren Sie Ihre Haltung und fördern die Kopfkontrolle.

HÜPFEN AUF DER STELLE

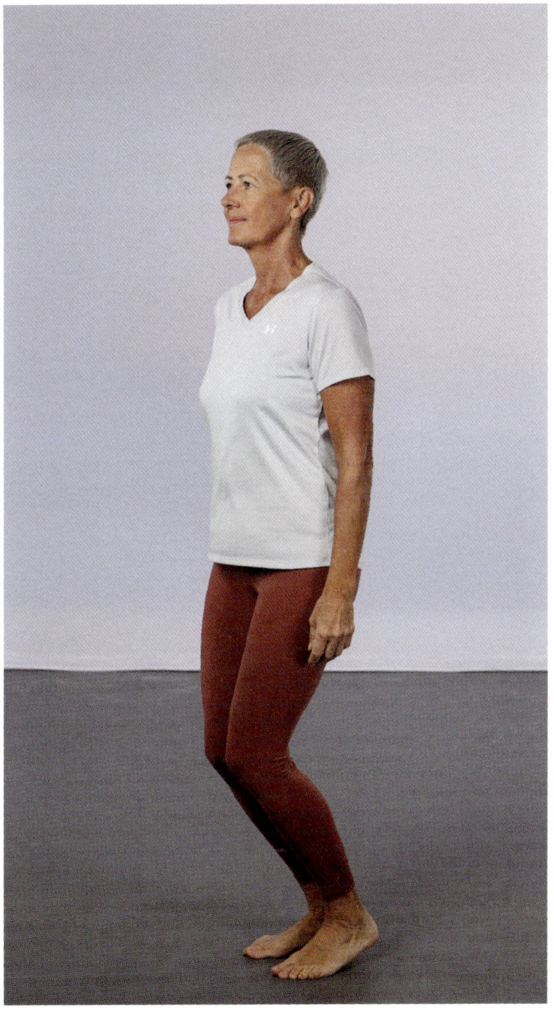

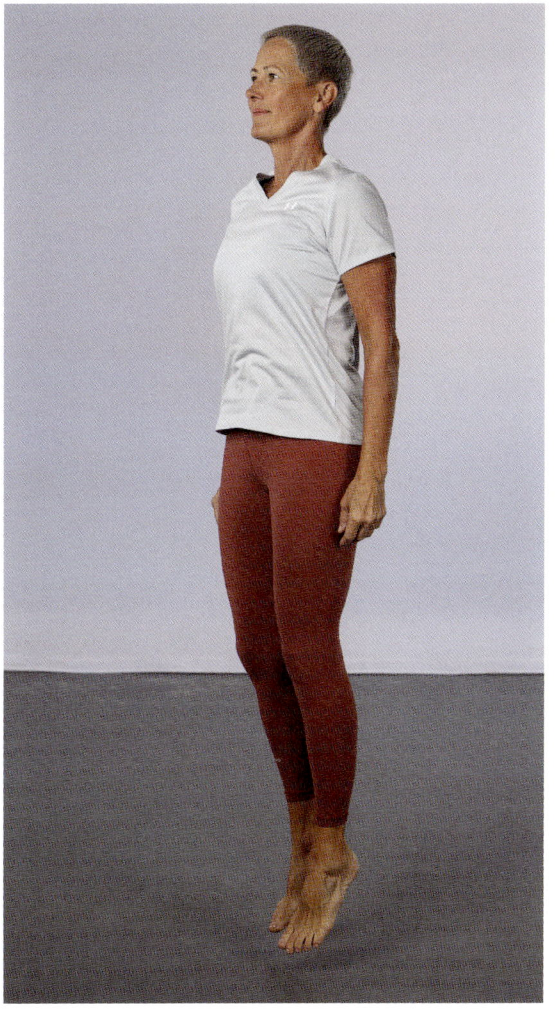

1 Stellen Sie sich locker hin und richten Sie Ihren Blick geradeaus.

2 Springen Sie mit beiden Füßen vom Boden ab in die Luft. Die Beine bleiben dabei zusammen. Die Landung erfolgt auf den Mittelfüßen.

Aufgepasst: Suchen Sie sich zum Hüpfen einen ebenen, geraden Untergrund.

Warum: Das Hüpfen mit geradem Körper und der Mittelfußlandung fördert die Körperaufrichtung und stimuliert das Knochenwachstum durch gepulste Bewegung.

SLOW-JOGGING AUF DER STELLE

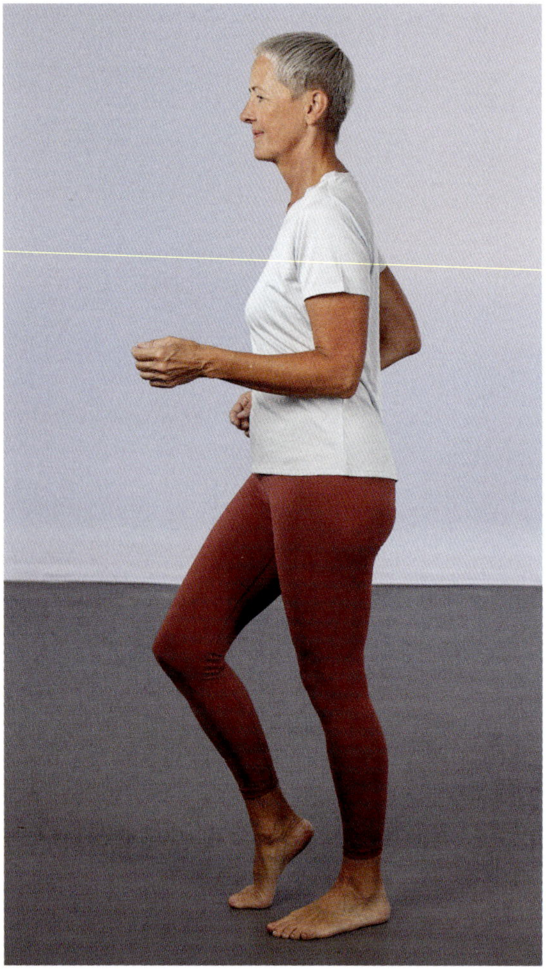

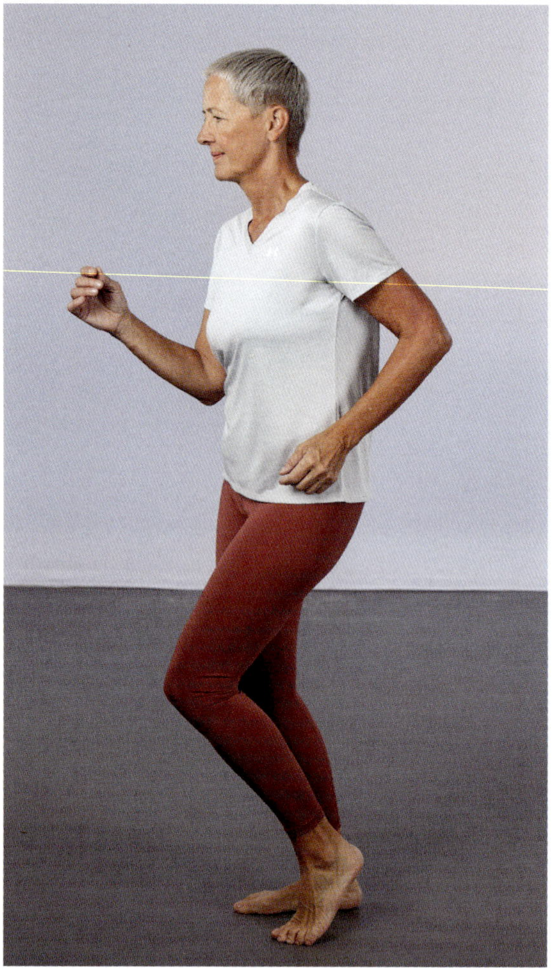

1 Nehmen Sie die Slow-Jogging-Position ein. Schwingen Sie Ihre Arme diagonal mit, während Sie die Schrittfolge vom Mittelfuß aus starten.

2 Laufen Sie im Wechsel mit diagonalem Armschwung lässig auf der Stelle.

Aufgepasst: Der Blick ist freundlich und nach vorn gerichtet.

Warum: Slow-Jogging mit geradem Körper und der Mittelfußlandung fördert die Körperaufrichtung und stimuliert das Knochenwachstum durch gepulste Bewegung.

VOR DEM KÖRPER TRAGEN

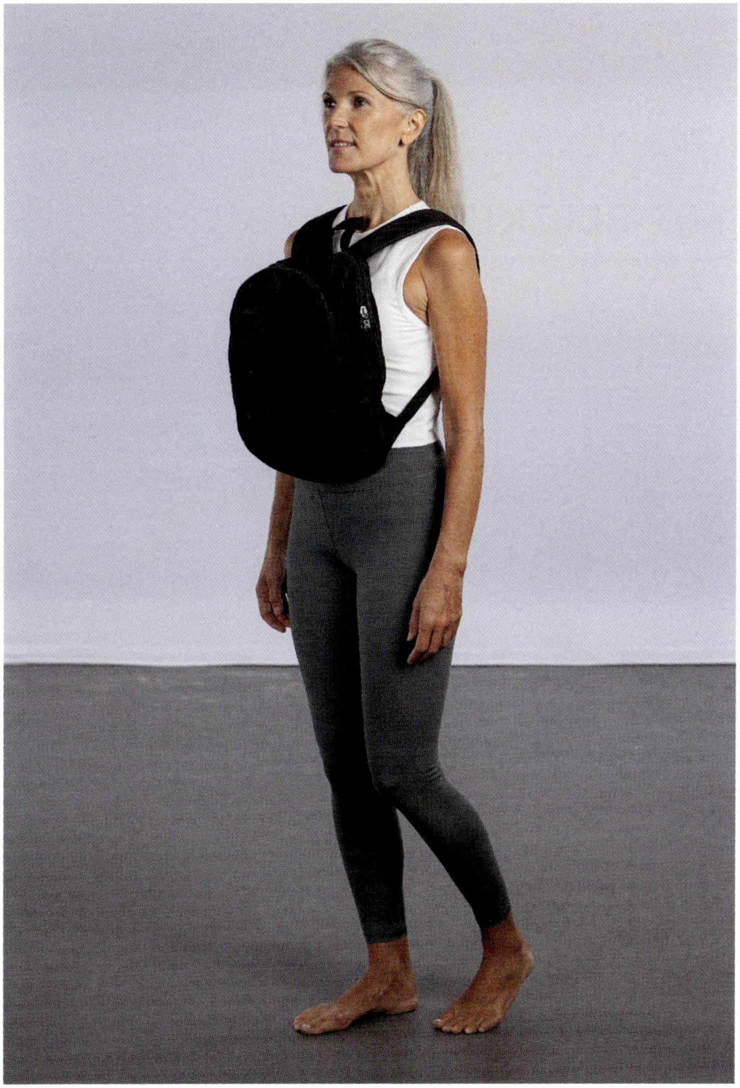

Tragen Sie Ihren Rucksack vor dem Körper. Richten Sie sich trotz des Gewichts des Rucksacks auf.

Aufgepasst: Behalten Sie durch die aktive Körperspannung die Aufrichtung der Brustwirbelsäule bei.

Warum: Das Tragen des Rucksacks in dieser Position fördert die Körperaufrichtung und die Muskelbalance im Oberkörper.

FEDERN MIT BLICKFIXIERUNG

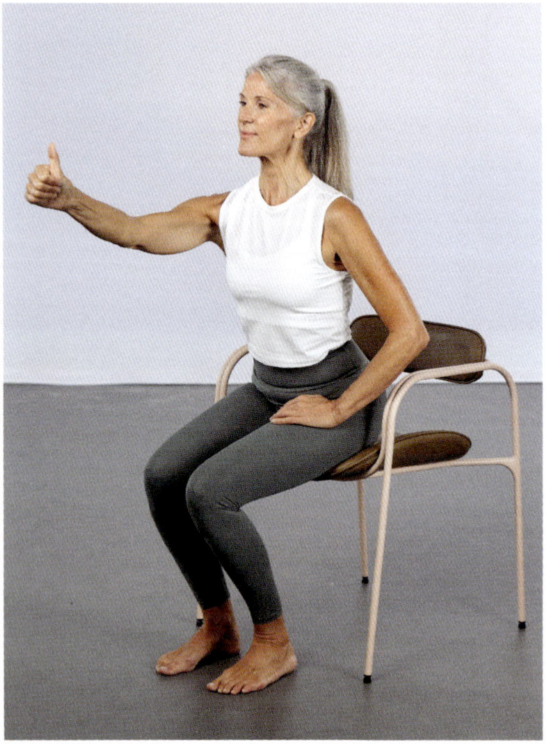

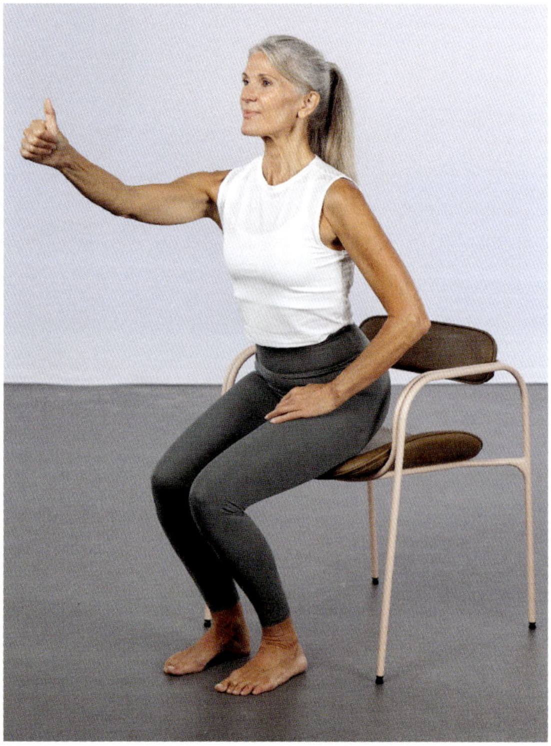

1 Setzen Sie sich auf einen Stuhl und strecken Sie einen Arm mit gestrecktem Daumen aus. Schauen Sie dabei auf Ihren Daumen.

2 Machen Sie kleine, federnde Auf- und Abbewegungen von der Sitzfläche des Stuhls her. Schauen Sie dabei beständig auf den Daumen.

Aufgepasst: Behalten Sie Ihren Daumen im Blick.

Warum: Diese Übung trainiert neurozentriert Ihren Gleichgewichtssinn und hilft gegen Schwindel.

DEN KOPF ZACKIG ZUR SEITE DREHEN

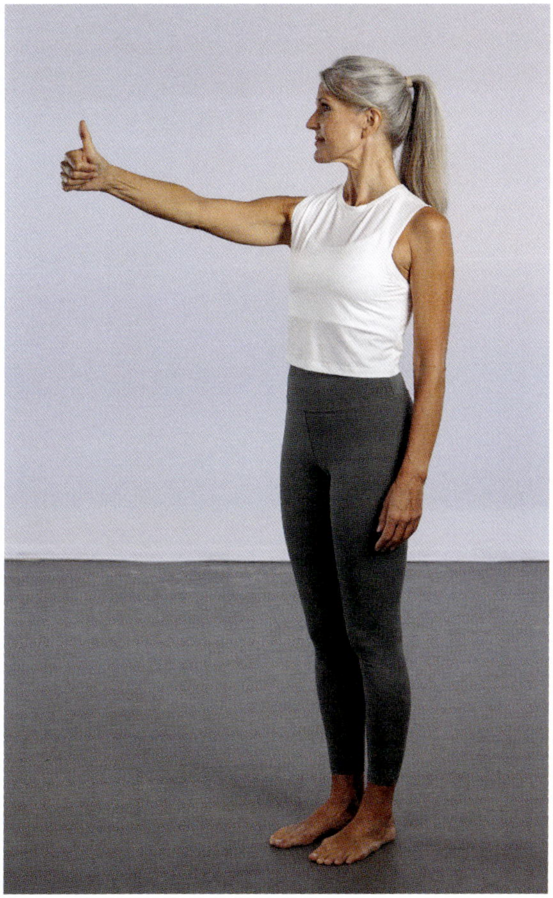

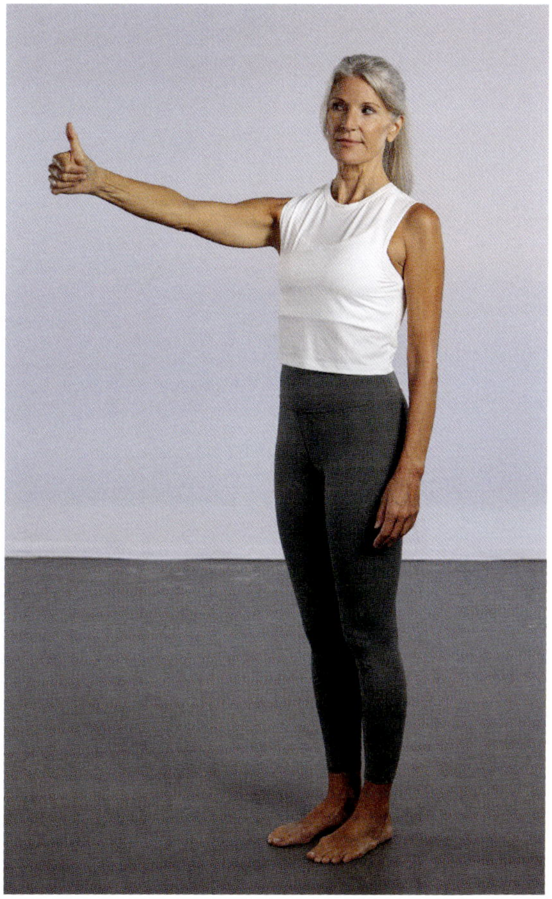

1 Stellen Sie sich aufrecht hin und halten Sie einen Daumen mit ausgestrecktem Arm gerade vor Ihre Augen. Drehen Sie Ihren Kopf flott nach rechts und halten Sie dabei konstant den Blick auf den Daumen gerichtet.

2 Drehen Sie Ihren Kopf flott nach links und halten Sie dabei konstant den Blick auf den Daumen gerichtet. Wiederholen Sie bis zu 10-mal diese Bewegung.

Aufgepasst: Halten Sie Ihren Kopf aufrecht und verlieren Sie Ihren Blick zum Daumen nicht.

Warum: Diese Übung schult neurozentriert Ihren Gleichgewichtssinn und schützt Sie vor Schwindelattacken.

DEN KOPF ZACKIG HEBEN UND SENKEN

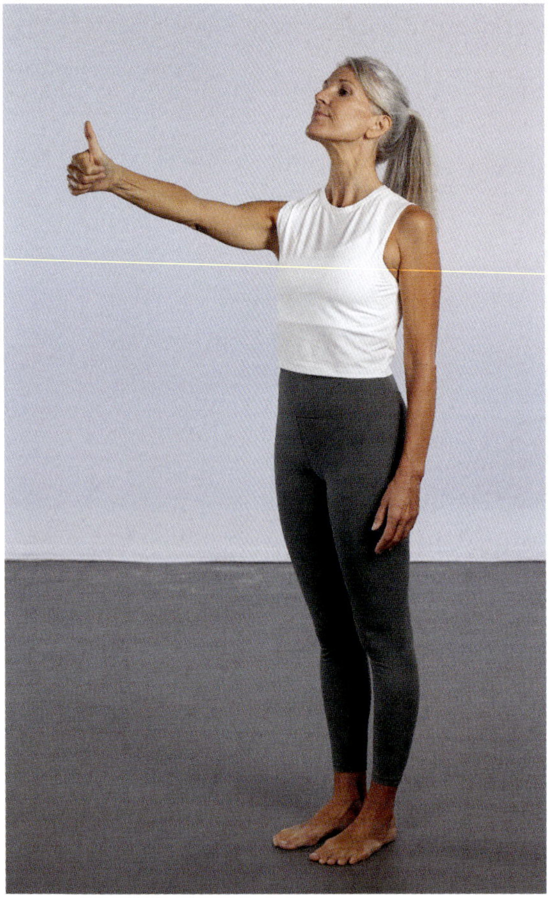

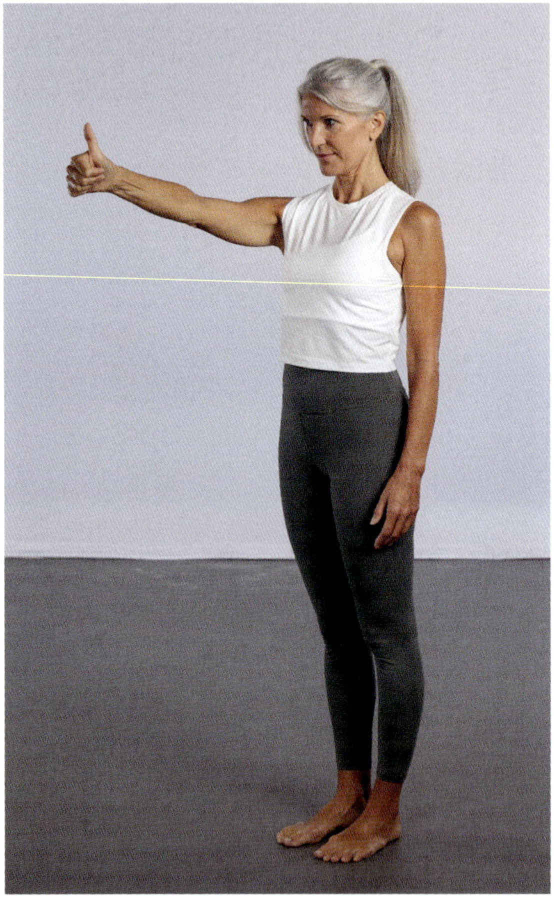

1 Stellen Sie sich aufrecht hin und halten Sie einen Daumen mit ausgestrecktem Arm gerade vor Ihre Augen. Heben Sie Ihren Kopf flott nach oben und halten Sie dabei konstant den Blick auf den Daumen gerichtet.

2 Senken Sie Ihren Kopf flott nach unten. Halten Sie dabei konstant den Blick auf den Daumen gerichtet. Wiederholen Sie bis zu 10-mal diese Bewegung.

Aufgepasst: Verlieren Sie Ihren Blick zum Daumen nicht.

Warum: Diese Übung schult neurozentriert Ihren Gleichgewichtssinn und schützt Sie vor Schwindelattacken.

TRAHIEREN: AUSEINANDERZIEHEN

HANDZUG

Halten Sie Ihre betroffene Hand vor Ihren Bauch. Umgreifen Sie die ganze Hand mit der anderen und ziehen Sie sie sanft vom Unterarm weg.

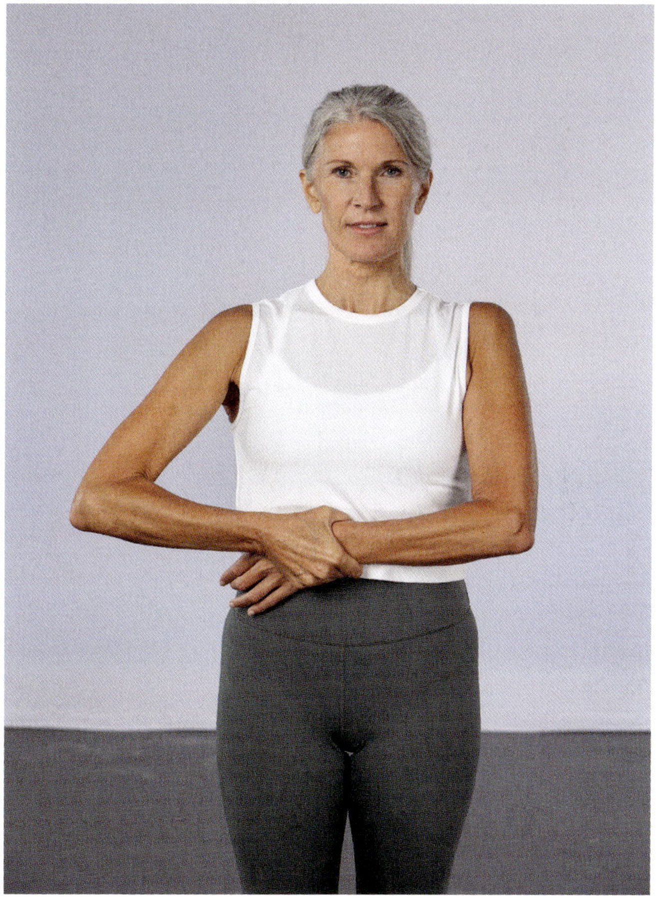

Aufgepasst: Biegen Sie Ihre Hand nicht nach oben.

Warum: Die Gelenktraktion entlastet wirksam das Handgelenk. Sie bewirkt eine Schmerzlinderung und verbessert die Beweglichkeit. Die Anwendung hilft gegen Handschmerzen nach Prellungen, Verstauchungen, Verrenkungen oder nach einer Fraktur.

HÜFTZUG

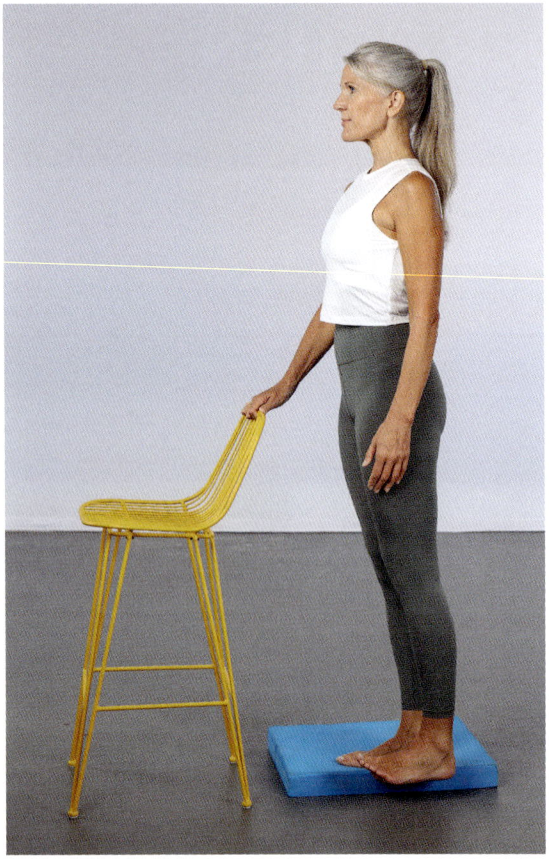

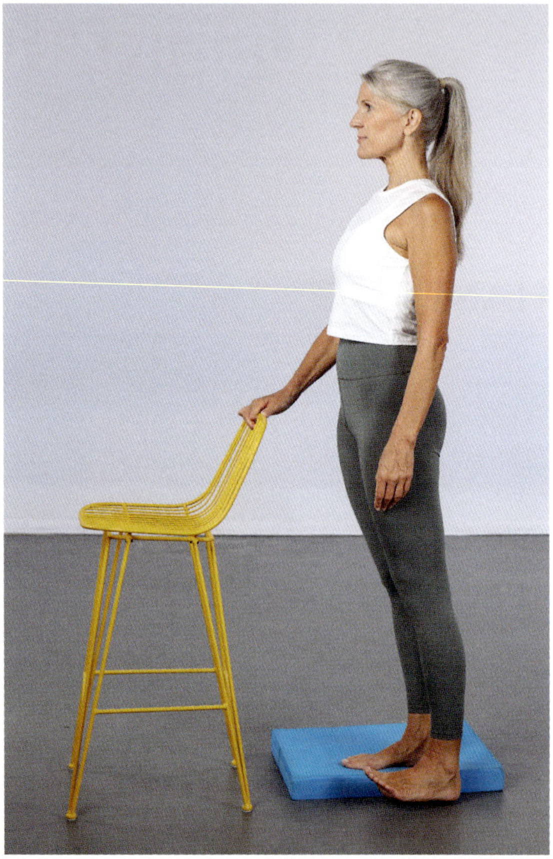

1 Stellen Sie sich mit einem Bein seitlich auf eine Erhöhung, beispielsweise auf eine Treppenstufe.

2 Lassen Sie das andere Bein 1 Minute lang entspannt aushängen.

Aufgepasst: Das Bein hängt passiv Richtung Boden herab und wird nicht bewegt, der Fuß kann leicht angezogen werden.

Warum: Der Gelenkzug entlastet wirksam das Hüftgelenk. Das bewirkt eine Schmerzlinderung und verbessert die Beweglichkeit. Die Anwendung hilft gegen Hüftschmerzen nach Prellungen, Verstauchungen, Verrenkungen oder einem Oberschenkelhalsbruch.

AUFSTÜTZÜBUNG

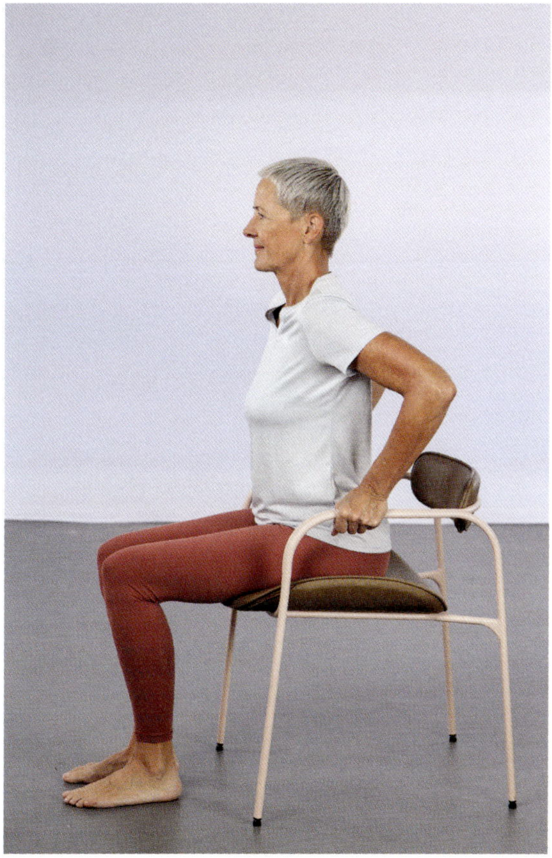

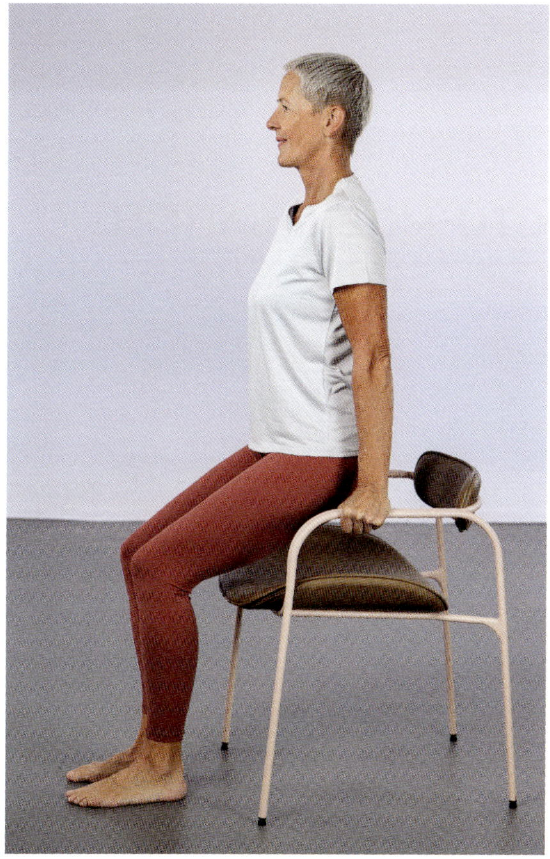

1 Setzen Sie sich aufrecht auf einen Stuhl mit Armlehnen. Legen Sie Ihre Hände auf die Armlehnen.

2 Stützen Sie sich ab und schieben Sie sich senkrecht nach oben, bis Ihre Ellenbogen gestreckt sind. Bleiben Sie 1 Minute lang in dieser aufgestützten Haltung. Dann senken Sie sich wieder zum Sitzen ab.

Aufgepasst: Der Stuhl muss stabil sein.

Warum: Die Traktion entlastet wirksam die Brustwirbelsäule und bringt sie wieder in eine Ausrichtung. Auch die Lendenwirbelsäule hängt dabei schön aus und das Becken entspannt sich. Das bewirkt eine Schmerzlinderung und verbessert die Beweglichkeit. Die Anwendung hilft nach Prellungen, Verstauchungen oder Verrenkungen gegen Brustkorb- und Rippenschmerzen und vertieft die Atmung.

CTÜ-MOBILISATION

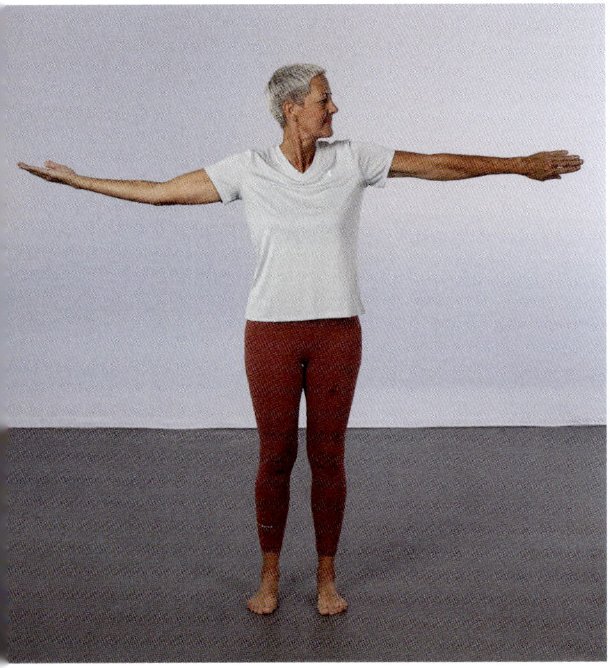

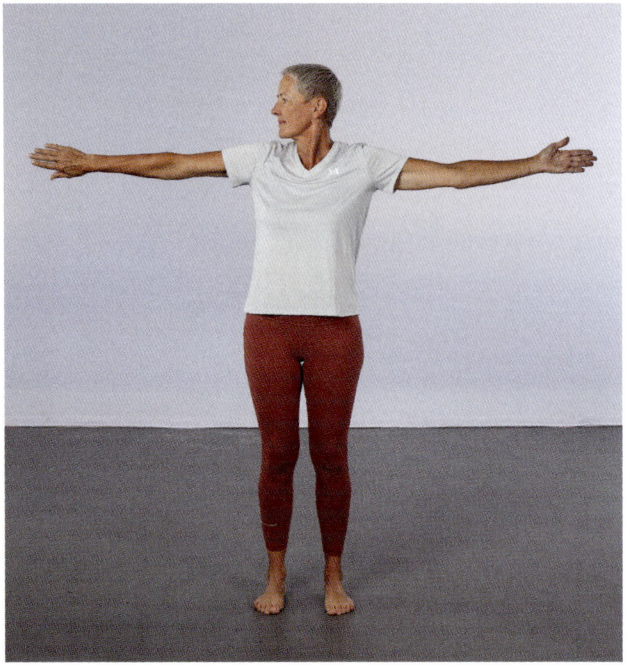

1 Breiten Sie im Stand locker Ihre Arme seitlich aus. Drehen Sie Ihre linke Hand nach hinten und Ihre rechte Hand genau entgegengesetzt mit dem Handteller nach oben.

2 Wechseln Sie die Arm- und Handposition so, dass jetzt die rechte Hand nach hinten und die linke Hand nach oben zeigt. Wiederholen Sie die Übung 10-mal.

Aufgepasst: Der Blick folgt der Bewegung und ist immer in Richtung der nach hinten gedrehten Hand gerichtet.

Warum: Die Rotationsmobilisation reguliert nachhaltig Fehlstellungen im Übergang der Hals- zur Brustwirbelsäule (Cervico-Thorakaler-Übergang, CTÜ).

ISG-MOBILISATION

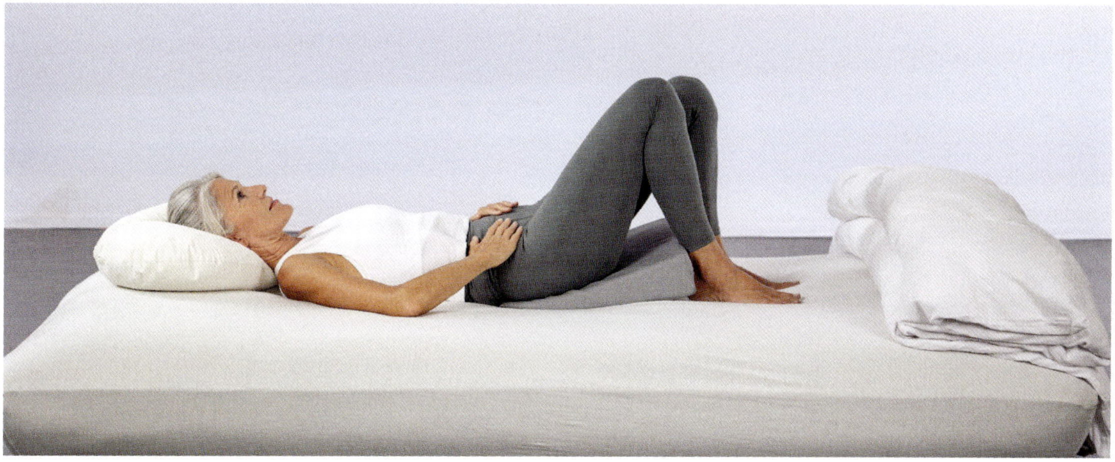

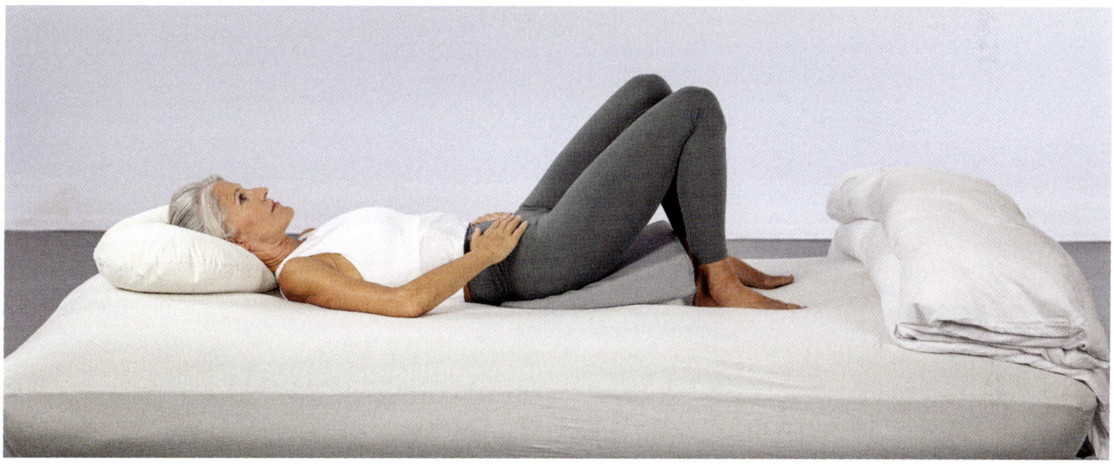

1 Legen Sie sich im Bett auf ein Keilkissen, stellen Sie Ihre Beine auf und unterlagern Sie Ihren Kopf bequem mit einem Kissen. Schieben Sie Ihr linkes Knie fußwärts, während Sie Ihr rechtes Knie hüftwärts ziehen.

2 Schieben Sie Ihr rechtes Knie fußwärts, während Sie Ihr linkes Knie hüftwärts ziehen.

Aufgepasst: Halten Sie Ihre Lendenwirbelsäule in einer Neutralstellung und drücken den Rücken nicht nach unten in eine Rundung.

Warum: Mit dieser Mobilisation des Iliosakralgelenks (ISG) lösen Sie nachhaltig Verstellungen und Blockaden im Beckenbereich.

LWS-MOBILISATION

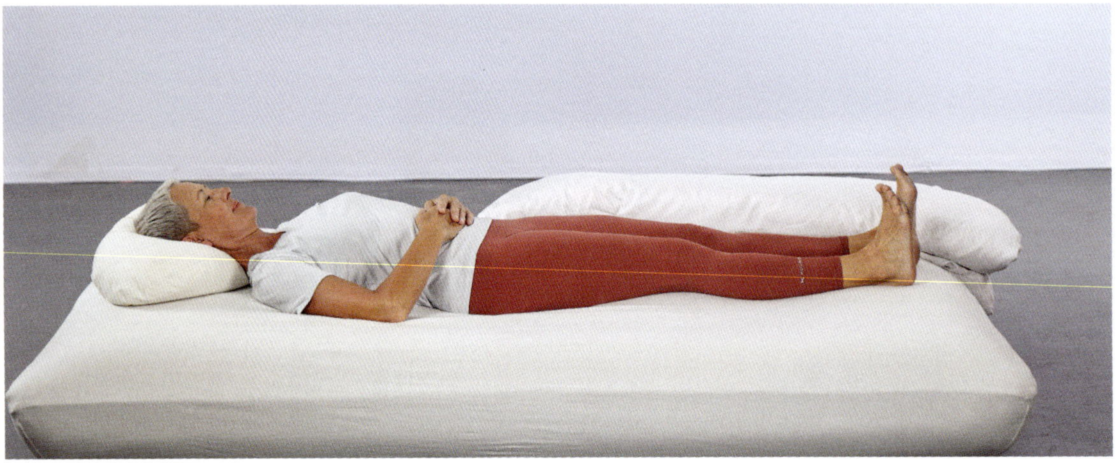

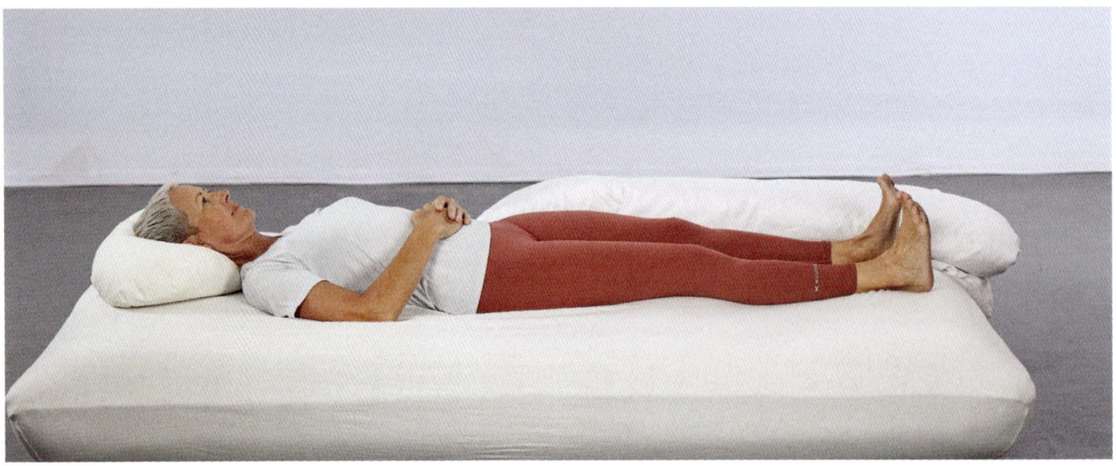

1 Legen Sie sich bequem im Bett auf den Rücken und unterlagern Sie dabei angenehm den Kopf. Schieben Sie das linke Bein kraftvoll fersenwärts heraus.

2 Schieben Sie das rechte Bein kraftvoll fersenwärts heraus. Wiederholen Sie die Übung 10-mal.

Aufgepasst: Halten Sie das Bein, welches nicht fersenwärts schiebt, in einer Neutralposition; ziehen Sie es also nicht in entgegengesetzte Richtung.

Warum: Mit dieser Mobilisation lösen Sie nachhaltig Verstellungen und Blockaden im Bereich der Lendenwirbelsäule (LWS).

FLÜGELSCHLAG

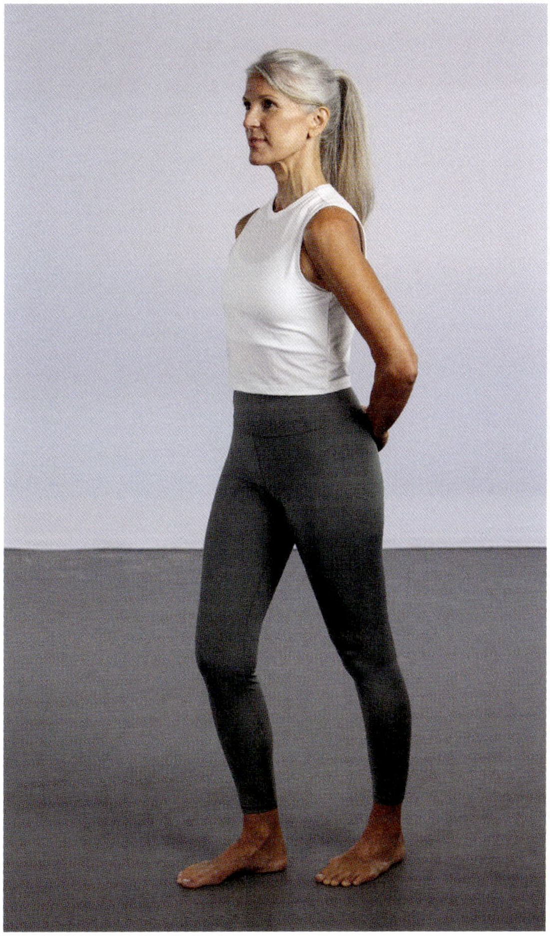

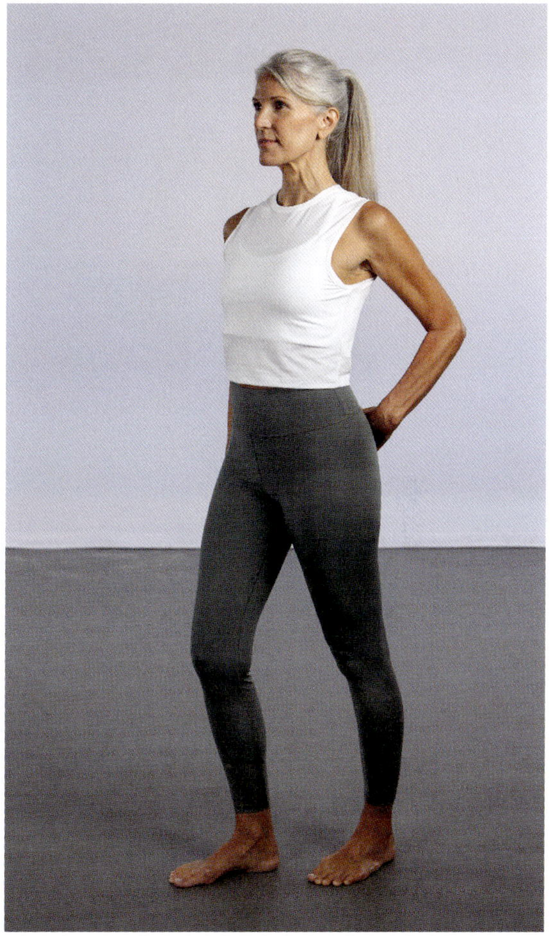

1 Stellen Sie sich in Schrittstellung auf und legen Sie Ihr Körpergewicht auf das vordere Bein und Ihren Handrücken auf Ihr Gesäß.

2 Ziehen Sie kräftig Ihren linken Ellenbogen rückwärts. Spüren Sie dabei, wie sich Ihr Schulterblatt auf die Brustwirbelsäule zu bewegt. Wiederholen Sie diese Übung 10-mal, bevor Sie das andere Bein nach vorn stellen.

Aufgepasst: Ihr Blick bleibt nach vorn gerichtet und das Gewicht auf dem vorderen Bein.

Warum: Wie mit einem Flügelschlag mobilisieren Sie Ihren Schultergürtel und richten den Oberkörper auf.

KINN EINZIEHEN

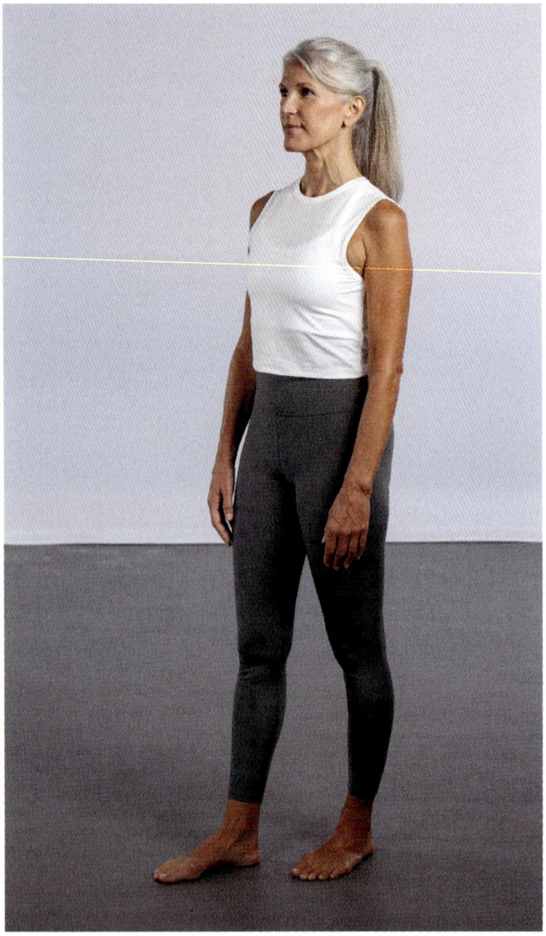

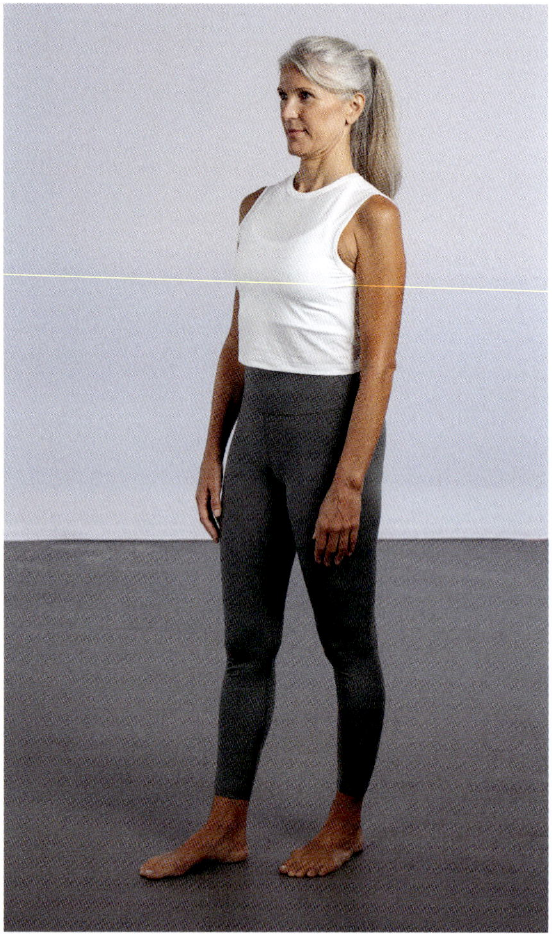

1 Stellen Sie sich in Schrittstellung aufrecht hin und verlagern Sie Ihr Körpergewicht auf Ihr vorderes Bein.

2 Ziehen Sie Ihre Kinnspitze zurück, als wenn Sie ein Doppelkinn machen wollten.

Aufgepasst: Ihr Blick bleibt nach vorn gerichtet und das Gewicht auf dem vorderen Bein.

Warum: Die Kinnübung reguliert nachhaltig Fehlstellungen im Übergang der Hals- zur Brustwirbelsäule.

HAND HOCHZIEHEN

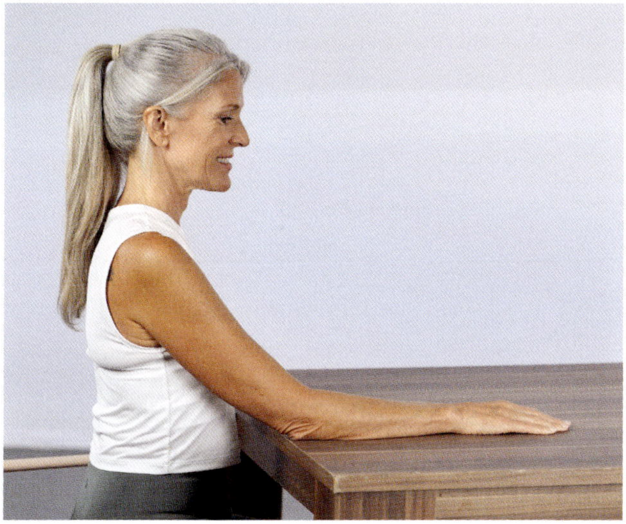

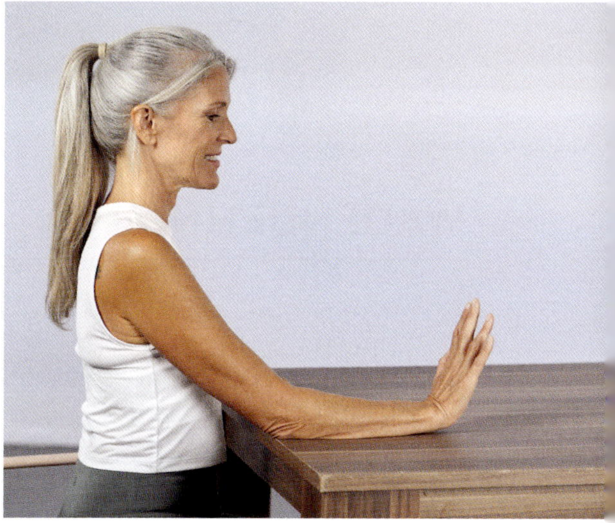

1 Setzen Sie sich an einen Tisch und legen Sie locker einen Unterarm darauf.

2 Während Ihr Unterarm auf dem Tisch ruht, ziehen Sie 10-mal nacheinander Ihre Hand nach oben.

Aufgepasst: Drücken Sie nicht auf den Tisch.

Warum: Diese Übung mobilisiert Ihr Handgelenk nachhaltig nach Verletzungen oder wirkt präventiv gegen Handgelenksstörungen.

WADENDEHNUNG

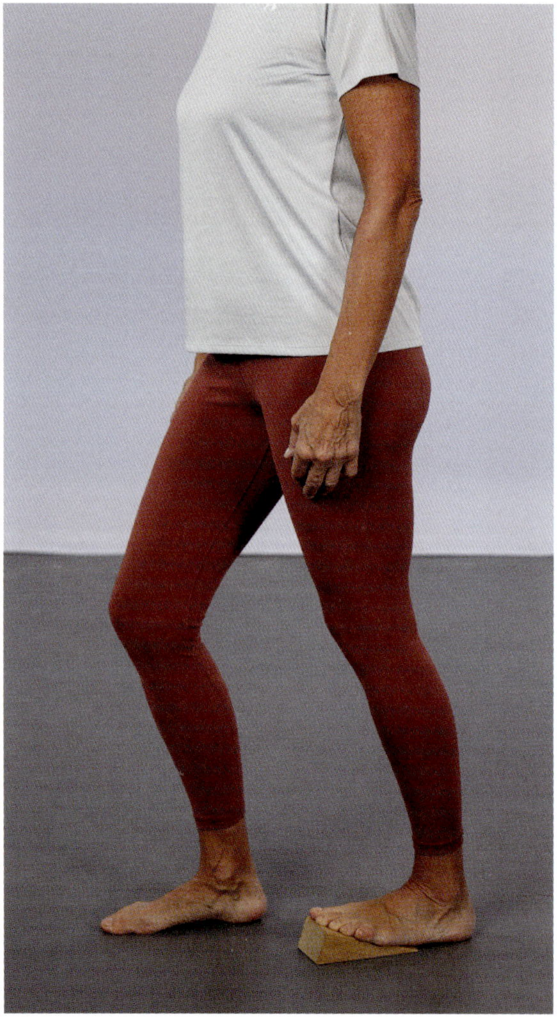

Stellen Sie sich aufrecht hin und setzen Sie Ihren linken Vorfuß auf einen Holzdehnkeil. Treten Sie mit Ihrem rechten Fuß einen Schritt nach vorn. Spüren Sie die Dehnung in Ihrem Wadenmuskel.

Aufgepasst: Die linke Ferse bleibt am Boden, Ihr Oberkörper ist aufgerichtet.

Warum: Mit dieser Dehnung lösen Sie Ihren Wadenmuskel und bringen ihn wieder auf seine Solllänge. Das hilft gegen Beinschmerzen und führt zu einem besseren Gangbild.

TRAPEZMUSKEL DEHNEN

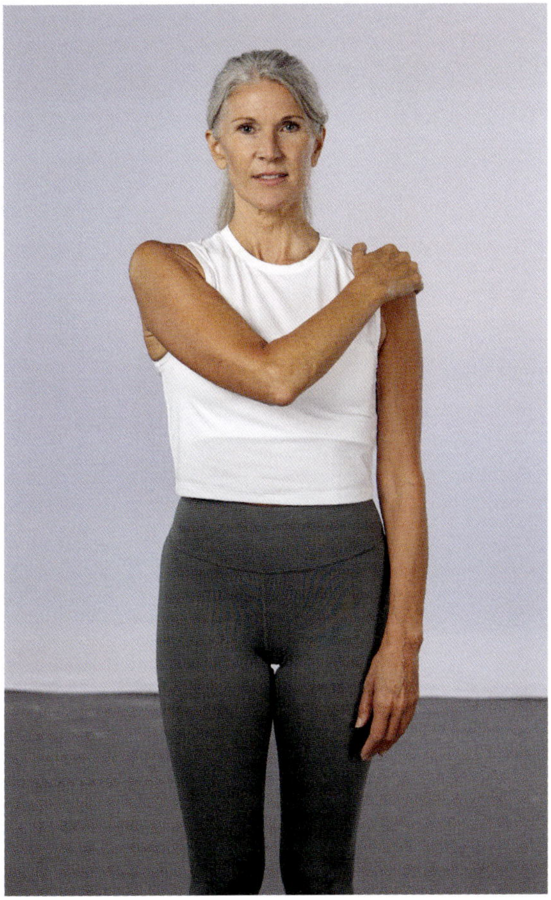

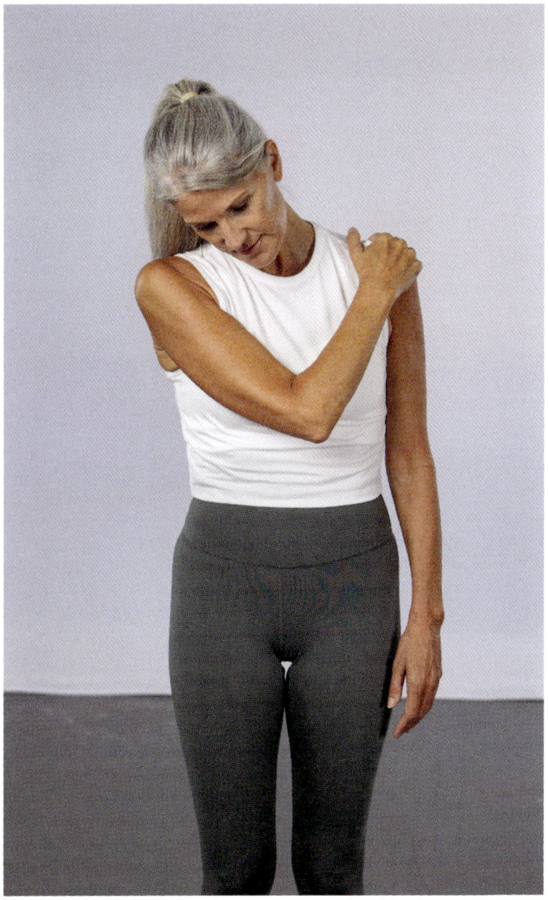

1 Stellen Sie sich aufrecht hin und lassen Sie Ihre Schultern locker herabhängen. Legen Sie Ihre rechte Hand auf Ihre linke Schulter und drücken Sie sanft nach hinten und unten.

2 Neigen Sie Ihren Kopf zur rechten Seite. Richten Sie Ihren Blick neben das linke Knie. Spüren Sie die Dehnung im Schulter-Nackenmuskel. Halten Sie diese Dehnung 1 Minute lang. Dann führen Sie die Übung zur anderen Seite aus.

Aufgepasst: Halten Sie den Druck der Hand auf der Schulter konstant nach hinten unten.

Warum: Mit dieser Dehnung lösen Sie Ihren Schulter-Nackenmuskel und bringen Schultergürtel und Oberkörper in eine Aufrichtung.

PECTORALIS DEHNEN

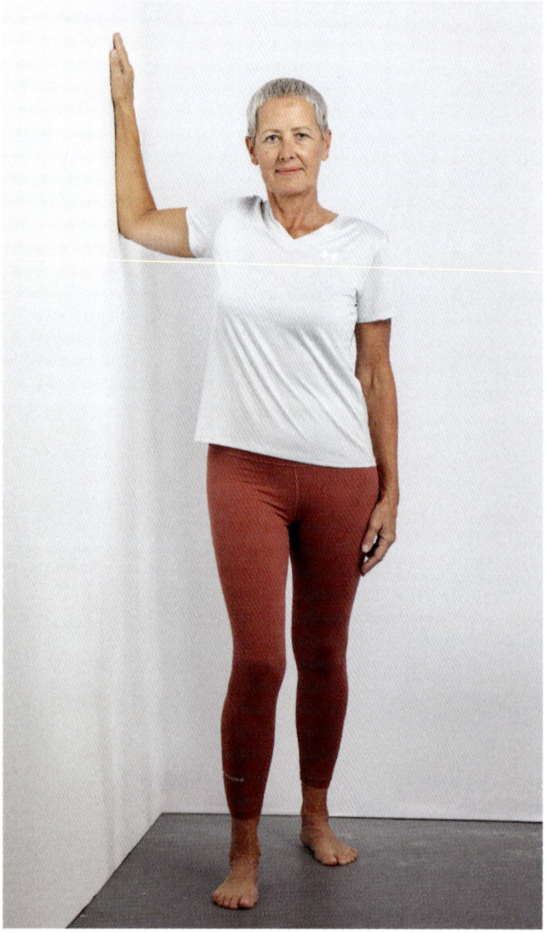

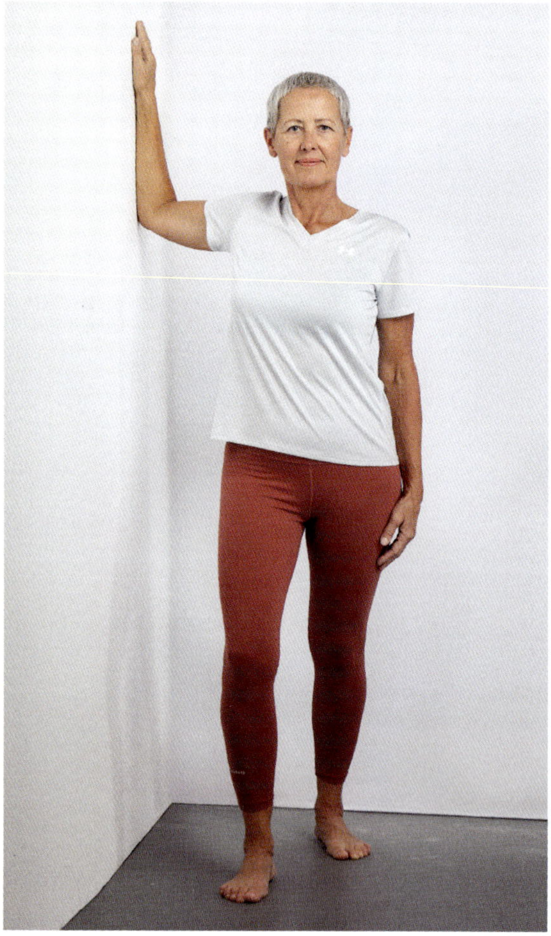

1 Stellen Sie sich mit der rechten Körperseite neben einer Wand aufrecht hin. Beugen Sie den rechten Arm und legen Sie Unterarm und Handfläche nach oben gegen die Wand. Schulter und Ellenbogen sind um 90 Grad gebeugt.

2 Gehen Sie mit dem rechten Bein einen Schritt nach vorn und drehen Sie sich leicht von der Wand weg nach links. Spüren Sie die Dehnung im Brustmuskel. Bleiben Sie 1 Minute lang in der Haltung. Dann üben Sie mit der linken Seite.

Aufgepasst: Der Unterarm bleibt konstant in Kontakt mit der Wand.

Warum: Mit dieser Dehnung lösen Sie Ihren großen Brustmuskel und bringen Schultergürtel und Oberkörper in eine Aufrichtung.

HÜFT-OBERSCHENKELMUSKEL DEHNEN

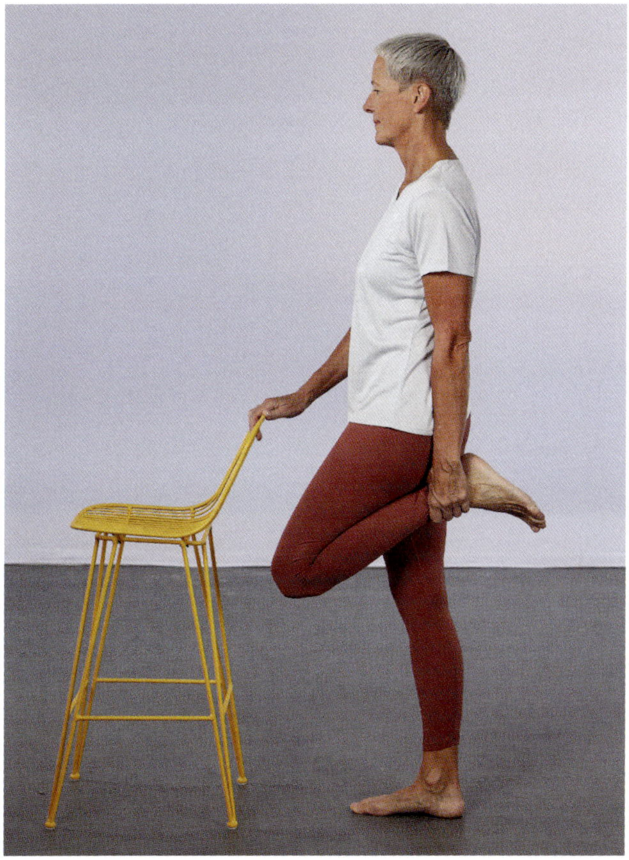

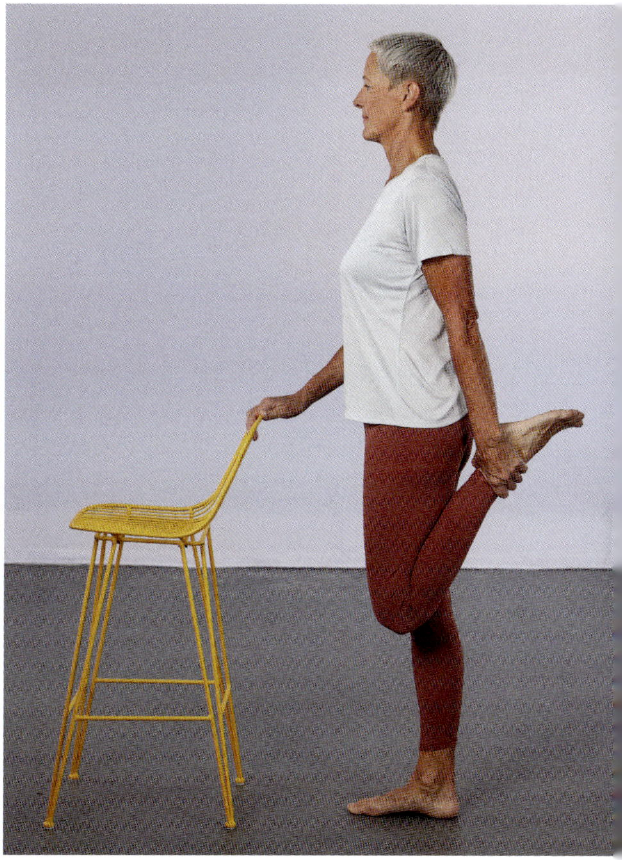

1 Stellen Sie sich aufrecht hinter einen Stuhl mit einer Lehne zum Festhalten. Ziehen Sie Ihren linken Unterschenkel mit der linken Hand in die Beugung. Die Ferse zeigt in Richtung Gesäß. Spüren Sie die Dehnung im mittleren vorderen Oberschenkel.

2 Spannen Sie 1 Minute lang Ihr Gesäß an. Spüren Sie die Dehnung im oberen vorderen Oberschenkelmuskel.

Aufgepasst: Fassen Sie den Unterschenkel, nicht den Fuß.

Warum: Mit dieser Dehnung lösen Sie Ihren vorderen Oberschenkelmuskel sowie den Hüftbeuger und bringen beide wieder auf ihre Sollänge. Das unterstützt auch die Aufrichtung des Körpers.

RÜCKENFASZIE DEHNEN

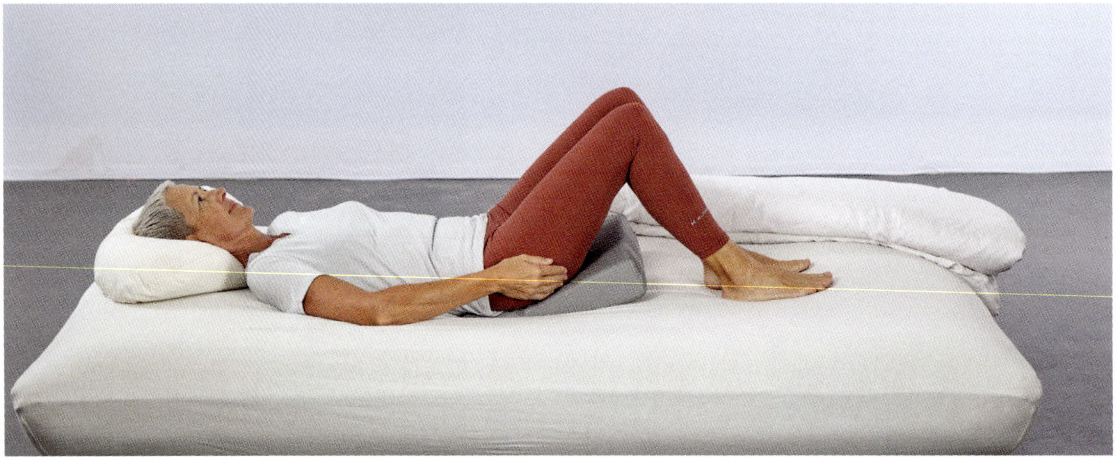

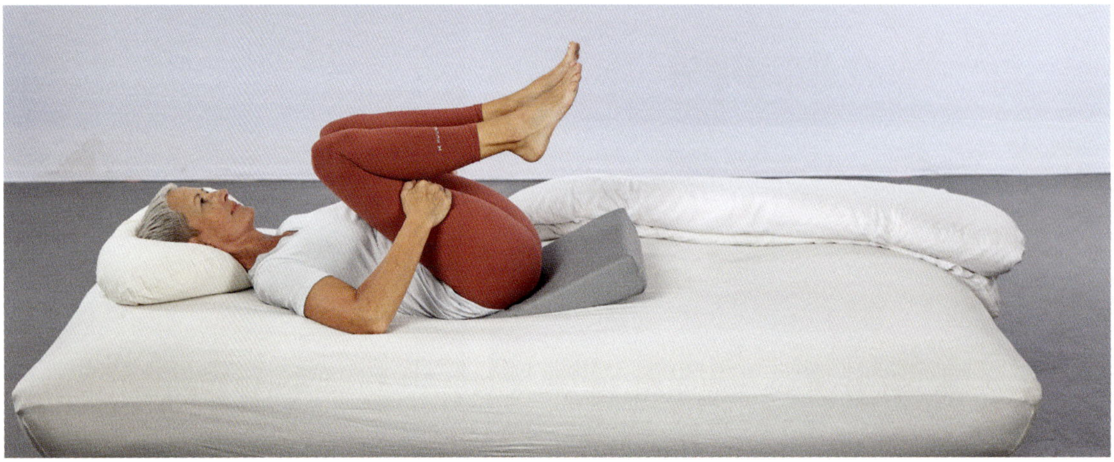

1 Legen Sie sich im Bett auf den Rücken. Unterlagern Sie Ihr Becken mit einem Keilkissen und Ihren Kopf mit einem Kissen.

2 Ziehen Sie mit Ihren Händen beide Oberschenkel 1 Minute lang zur Brust. Die Beine sind angezogen. Spüren Sie die Dehnung im unteren Rücken.

Aufgepasst: Richten Sie Ihren Blick deckenwärts.

Warum: Mit dieser Dehnung lösen Sie Ihre langen Rückenfaszien an den Rückenstreckmuskeln und bringen sie wieder auf ihre Solllänge. Das hilft gegen Rücken- und Beckenschmerzen.

UNTERARMMUSKELN DEHNEN

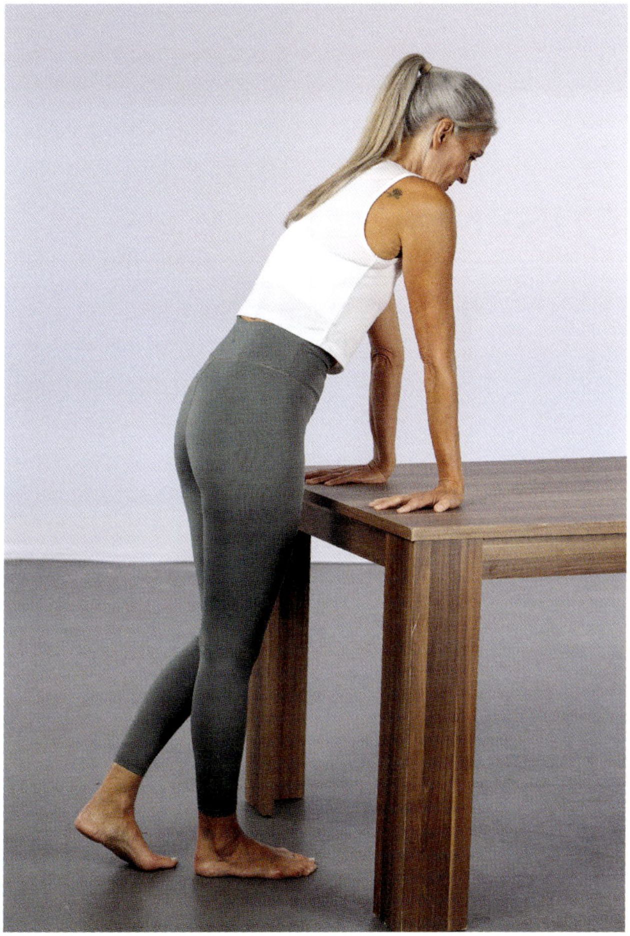

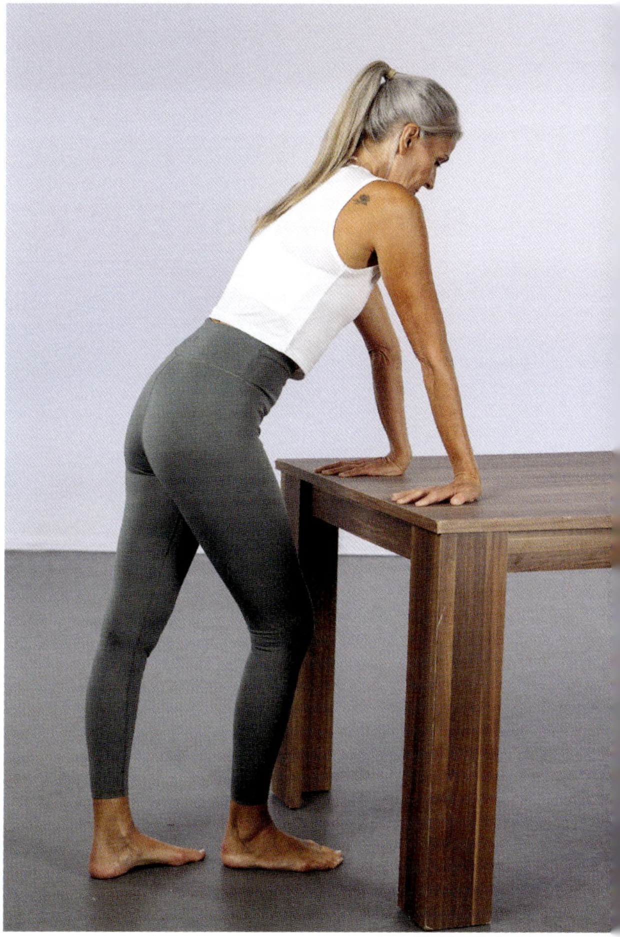

1 Stellen Sie sich vor einen Tisch und legen Sie Ihre Handflächen darauf ab. Ihre Finger zeigen zum Körper.

2 Treten Sie einen kleinen Schritt zurück und spüren Sie 1 Minute lang die Dehnung in Ihren Unterarmen.

Aufgepasst: Ihre Handflächen ruhen nur auf dem Tisch; drücken Sie sie nicht dagegen.

Warum: Mit dieser Dehnung lösen Sie Ihre Handbeugemuskeln und bringen sie wieder auf ihre Solllänge. Das hilft gegen Unterarm- und Handschmerzen nach Verletzungen oder prophylaktisch zur besseren Handmotorik.

BAUCHMUSKELN KRÄFTIGEN

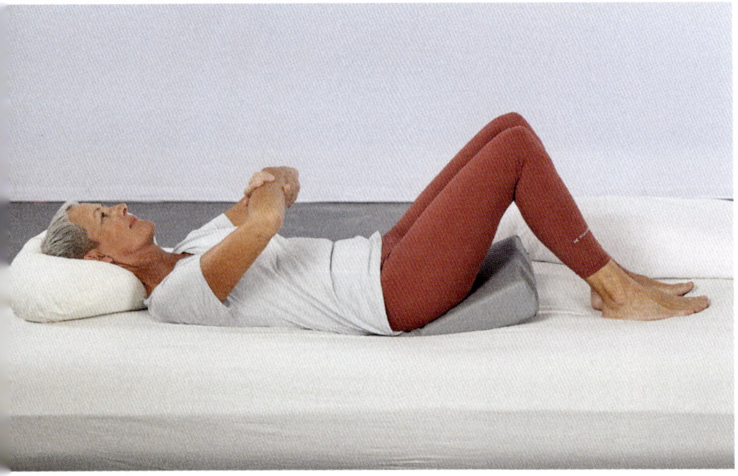

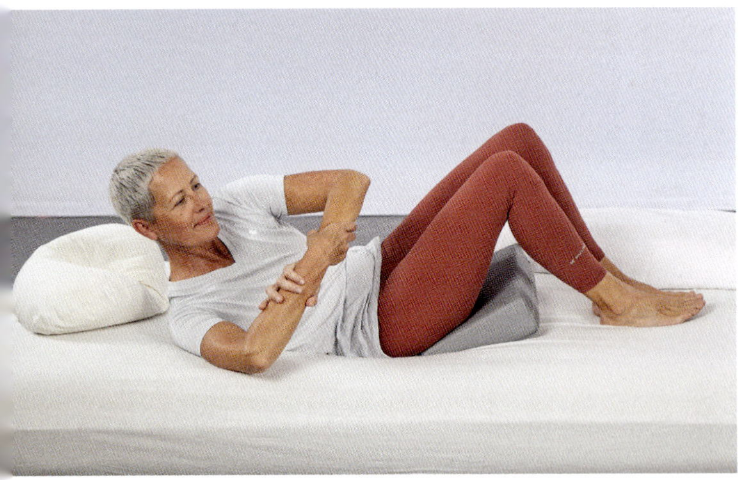

1 Legen Sie sich bequem mit Keil- und Kopfkissen unterlagert in Ihr Bett. Umgreifen Sie mit Ihren Händen den jeweils gegenüberliegenden Unterarm und ziehen Sie Ihre Arme kräftig auseinander.

2 Heben Sie den Oberkörper mit 45 Grad Seitneigung nach rechts leicht an und folgen Sie mit Ihrem Blick dieser Bewegung. Sie schauen neben Ihr rechtes Knie. Wiederholen Sie die Übung 6-mal, wechseln Sie anschließend die Seite.

Aufgepasst: Verlieren Sie nicht Ihre Armspannung und üben Sie immer erst mit der einen, dann mit der anderen Seite.

Warum: Kräftige schräge Bauchmuskeln stabilisieren Ihre Haltung und sorgen für Entlastung bei osteoporotischen Rückenbeschwerden.

GEWICHTHEBERÜBUNG

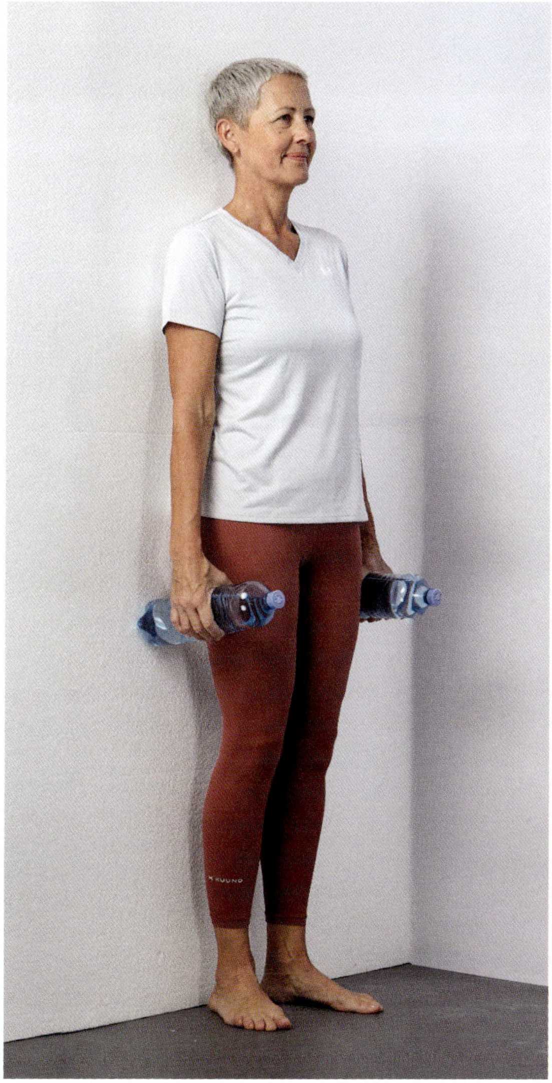

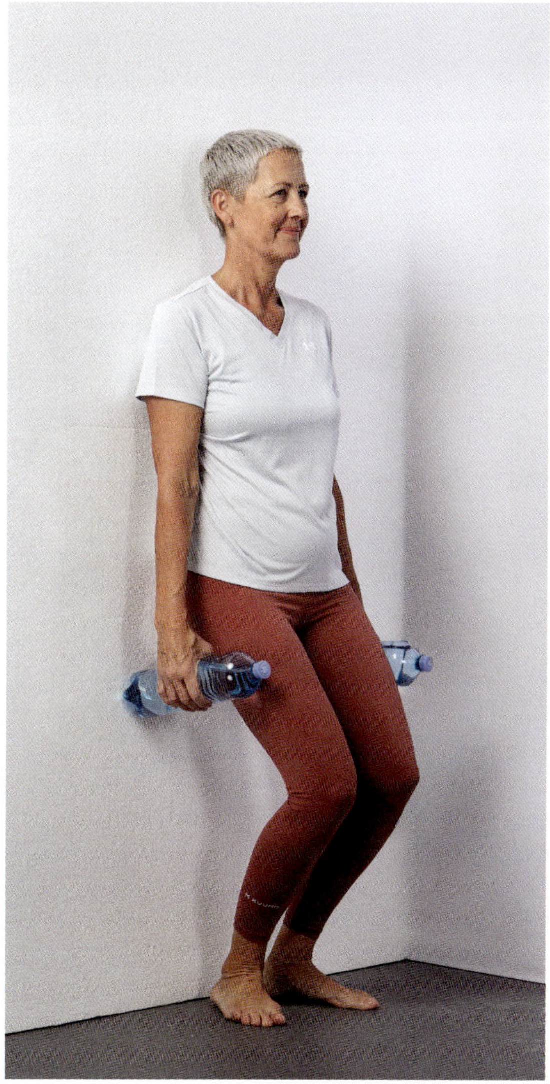

1 Nehmen Sie zwei Getränkeflaschen in die Hände und stellen Sie sich rückwärts gegen eine Wand.

2 Gehen Sie in eine sanfte Kniebeuge, indem Sie mit dem Rücken an der Wand heruntergleiten.

Aufgepasst: Ihre Fersen bleiben am Boden ganz dicht an der Wand.

Warum: Mit dieser Übung trainieren Sie Ihre Beinachsen und die Beinkraft mit geradem Rücken.

GESÄSS KRÄFTIGEN

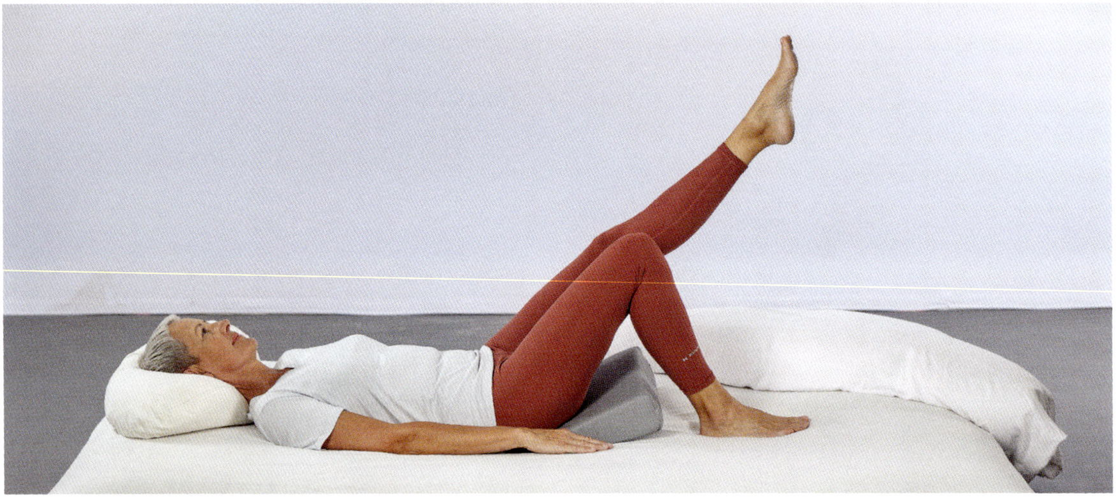

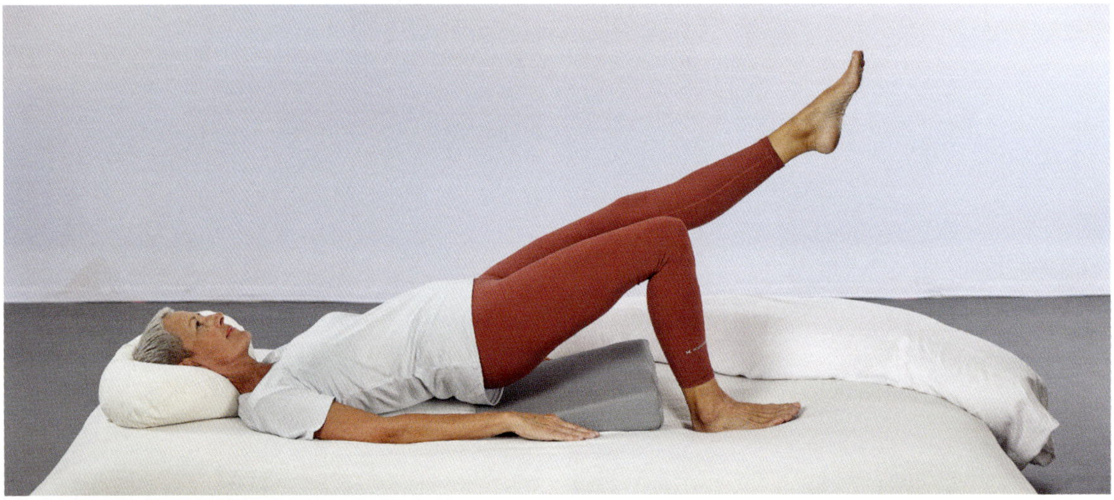

1 Legen Sie sich bequem, mit Keil- und Kopfkissen unterlagert, in Ihr Bett, Stellen Sie Ihre Beine auf und strecken Sie ein Bein aus.

2 Heben Sie dann das Gesäß so gut Sie es können ab. Wiederholen Sie die Übung 6-mal. Dann üben Sie mit der anderen Seite.

Aufgepasst: Die Oberschenkel bleiben auf einer Höhe.

Warum: Kräftige Gesäßmuskeln stabilisieren Ihre Haltung und sorgen für Entlastung bei osteoporotischen Rückenbeschwerden.

WANDSTÜTZ

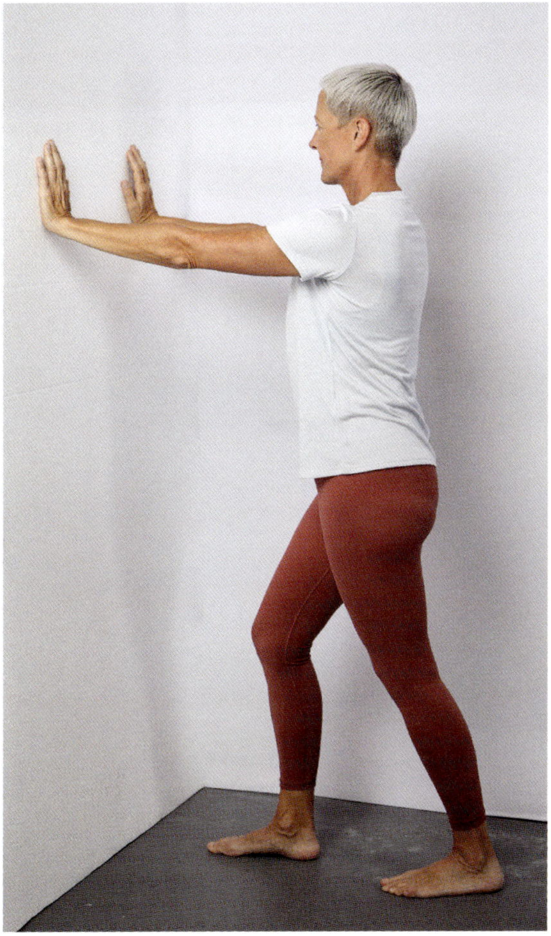

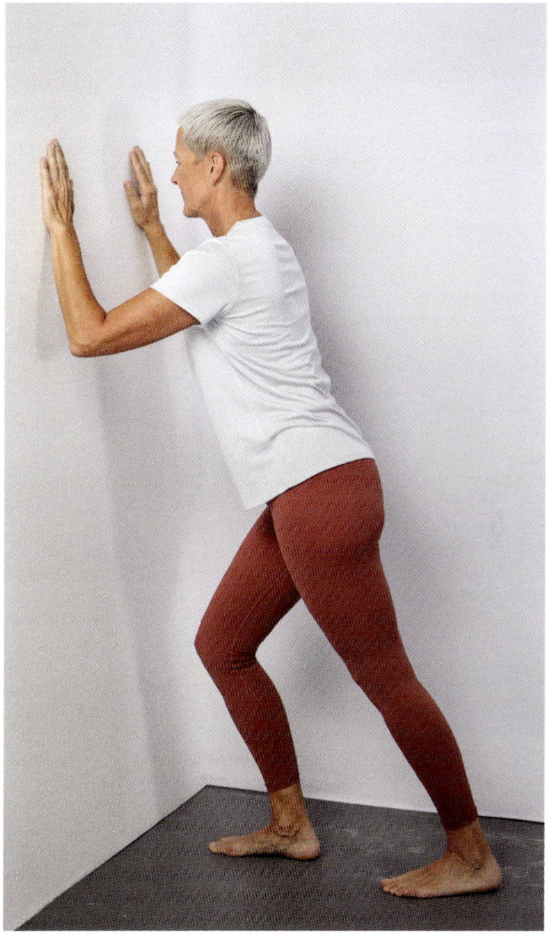

1 Stellen Sie sich in Schrittstellung vor eine Wand und strecken Sie Ihre Arme aus, bis die Hände die Wand berühren.

2 Verlagern Sie Ihr Körpergewicht so weit nach vorn, bis Ihre Ellenbogen kräftig gebeugt sind. Stoßen Sie sich dann energisch von der Wand ab und wiederholen Sie die Übung 10-mal.

Aufgepasst: Der Blick ist zur Wand und nicht auf den Boden gerichtet.

Warum: Diese Art Frontdrückübung kräftigt komplex die Arme und die Beine bei geradem Rücken.

DEADLIFT MIT GEWICHTSMANSCHETTEN

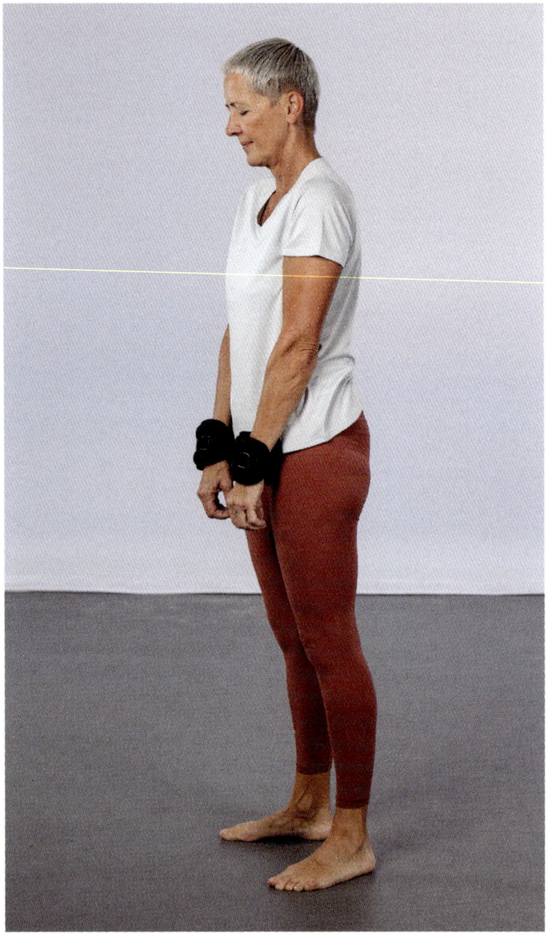

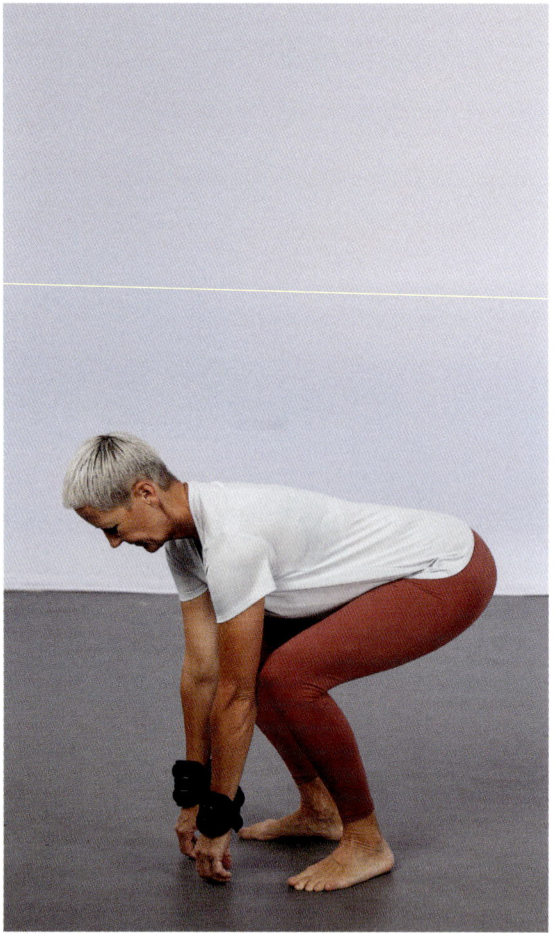

1 Legen Sie sich je eine Gewichtsmanschette um Ihre Handgelenke und stellen Sie sich aufrecht hin.

2 Gehen Sie mit geradem Rücken in die Knie, die Arme hängen herunter bis zum Boden. Richten sie sich dann wieder mit geradem Rücken aus der Kniebeuge in den Stand auf. Der Blick ist nach vorn gerichtet.

Aufgepasst: Beginnen Sie zunächst mit einem kleinen Gewicht. Erst wenn der Bewegungsablauf gut einstudiert ist, können Sie das Gewicht erhöhen.

Warum: Der Deadlift ist ein Training für die Bein- und Beckenmuskulatur ohne Rückenbelastung.

DEADLIFT MIT EINEM GEWICHT

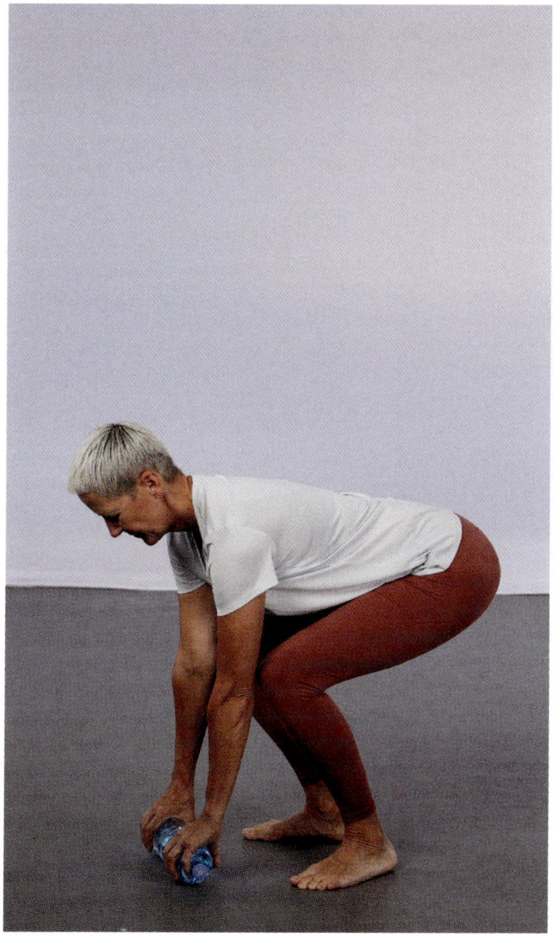

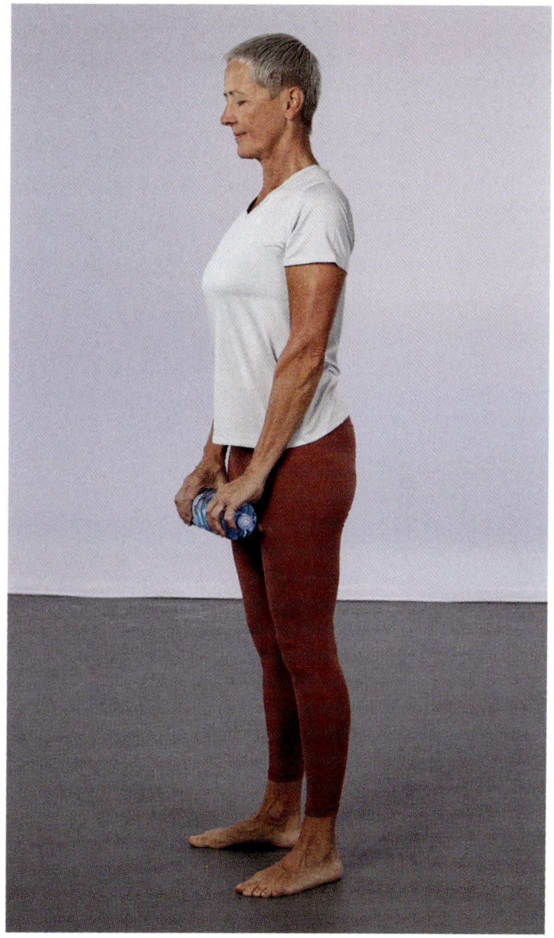

1 Bücken Sie sich mit geradem Rücken und gebeugten Knien zum Gewicht am Boden und umgreifen dieses.

2 Richten Sie sich mit geradem Rücken aus der Kniebeuge in den Stand auf. Der Blick ist nach vorn gerichtet.

Aufgepasst: Beginnen Sie zunächst mit einem kleinen Gewicht. Erst wenn der Bewegungsablauf gut einstudiert ist, können Sie das Gewicht erhöhen.

Warum: Der Deadlift ist ein Training für die Bein- und Beckenmuskulatur ohne Rückenbelastung.

FRONTDRÜCKEN MIT GEWICHT

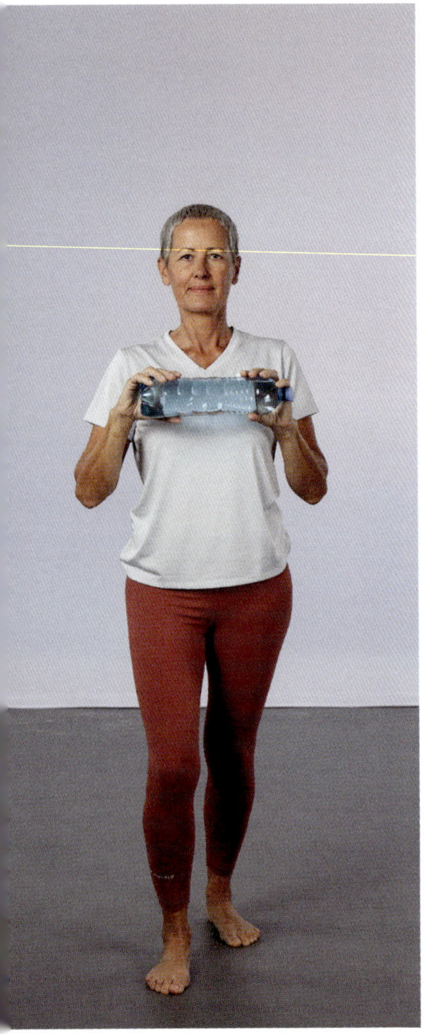

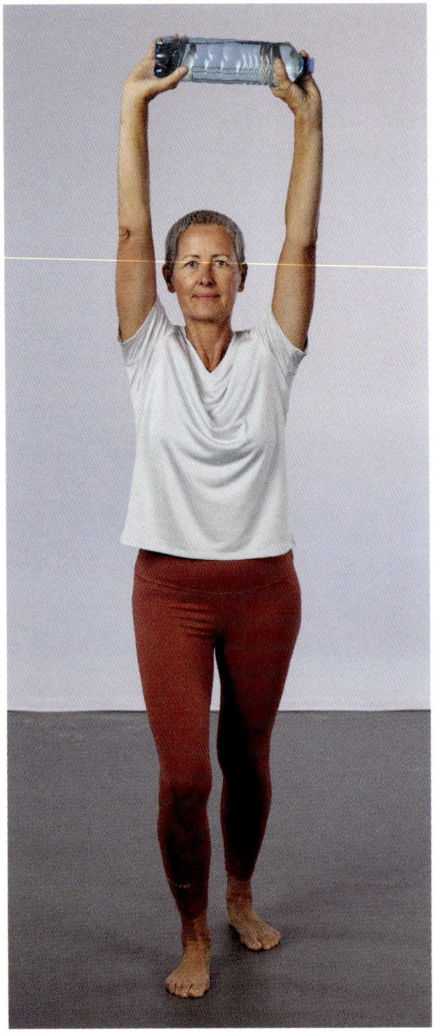

1 Stellen Sie sich mit einem Gewicht in beiden Händen in Schrittstellung gerade hin. Verlagern Sie Ihr Körpergewicht auf das vordere Bein.

2 Drücken Sie das Gewicht über Ihren Kopf in die Luft, wie es Gewichtheber machen.

Aufgepasst: Bleiben Sie mit Ihrem Körpergewicht auf dem vorderen Bein.

Warum: Diese Übung stärkt die Arm- und Schultermuskulatur bei geradem Rücken.

VERMEIDEN SIE EIN HOHLKREUZ

Ist Ihnen aufgefallen, wie viele meiner Übungen in Schrittstellung mit dem Körpergewicht auf dem vorderen Bein ausgeführt werden? Vielleicht kennen Sie einige dieser Übungen in breitbeiniger Ausführung? Zum Schutz Ihrer Wirbelsäule ist die Schrittstellung wichtig, damit Ihre Lendenwirbelsäule stabilisiert wird und beim Üben keinen Schaden im »Hohlkreuz« nimmt.

GEWICHTHEBEN RÜCKWÄRTS

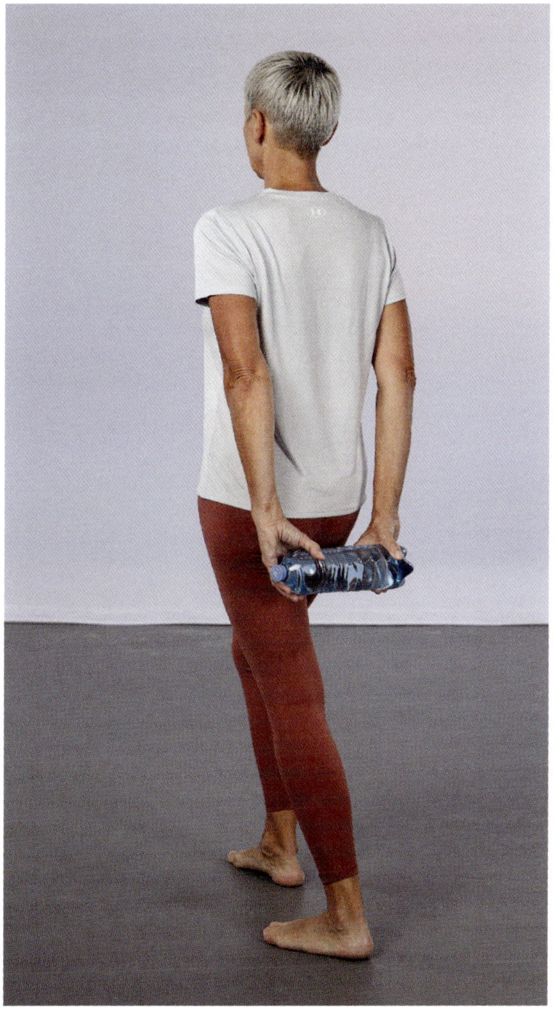

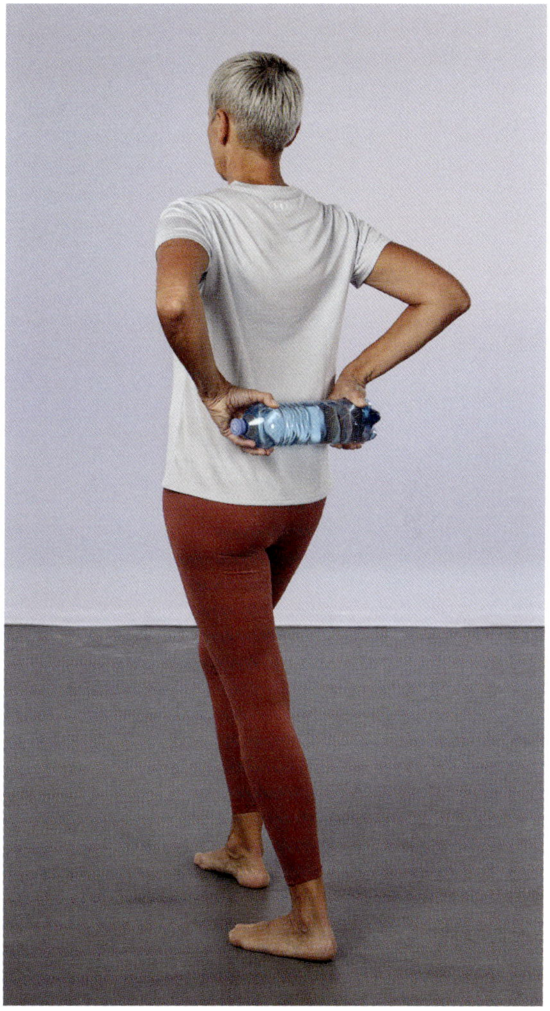

1 Stellen Sie sich mit einem Gewicht hinter Ihrem Rücken in beiden Händen gerade hin. Gehen Sie in Schrittstellung und verlagern Sie Ihr Körpergewicht auf das vordere Bein.

2 Ziehen Sie das Gewicht hinter Ihrem Rücken so hoch Sie es können und wiederholen Sie die Übung 10-mal.

Aufgepasst: Bleiben Sie mit Ihrem Körpergewicht auf dem vorderen Bein.

Warum: Diese Übung stärkt die Arm- und Schulterblattmuskulatur bei geradem Rücken.

THERABAND-LIFT

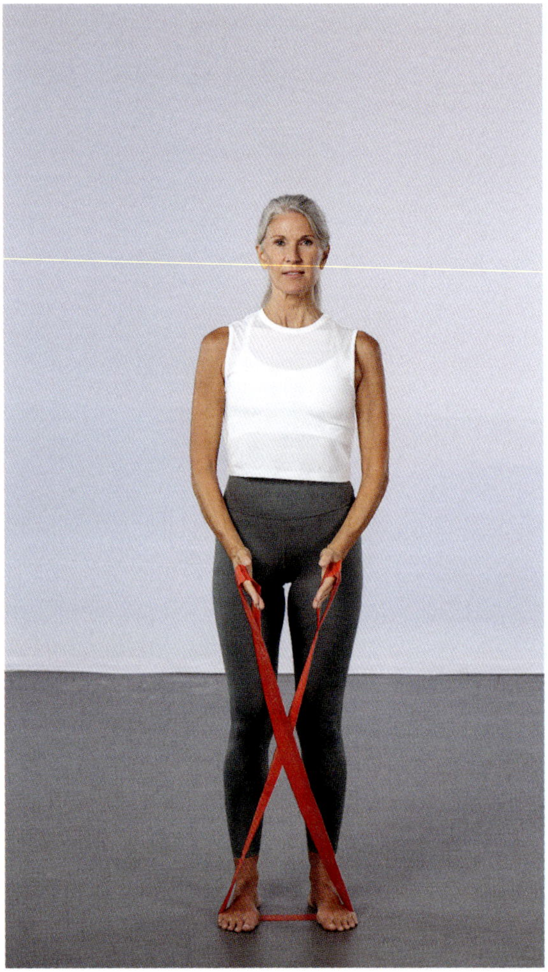

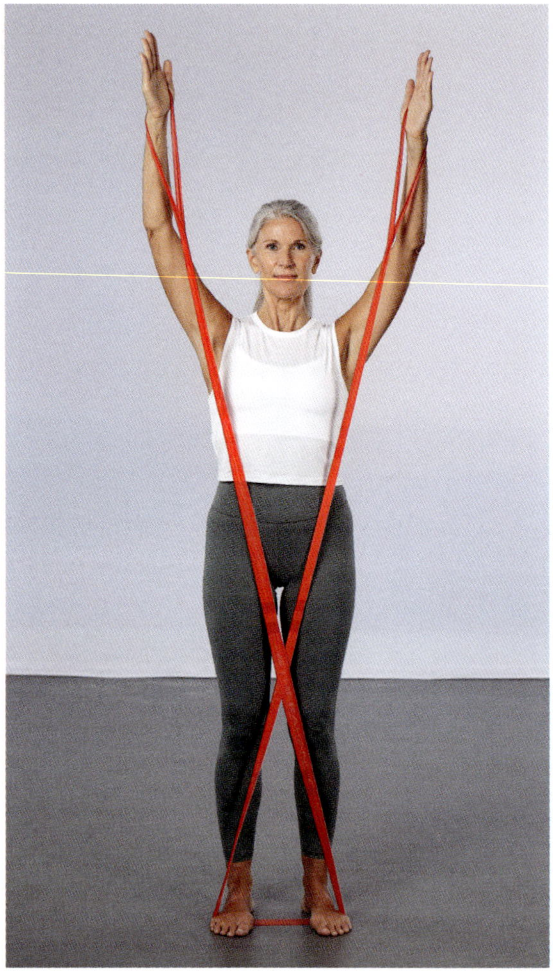

1 Stellen Sie Ihre Füße fußbreit auseinander in das Thera-Loopband. Greifen Sie mit Ihren geöffneten Händen diagonal in die jeweiligen Löcher des Bandes. Bleiben Sie locker in den Knien.

2 Heben Sie Ihre Arme über Ihren Kopf. Spüren sie die Aufrichtung Ihres Rückens und wiederholen Sie die Übung 10-mal.

Aufgepasst: Die Füße stehen parallel nebeneinander, aber die Knie sind nicht überstreckt.

Warum: Diese komplexe Übung stärkt den Rücken und die Schulter-Arm-Muskulatur.

THERABAND-STRETCH

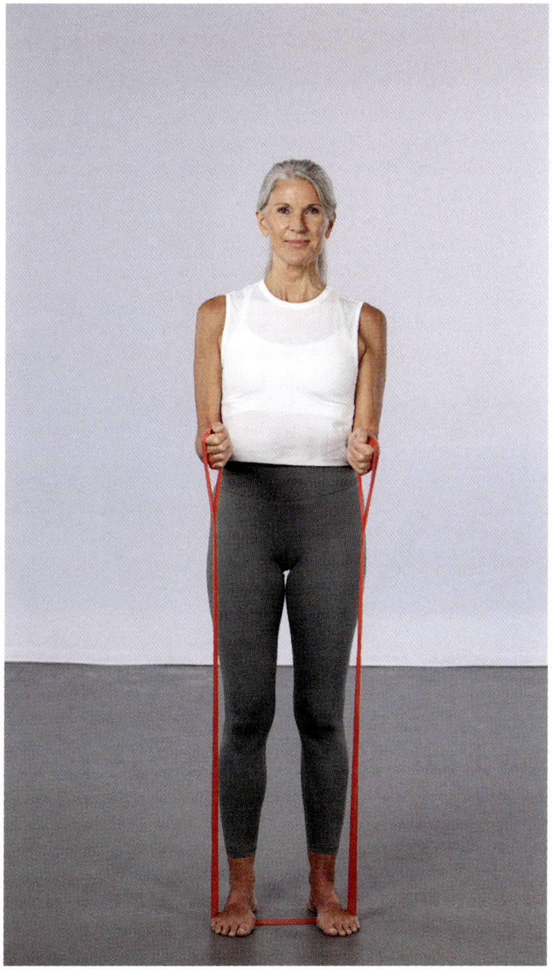

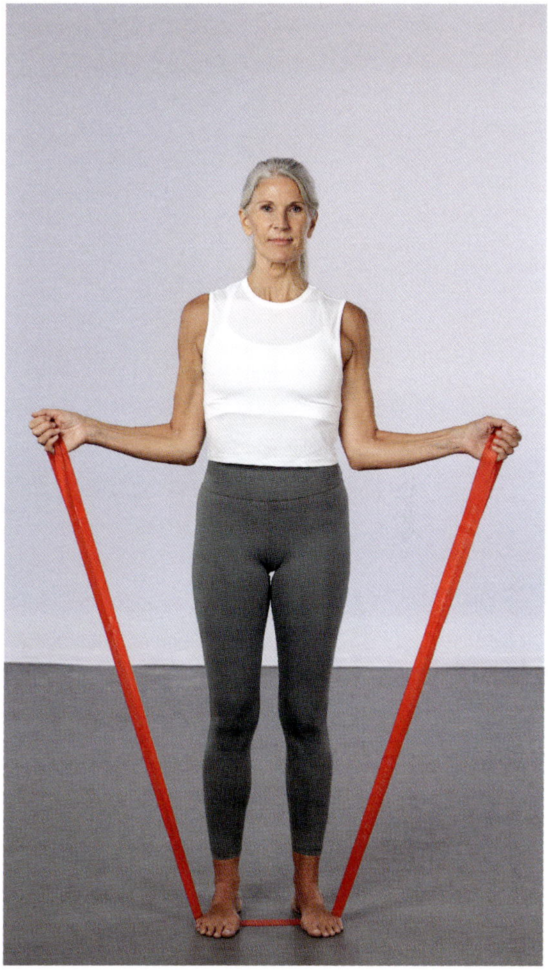

1 Stellen Sie Ihre Füße fußbreit auseinander in das Thera-Loopband. Greifen Sie mit Ihren geöffneten Händen in die jeweiligen Löcher des Bandes. Bleiben Sie locker in den Knien.

2 Öffnen Sie Ihre Arme seitlich neben dem Körper. Spüren sie die Aufrichtung Ihres Rückens und wiederholen Sie die Übung 10-mal.

Aufgepasst: Die Füße stehen parallel nebeneinander, aber die Knie sind nicht überstreckt.

Warum: Diese komplexe Übung stärkt den Rücken und die Schulter-Arm-Muskulatur.

THERABAND-ZUG

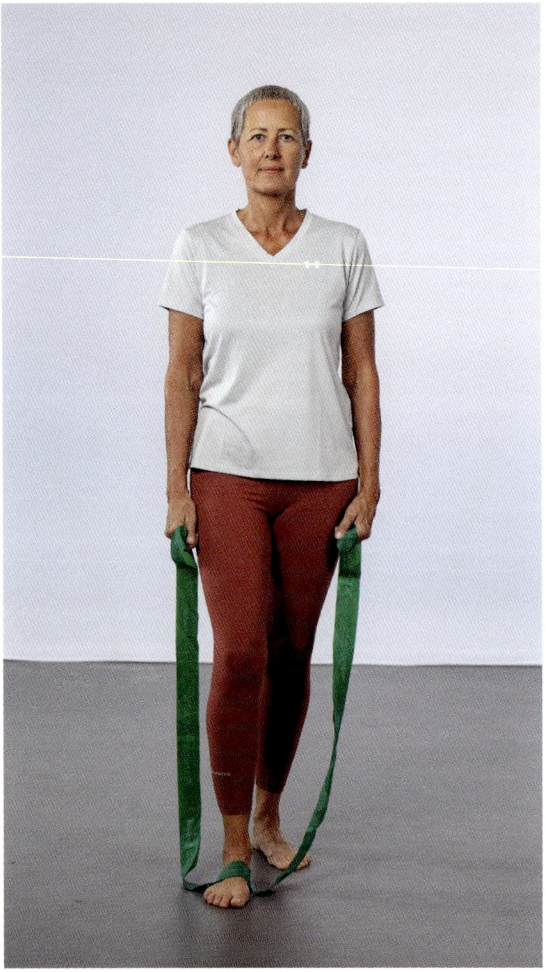

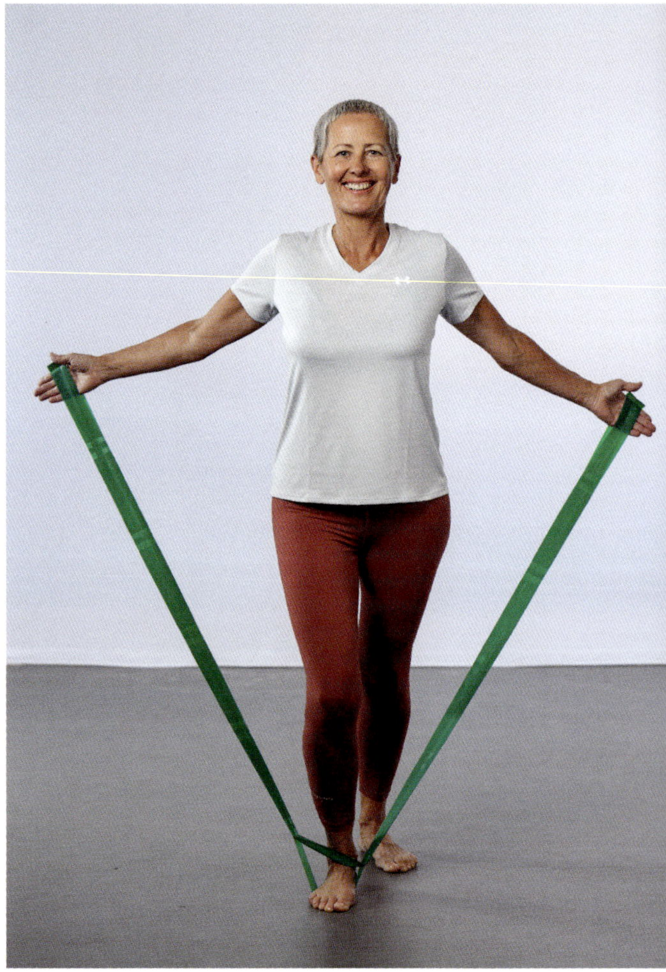

1 Stellen Sie Ihre Füße in Schrittstellung und den vorderen Fuß in das Thera-Loopband. Greifen Sie mit Ihren geöffneten Händen in die jeweiligen Löcher des Bandes.

2 Heben Sie Ihre Arme seitlich neben den Körper. Spüren sie die Aufrichtung Ihres Rückens und wiederholen Sie die Übung 10-mal.

Aufgepasst: Bleiben Sie mit Ihrem Körpergewicht auf dem vorderen Bein.

Warum: Diese komplexe Übung stärkt den Rücken und die Schulter-Arm-Muskulatur.

ARME HEBEN MIT GEWICHTSMANSCHETTEN

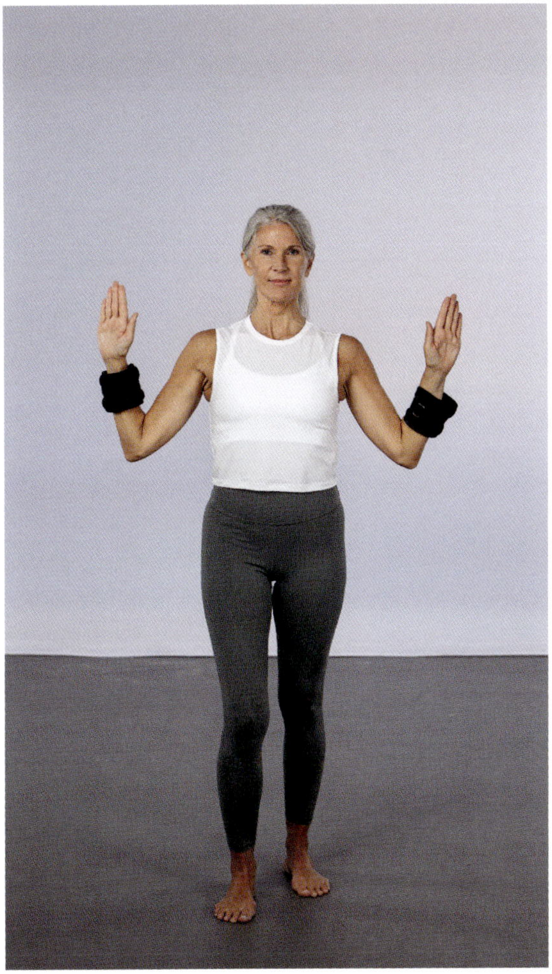

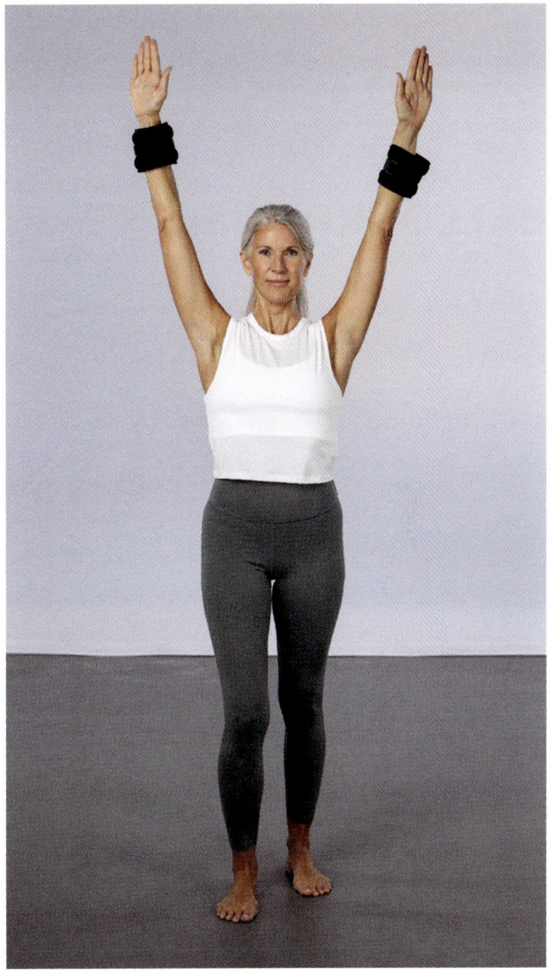

1 Stellen Sie sich, mit Gewichtsmanschetten um beide Handgelenke fixiert, in Schrittstellung gerade hin. Lassen Sie Ihre Ellenbogen neben Ihre Taille sinken. Verlagern Sie Ihr Körpergewicht auf das vordere Bein.

2 Heben Sie Ihre Hände breit geöffnet in die Luft und wiederholen Sie die Übung 10-mal.

Aufgepasst: Bleiben Sie mit Ihrem Körpergewicht auf dem vorderen Bein.

Warum: Diese Übung stärkt die Arm- und Schulterblattmuskulatur bei geradem Rücken.

BALLONKREISEN

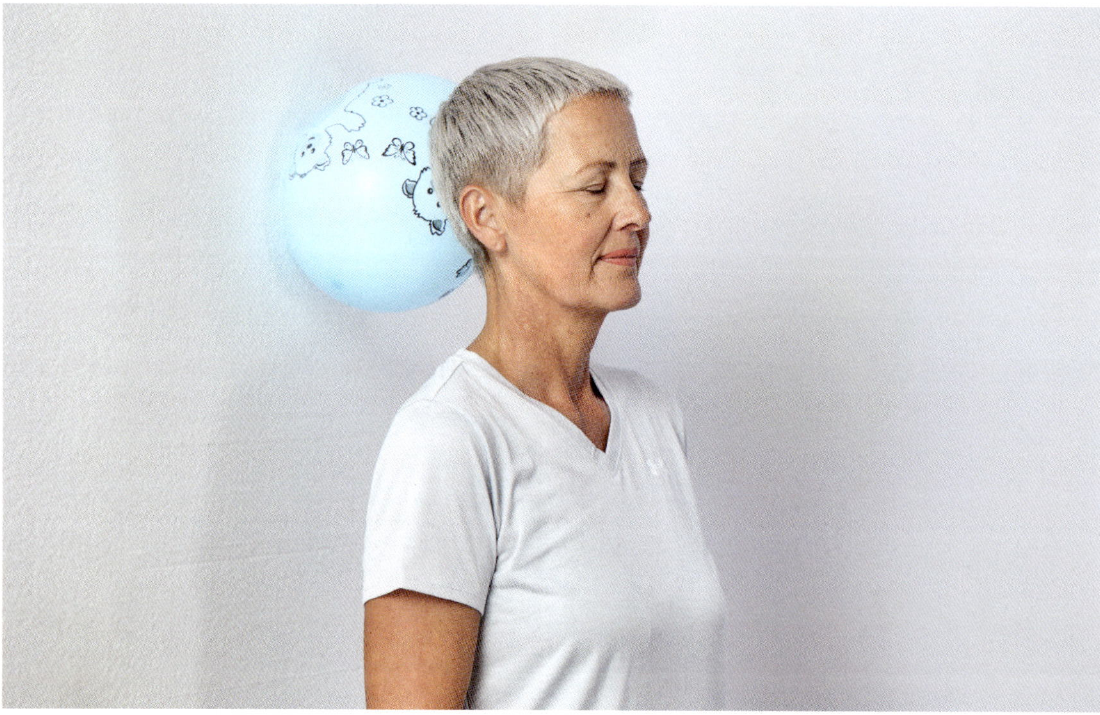

Stellen Sie sich rückwärts an eine Wand und platzieren Sie einen Luftballon zwischen Ihrem Hinterkopf und der Wand. Rollen Sie sich mit ganz leicht kreisenden Bewegungen die Verspannungen aus Ihrem Nacken.

Aufgepasst: Drücken sie nicht unnötig fest Ihren Hinterkopf in den Ballon.

Warum: Diese Übung entkrampft wunderbar die Nackenmuskulatur.

GROSSER ARMSCHWUNG

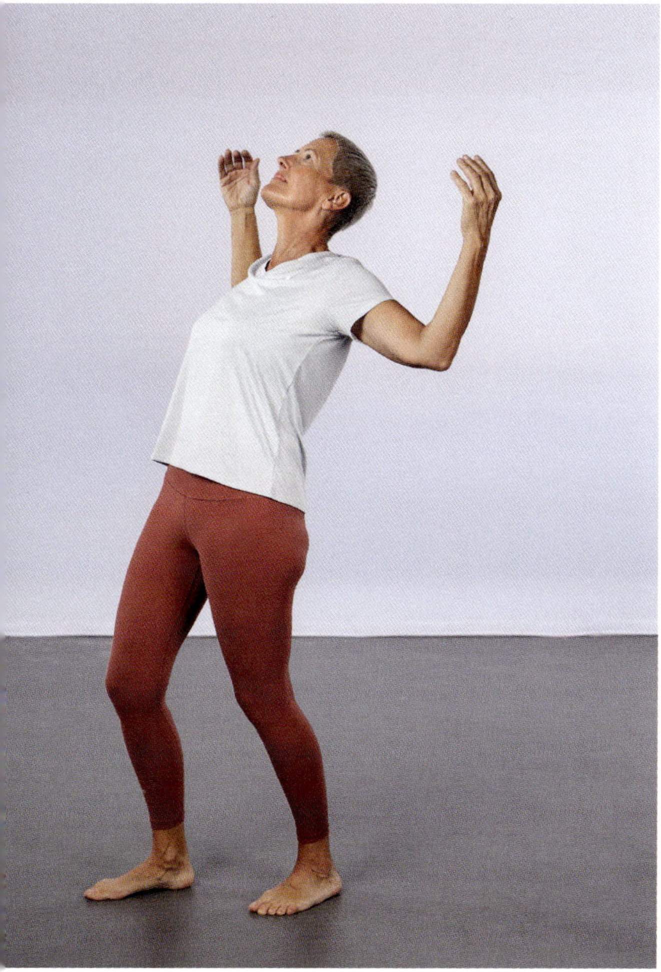

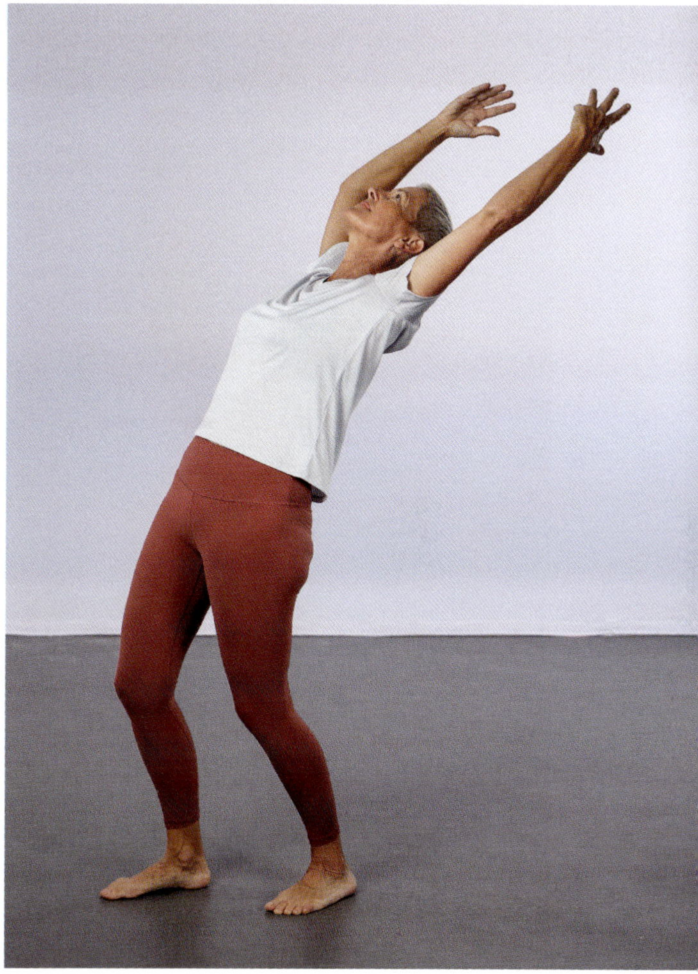

1 Stellen Sie sich in Schrittstellung hin, verlagern Sie Ihr Körpergewicht auf den vorderen Fuß und heben Sie Ihre Arme über den Kopf.

2 Lehnen Sie sich mit Ihrem Oberkörper etwas weiter nach hinten.

Aufgepasst: Achten Sie während der Übung darauf, immer das vordere Bein belastet zu halten.

Warum: Endgradige Bewegungsübungen lösen myofasziale Verklebungen im Körper. Der Rücken richtet sich sehr gut auf, ohne die Lendenwirbelsäule zu strapazieren.

VIERFÜSSLERDRUCK

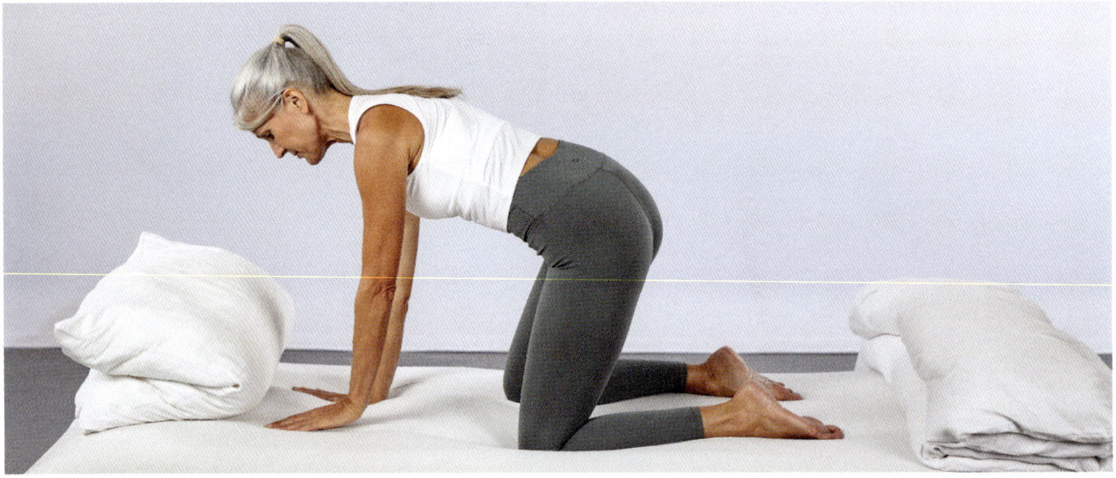

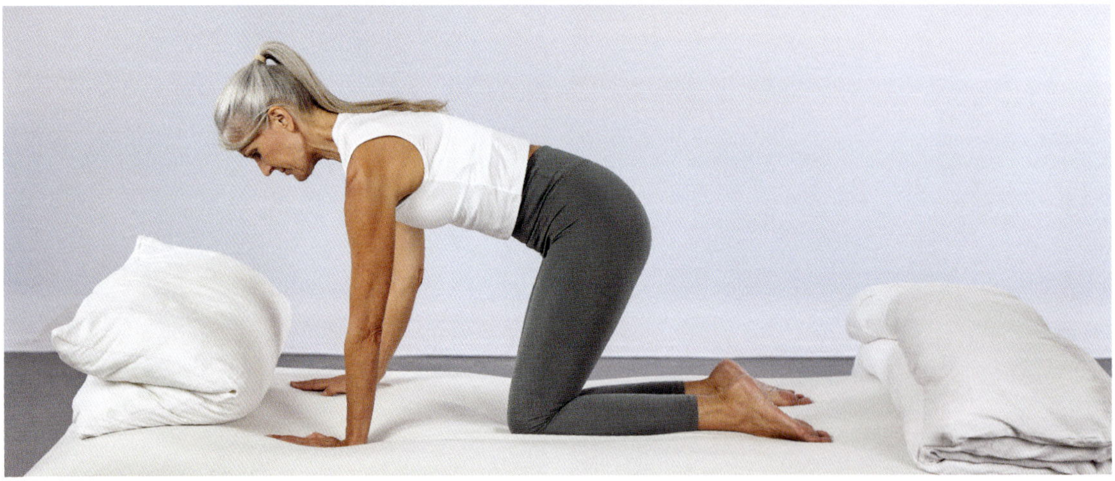

1 Stehen Sie im Vierfüßlerstand auf der weichen Matratze Ihres Bettes. Drücken Sie diagonal mit dem linken Knie und der rechten Hand kräftig für etwa 30 Sekunden in die Unterlage.

2 Wechseln Sie die Diagonale und drücken Sie mit dem rechten Knie und der linken Hand 30 Sekunden in die Unterlage. Wiederholen Sie den diagonalen Druck 10-mal.

Aufgepasst: Ihr Blick ist auf die Unterlage gerichtet.

Warum: Der diagonale Druck auf die weiche Unterlage stabilisiert Ihren Rumpf aus einer Entlastungsposition heraus und kräftigt das Muskelkorsett neben der Wirbelsäule, die sogenannte autochthone Muskulatur.

FERSENSITZ MIT ARMVORHALTEN

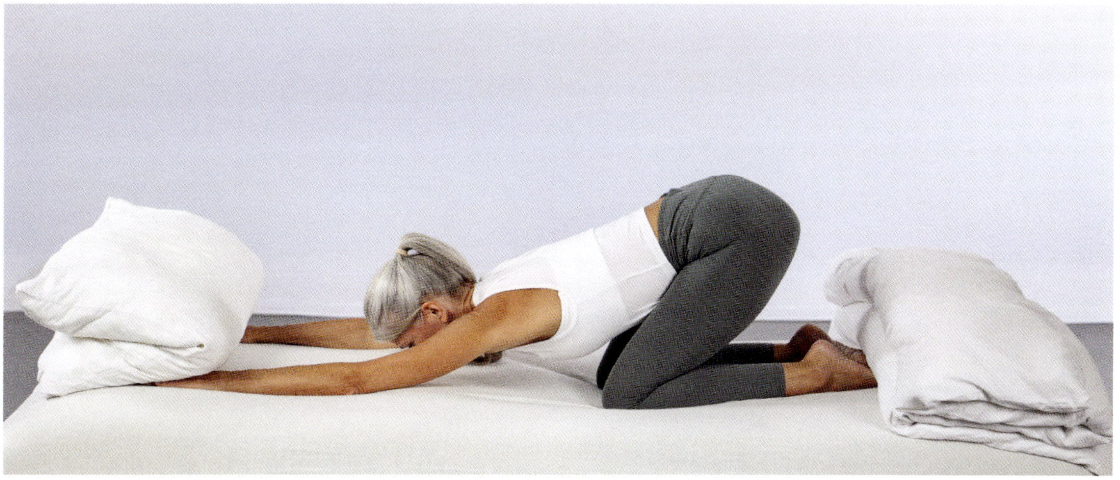

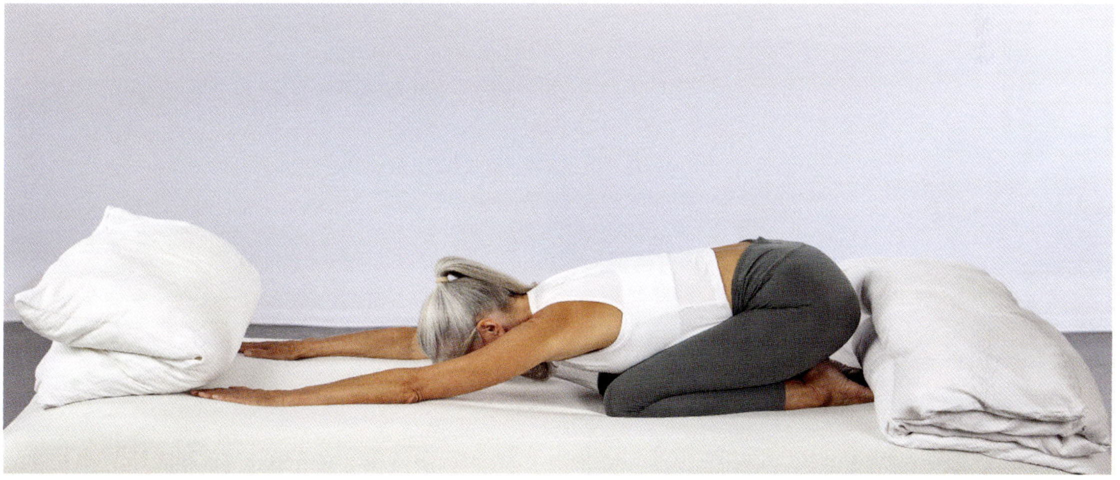

1 Knien Sie sich auf die Matratze Ihres Bettes. Strecken Sie so gut es geht die Arme nach vorn; Unterarme und Handflächen liegen dabei auf der Matratze.

2 Setzen Sie sich mit Ihrem Gesäß auf Ihre Fersen.

Aufgepasst: Der Blick ist auf die Matratze gerichtet.

Warum: Der Fersensitz mit Armvorhalten zieht Ihre Wirbelsäule sanft auseinander. Die Knie werden auf der weichen Unterlage nicht belastet.

ELLENBOGENSTÜTZ

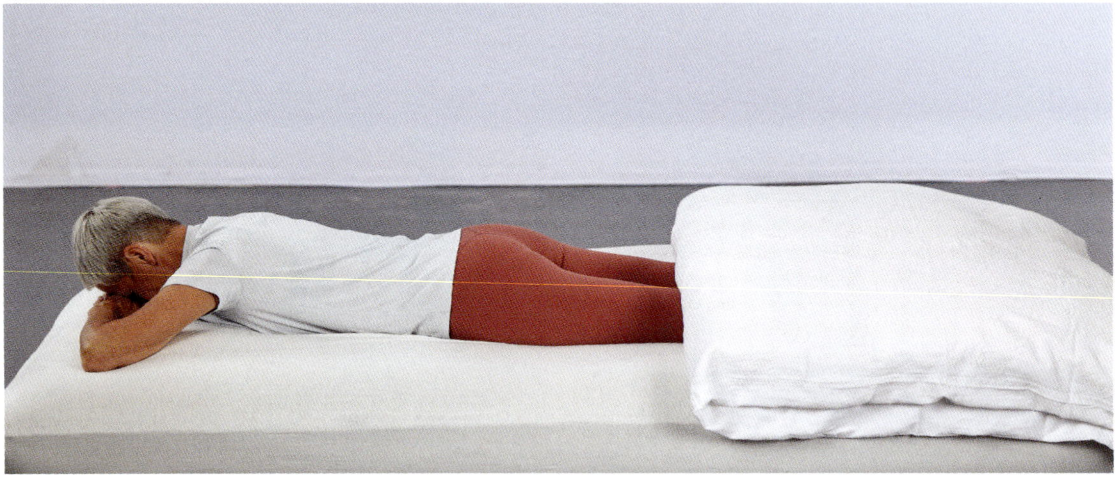

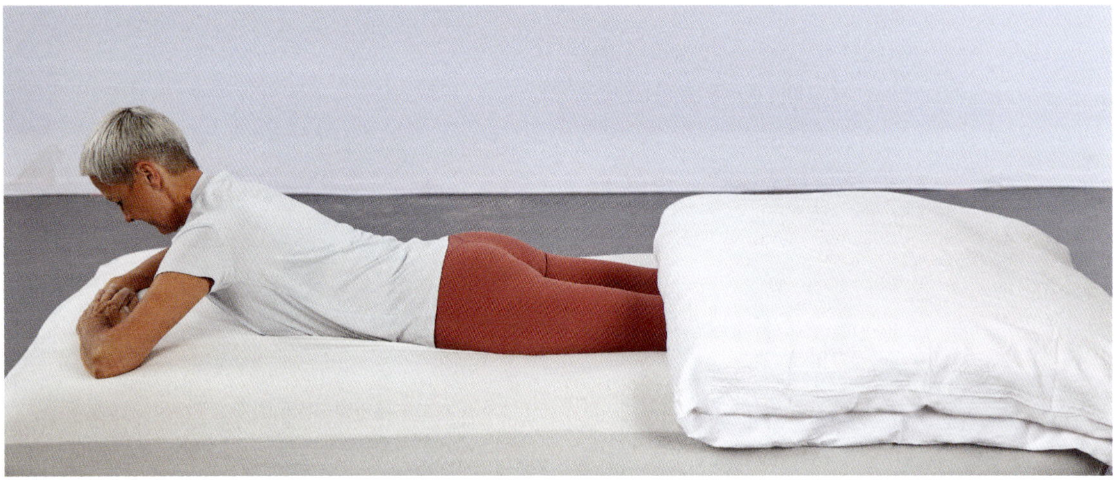

1 Legen Sie sich im Bett in die Bauchlage, verschränken Sie Ihre Arme vor dem Körper und legen Sie entspannt Ihren Kopf auf die Unterarme.

2 Stützen Sie sich auf Ihren Ellenbogen sanft etwas hoch und halten Sie diese Position etwa 20 Sekunden. Stützen Sie sich 6-mal auf und ab.

Aufgepasst: Der Blick ist auf die Unterlage gerichtet.

Warum: Die Wirbelsäule wird sanft gestreckt. Der leichte Druck auf die weiche Unterlage stabilisiert Ihren Rumpf aus einer Entlastungsposition heraus und kräftigt das Muskelkorsett neben der Wirbelsäule, die sogenannte autochthone Muskulatur.

TISCHSTÜTZ

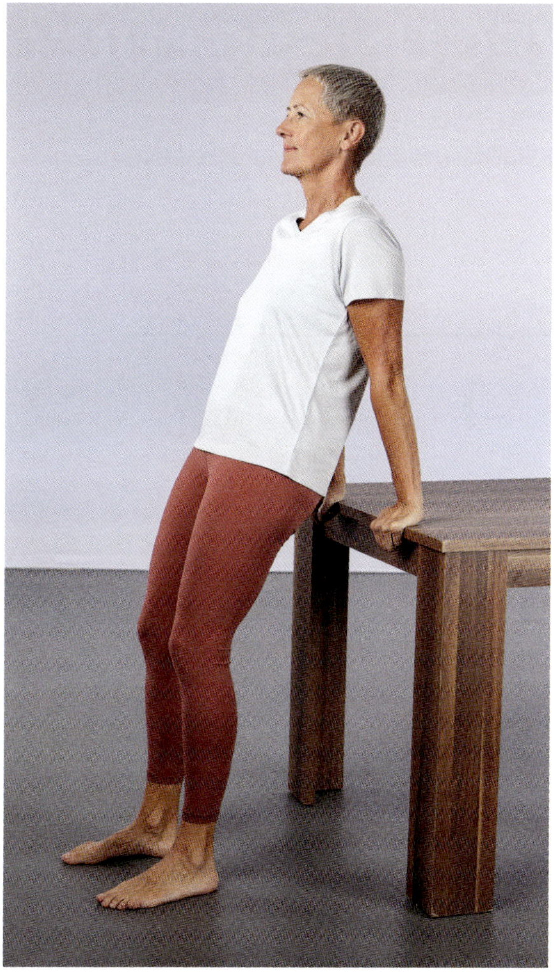

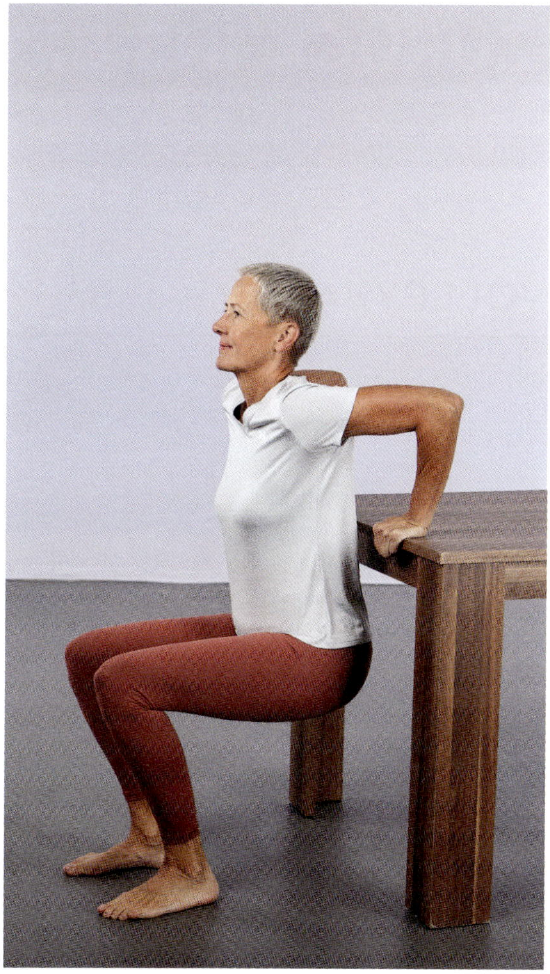

1 Stellen Sie sich rückwärts an einen stabilen Tisch und stützen sich mit den Händen gut darauf ab.

2 Gehen Sie in eine sanfte Kniebeuge und beugen Sie entsprechend Ihre Ellenbogen mit. Führen Sie die Übung 10-mal aus.

Aufgepasst: Gehen Sie nur so tief in die Kniebeuge, wie Sie sich mit den Armen solide halten können.

Warum: Diese komplexe Übung entlastet Ihre untere Wirbelsäule durch Traktion und kräftigt die Arme und den Schultergürtel.

»JUST-FOR-FUN«-ÜBUNGEN – ZURÜCK INS BEWEGUNGSGLÜCK

VOLLEYBALL

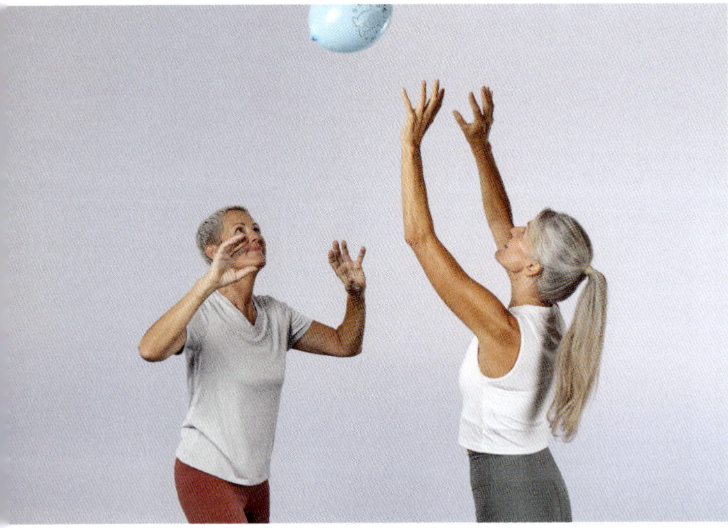

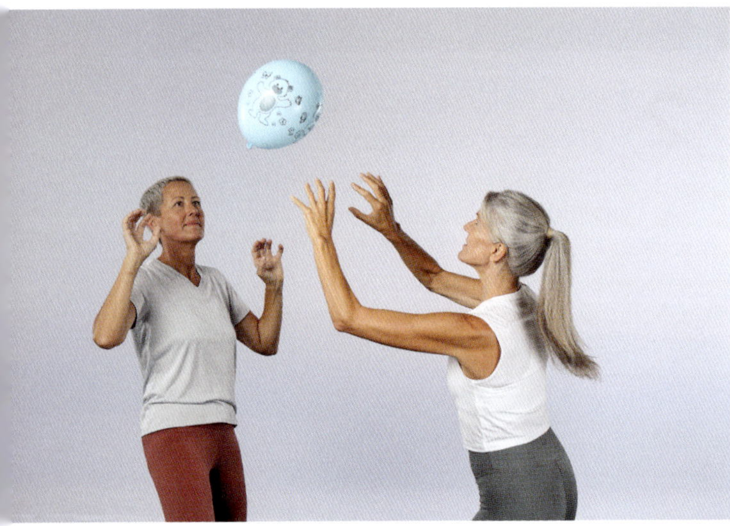

1 Stellen Sie sich einer Partnerin gegenüber auf und pritschen Sie ihr einen Luftballon zu, wie beim Volleyball.

2 Pritschen Sie sich den Luftballon wechselseitig hin und wieder zurück.

Aufgepasst: Ein Luftballon ist für diese Übung besser als ein echter Volleyball.

Warum: Mit erhobenen Armen trainieren Sie spielerisch Ihre Körperaufrichtung.

RÜCKENBALLON

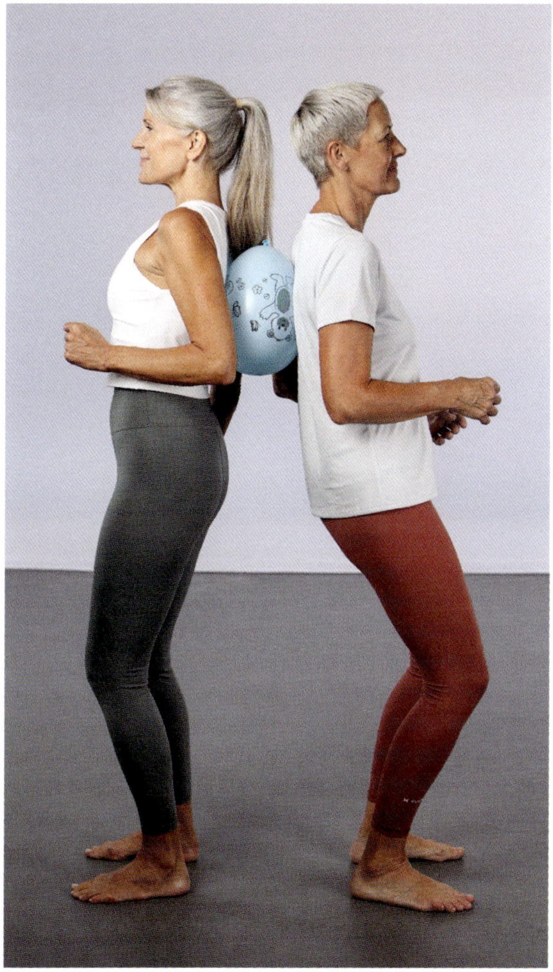

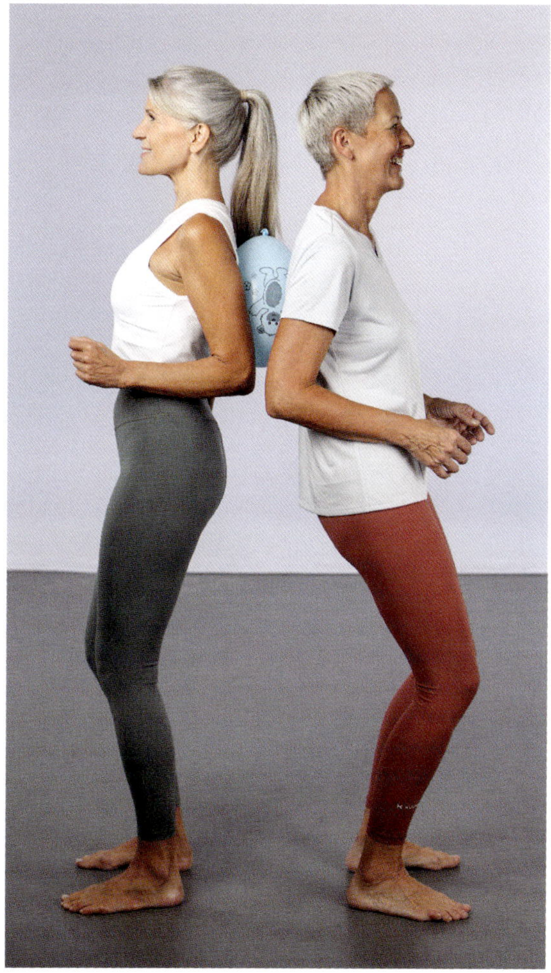

1 Stellen Sie sich mit einer Partnerin Rücken an Rücken zueinander auf und halten Sie einen Luftballon dazwischen. Genießen Sie die sanfte Aufrichtung Ihrer Wirbelsäulen.

2 Wechseln Sie sanft die Position und spüren Sie, was genau Ihnen am meisten behagt.

Aufgepasst: Drücken Sie Ihre Partnerin nicht zu stark mit Ihrem Rückenballon weg.

Warum: So trainieren Sie spielerisch Ihre Körperaufrichtung.

SCHUBSTRAINING

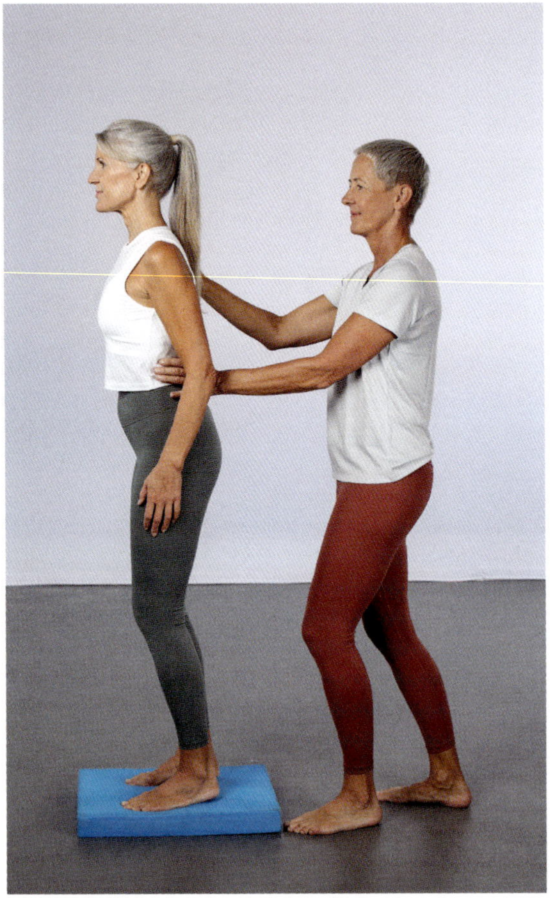

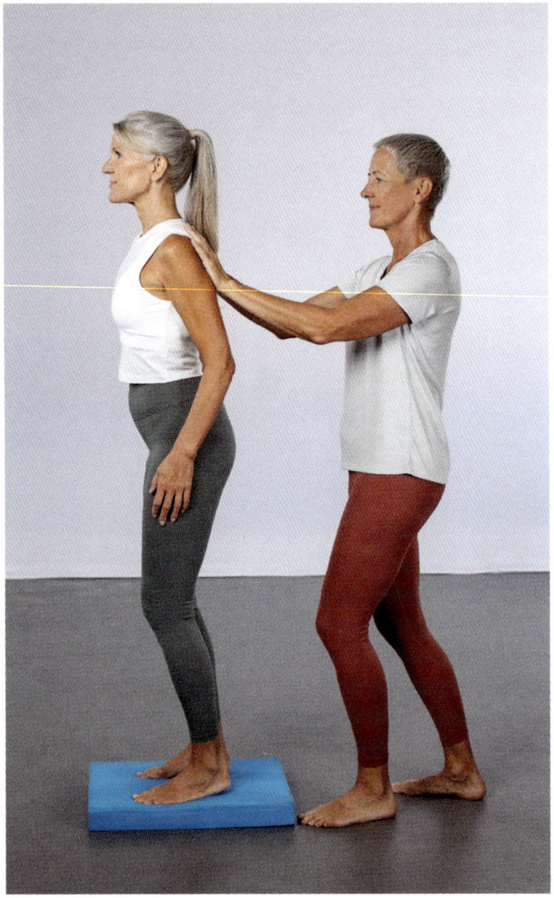

1 Ihre Partnerin steht auf einem Balance-Pad und Sie stellen sich dahinter.

2 Beginnen Sie mit ganz leichtem Schubsen einen Reaktionsimpuls zum Geradestehen bei Ihrer Partnerin zu erreichen. Wechseln Sie spontan die Schubsrichtung.

Aufgepasst: Schubsen Sie Ihre Partnerin nur sanft und fragen Sie nach ihrem Gefühl dabei.

Warum: Das Schubsen stabilisiert Ihren Rumpf und Ihre Beinachsen und kräftigt das Muskelkorsett neben der Wirbelsäule, die sogenannte autochthone Muskulatur.

SCHATTENBOXEN

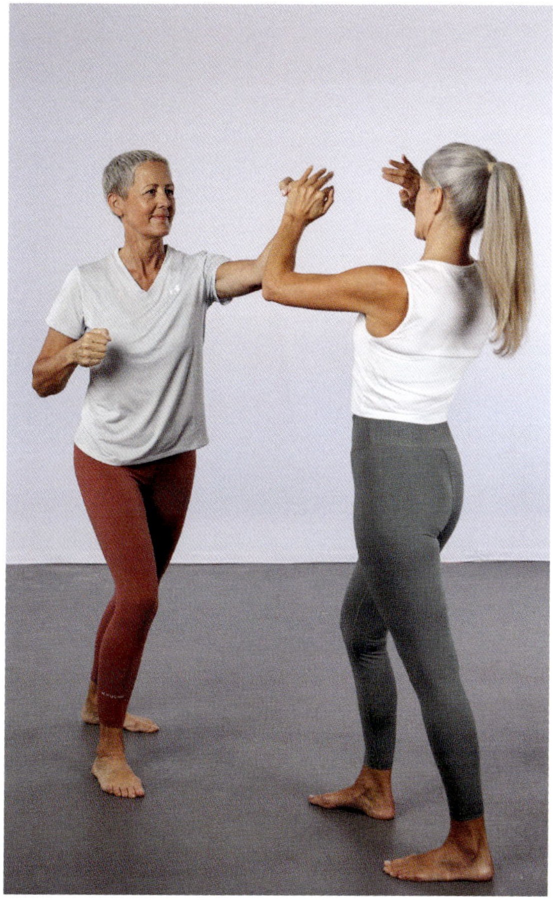

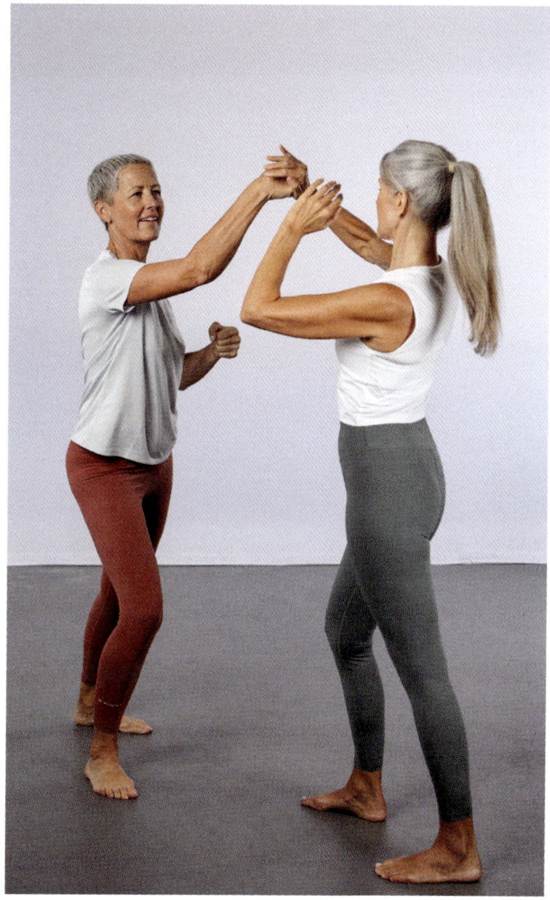

1 Stellen Sie sich einer Partnerin gegenüber auf und machen Sie imaginäre Boxbewegungen wie beim Schattenboxen. Die Partnerin hält ihre Hände wie einen Schutzschild hoch und Sie boxen jeweils dagegen.

2 Wechseln Sie die Positionen.

Aufgepasst: Vergewissern Sie sich der Aufmerksamkeit Ihrer Partnerin, um Verletzungen vorzubeugen.

Warum: Das Schattenboxen fördert die Reaktionsfähigkeit, richtet den Rumpf auf und trainiert die Beinmuskeln.

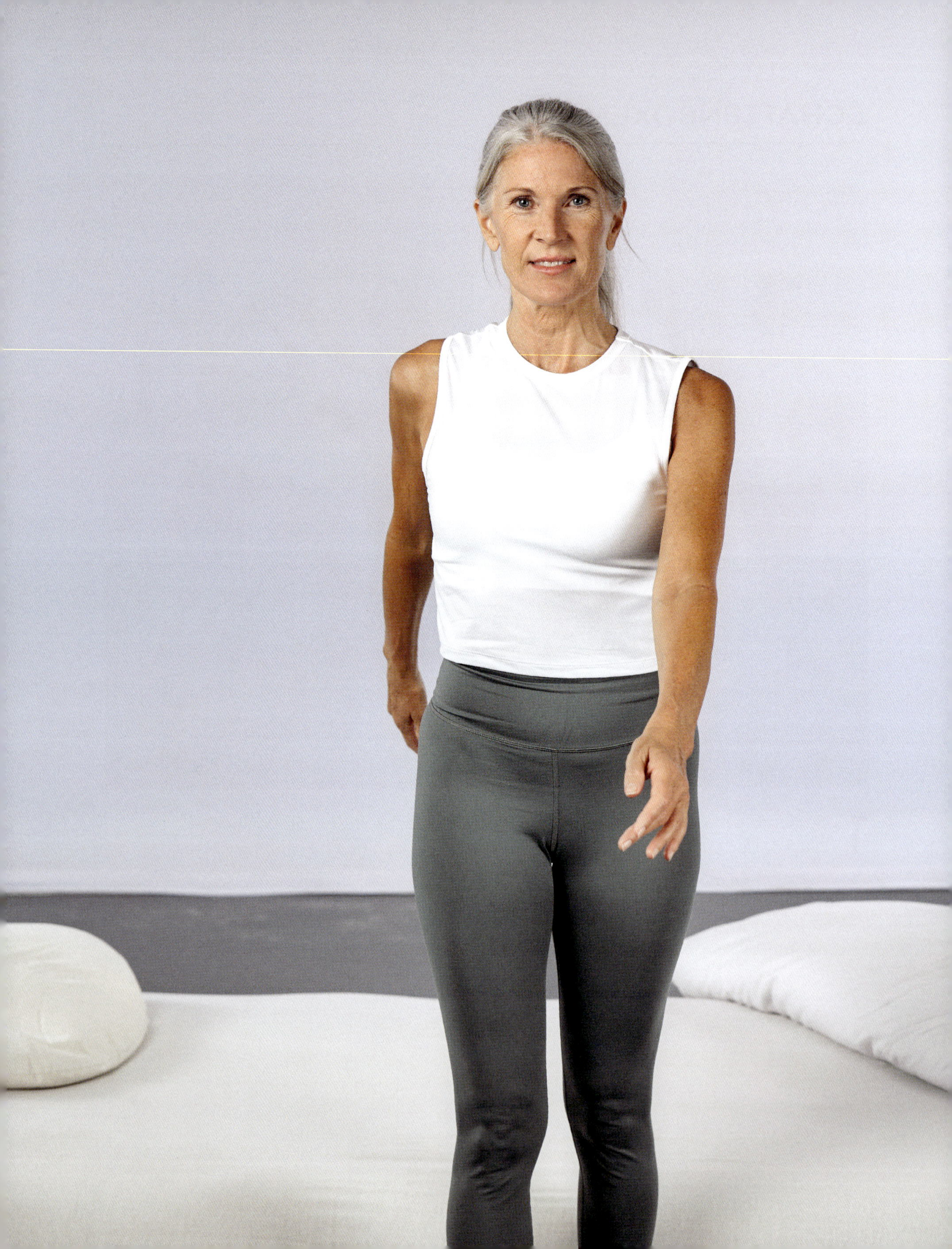

5

ÜBUNGSPROGRAMME

TOP-SIX- UND TOP-TEN-ÜBUNGEN

Mit den folgenden Osteoporose-Spezialpaketen, die aus sechs oder zehn Übungen bestehen, werden Sie auf einer Doppelseite durch das jeweilige Programm geführt. Auf der linken Seite stehen alle notwendigen Informationen und Erläuterungen. Hier finden Sie Ihre Übungen und Maßnahmen mit dem Seitenverweis auf die genaue Beschreibung. Auf der rechten Seite sind die jeweiligen Übungen abgebildet. In meiner Physiotherapiepraxis gibt es die Empfehlung: jede Übung fünfmal pro Woche, aber an zwei auseinanderliegenden Tagen (beispielsweise Dienstag und Samstag) nicht auszuführen, um eine Regenerationszeit einzulegen. Sie könnten sich zum Vervollständigen Ihres Osteoporose-Pakets an diesen Tagen eine andere Übung aus dem Buch aussuchen.

Bevor es losgeht, führen Sie eine Bewegungsanalyse durch (ab Seite 49) – testen Sie sich selbst, um Ihre Beschwerden besser einordnen zu können und den richtigen Einstieg ins Programm zu finden.

KNOCHENGESUND DURCH DEN ALLTAG - TOP SIX

Die allermeiste Zeit des Tages verbringen Sie mit alltäglichen Haltungen und Bewegungen. Schon beim ersten Blick auf dieses Programm sehen Sie, dass Sie Ihren Tagesablauf damit osteoporosegerecht gestalten und einen großen Nutzen daraus ziehen können. Mit dieser neuen Alltagsroutine tragen Sie selbst maßgeblich zum Behandlungserfolg bei.

	Übung	Wiederholungen/Wie oft	Seite
1	Stehen verstehen	3-mal täglich	70
2	Gehen verstehen	3-mal täglich	72
3	Sitzen verstehen	3-mal täglich	71
4	Gegenstand aufheben	3-mal täglich	73
5	Aus dem Bett aufstehen	3-mal täglich	78
6	Hinsetzen und aufstehen	3-mal täglich	74

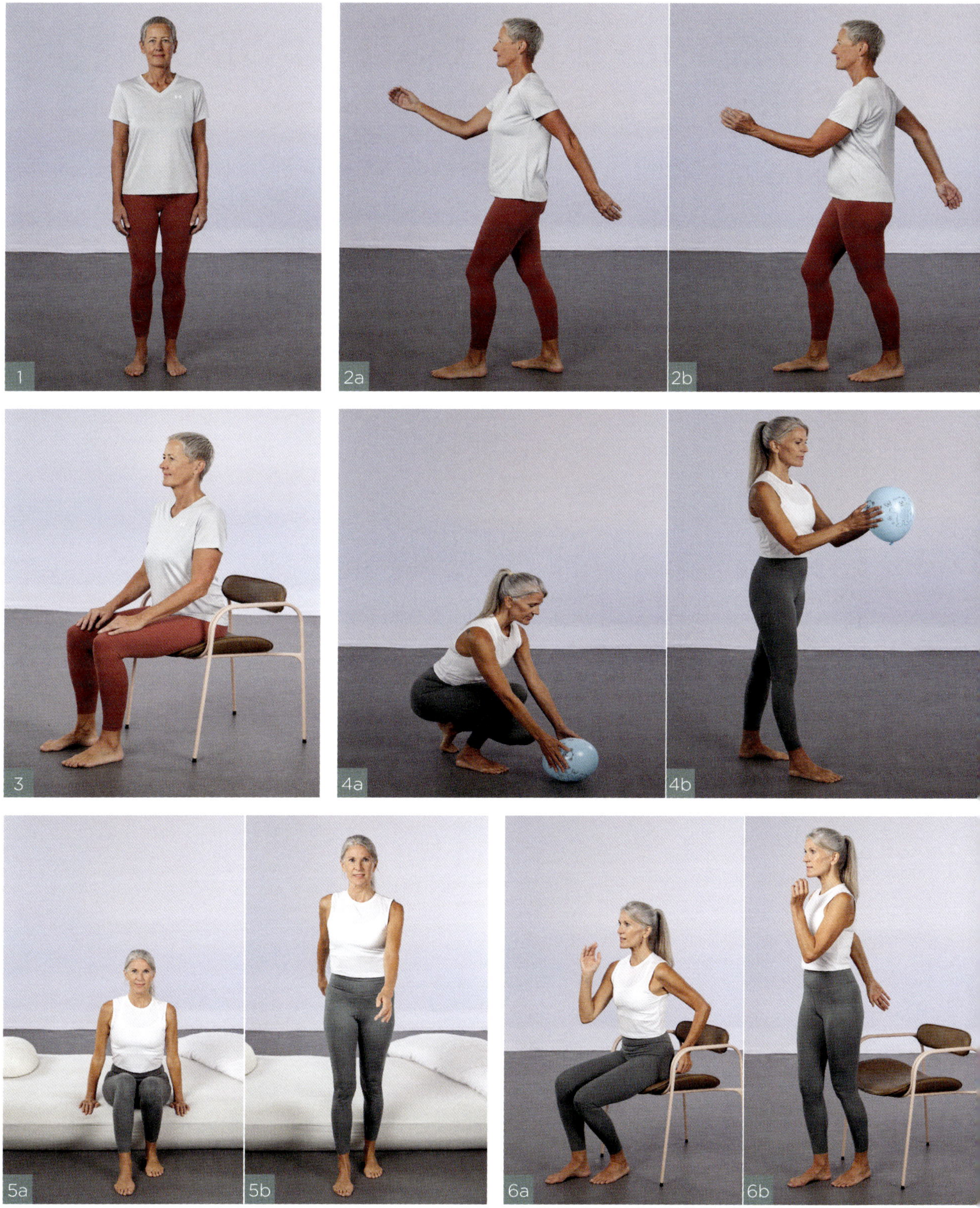
1
2a
2b
3
4a
4b
5a
5b
6a
6b

ERSTE HILFE BEI OSTEOPOROSE-SCHMERZEN - TOP SIX

Greifen Sie bei akuten Schmerzen gleich mal in meine Osteoporose-Hausapotheke. Hier finden Sie ganz individuell Ihren Favoriten gegen fiese Schmerzen. Atmen Sie lieber gegen den Schmerz an, drücken Sie ihn weg oder reiben Sie sich mit Arnikasalbe ein, bevor Sie zu Tabletten greifen müssen.

	Übung	Wiederholungen / Wie oft	Seite
1	Akupressur gegen Schmerzen	2-mal täglich	60
2	Brusttrigger	2-mal täglich	61
3	Atmen	2-mal täglich	58
4	Entlastungslagerung des Rückens	2-mal täglich	67
5	Rücken-Taping	1-mal täglich, verbleibt dort	63
6	Arnikasalbe einreiben	2-mal täglich	56

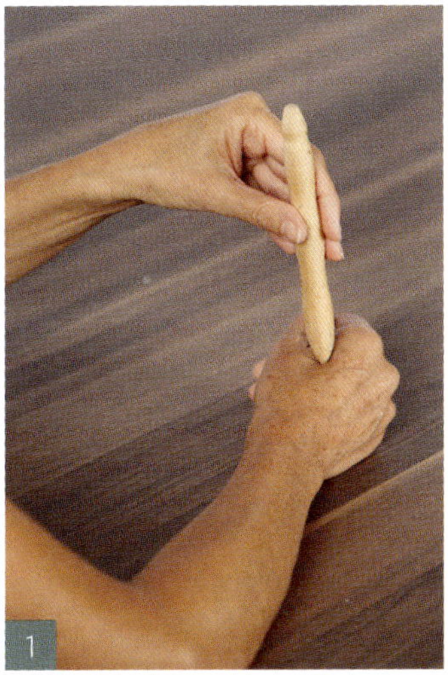
1

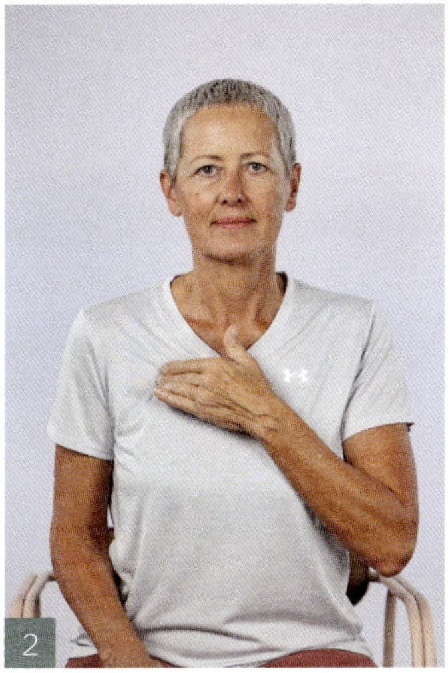
2

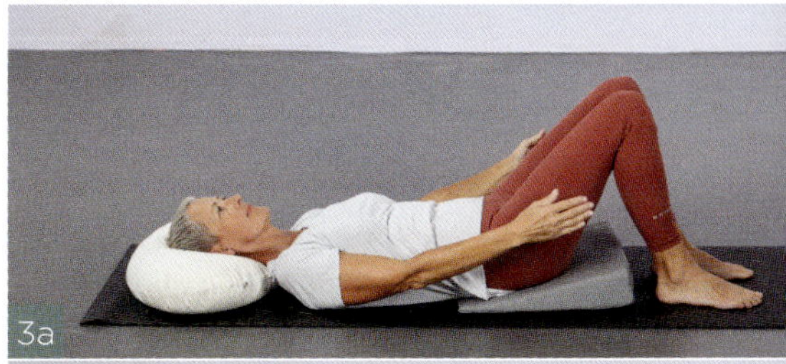
3a

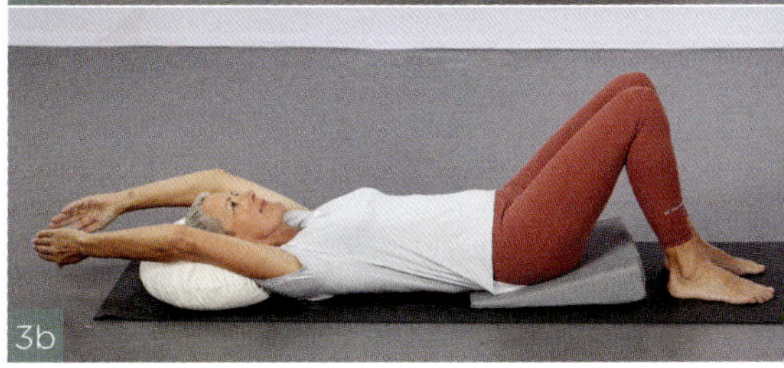
3b

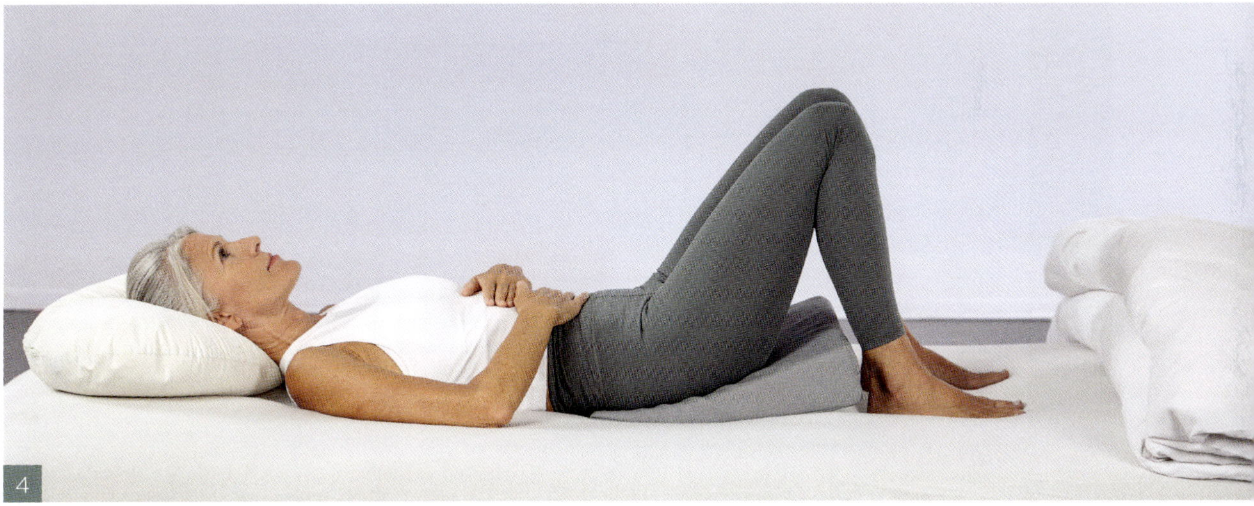
4

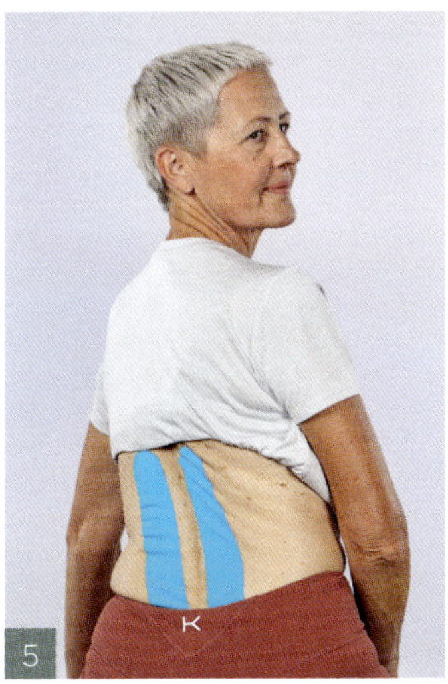
5

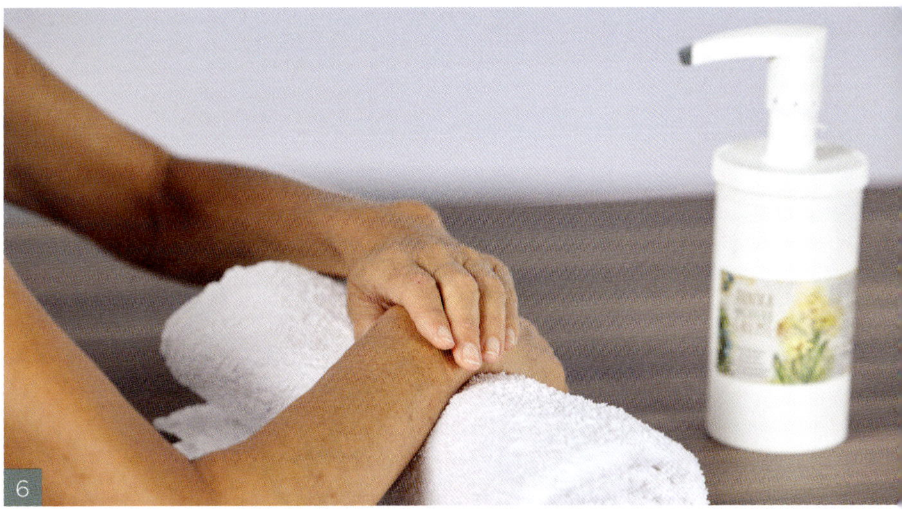
6

KEINE ANGST VOR STÜRZEN – TOP SIX

Viele Stürze geschehen, weil brenzlige Situationen im Alter nicht mehr geübt werden oder die Muskelkraft nicht mehr ausreichend ist. Also höchste Zeit, solche Defizite durch Üben auszugleichen. Gehen Sie ganz gezielt auf einen Gegenstand zu, um ihn bewusst zu übersteigen. Werden Sie, im wahrsten Sinne des Wortes, wieder leichtfüßiger und kraftvoller auf den Beinen.

	Übung	Wiederholungen / Wie oft	Seite
1	Übersteigen	2-mal täglich	81
2	Sidestep	2-mal täglich	82
3	Balance-Pad-Stand	2-mal täglich	84
4	Arme heben auf dem Balance-Pad	2-mal täglich	85
5	Hip-drop	2-mal täglich, so lange es geht	87
6	Gehen mit Gewichtsmanschetten	2-mal täglich	88

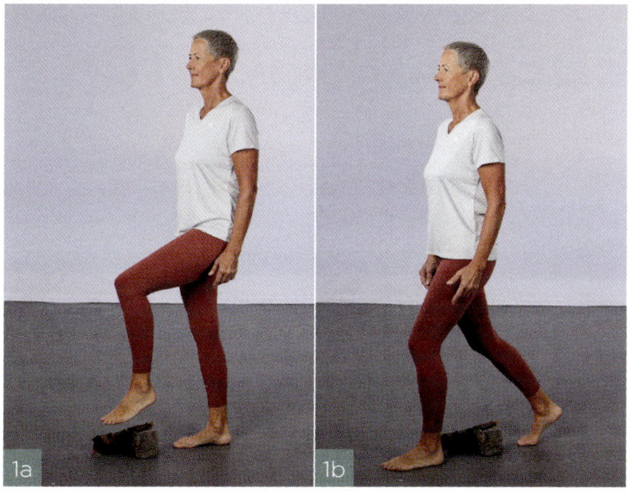
1a
1b

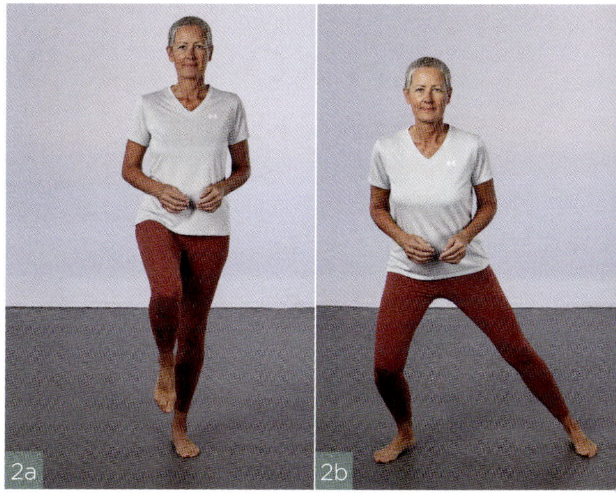
2a
2b

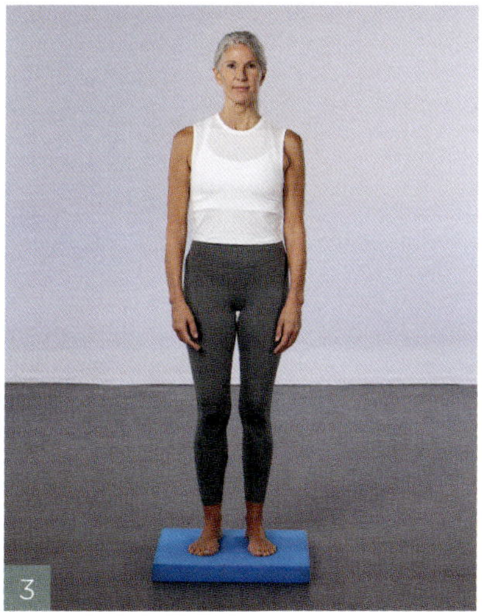
3

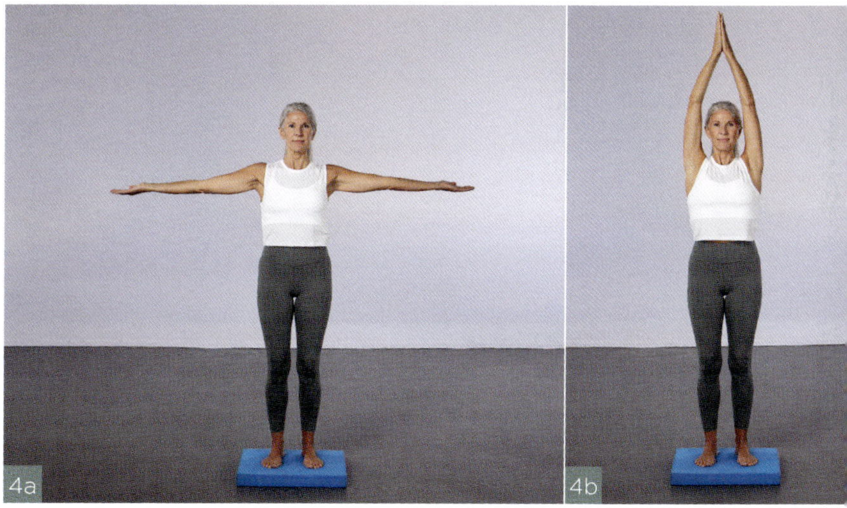
4a
4b

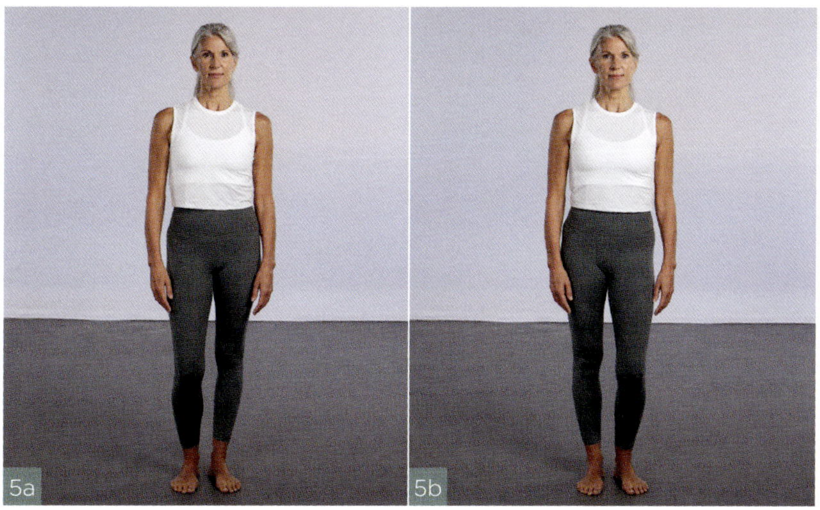
5a
5b

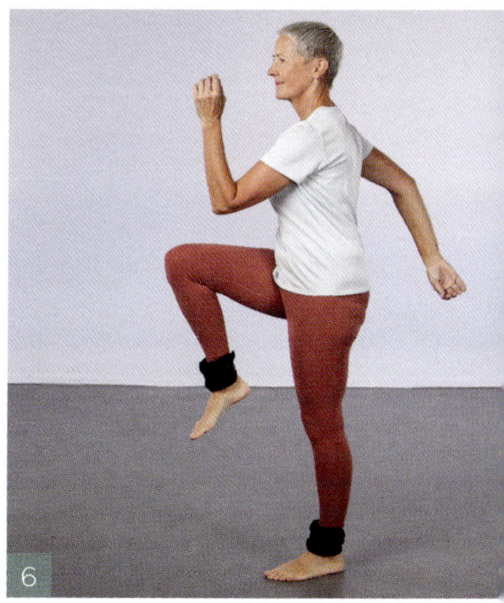
6

DEN KÖRPER WIEDER AUFRICHTEN – TOP SIX

Die Osteoporose führt leider zu einer Größenminderung. Ein zusätzliches Problem kann jedoch Ihre zusammengesunkene Haltung sein. Das können Sie maßgeblich verbessern: Richten Sie sich immer wieder auf. Versuchen Sie diese Aufrichtung beispielsweise mit der stolz gezeigten imaginären Goldmedaille vor der Brust, so lange es geht, zu trainieren.

	Übung	Wiederholungen / Wie oft	Seite
1	Slow-Jogging auf der Stelle	2-mal täglich, so lange es geht	92
2	Hüpfen auf der Stelle	2-mal täglich, so lange es geht	91
3	Goldmedaille zeigen	2-mal täglich, so lange es geht	89
4	Buch balancieren	2-mal täglich, so lange es geht	90
5	Vor dem Körper tragen	2-mal täglich, so lange es geht	93
6	Hinter dem Rücken tragen	2-mal täglich, so lange es geht	90

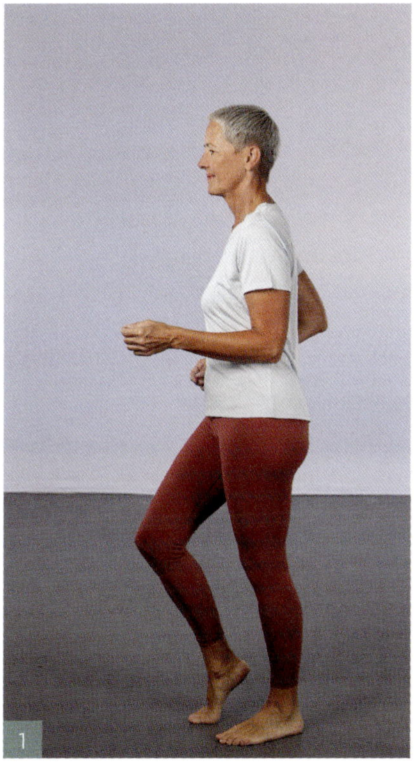
1

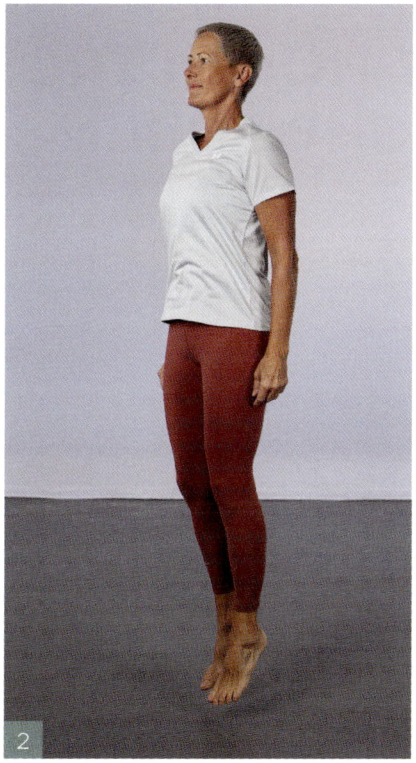
2

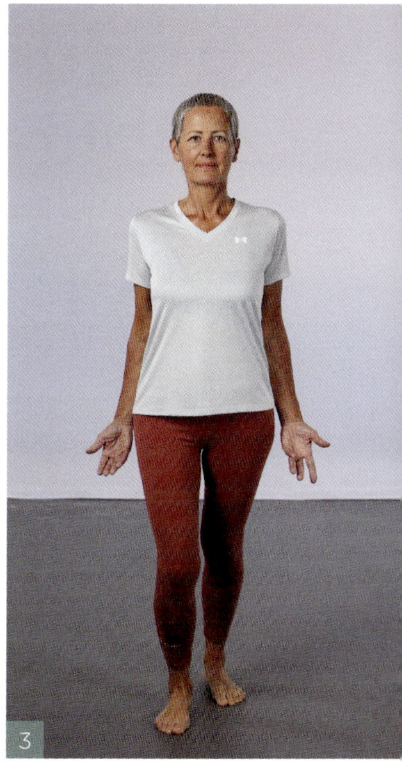
3

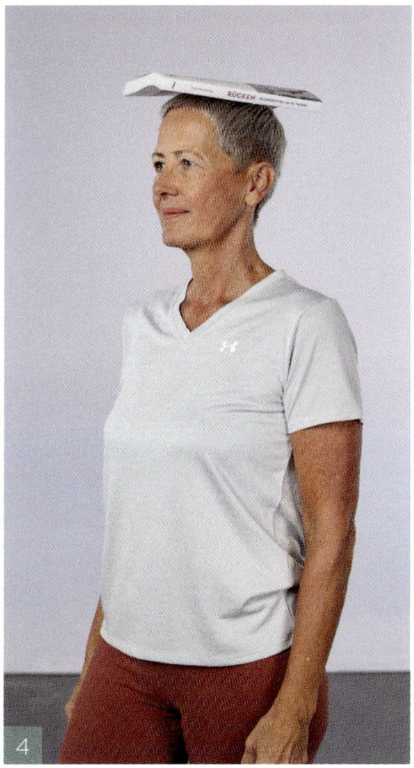

4

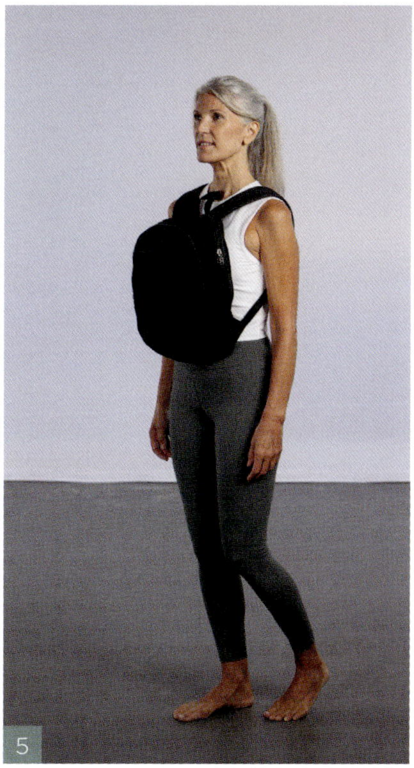
5

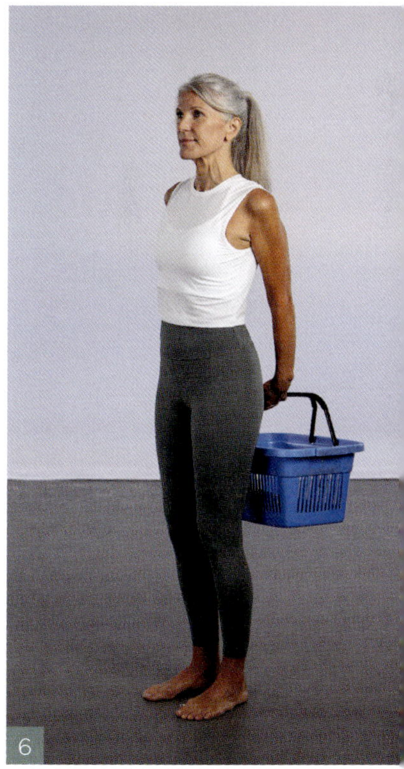
6

GUT LUFT HOLEN TROTZ ATEMBESCHWERDEN – TOP SIX

Sollte Ihnen das Luftholen schwerfallen, weil der Brustkorb nicht mehr so schön beweglich ist, kommt dieses Programm für Sie ins Spiel. Atmen Sie immer länger aus als ein; gähnen Sie wie ein Löwe und machen Sie wieder Platz zwischen den Rippen durch den Fersensitz mit Armvorhalten.

	Übung	Wiederholungen / Wie oft	Seite
1	Akupessur zur vertieften Atmung	2-mal täglich	61
2	Gähnen	5-mal täglich, so lange es geht	59
3	Atmen	2-mal täglich, so lange es geht	58
4	Entlastungslagerung des Rückens	2-mal täglich 15 Minuten	67
5	Fersensitz mit Armvorhalten	2-mal täglich 1 Minute	127
6	Slow-Jogging	3-mal täglich, so lange es geht	92

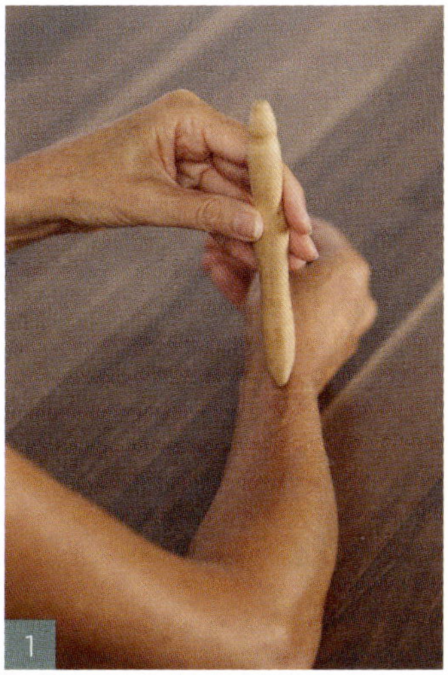
1

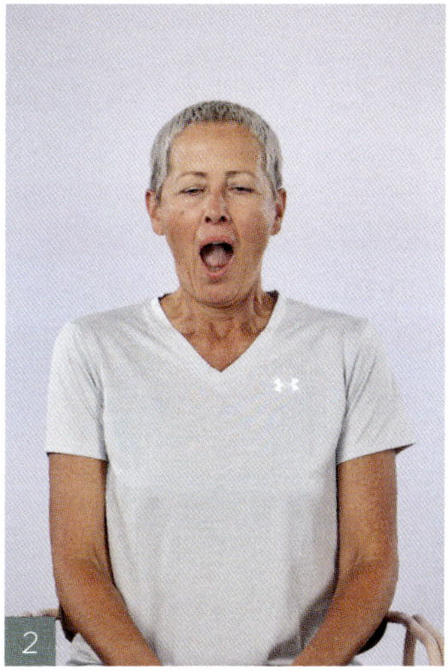
2

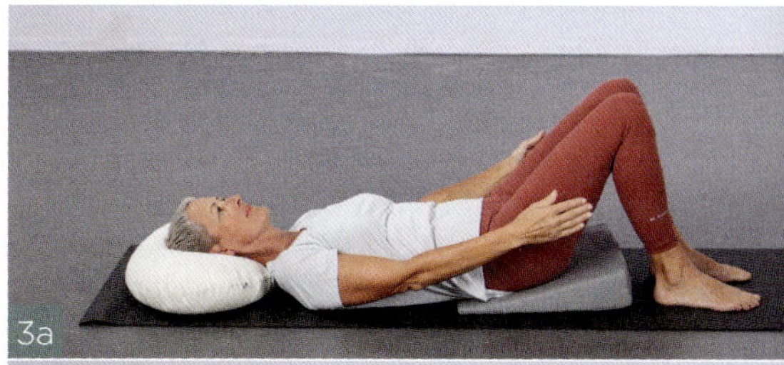
3a

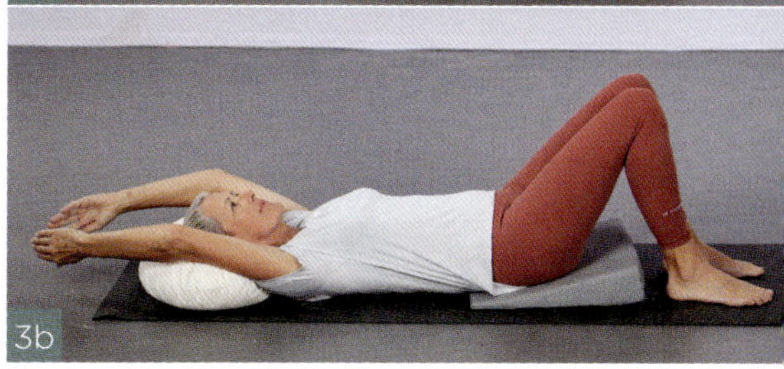
3b

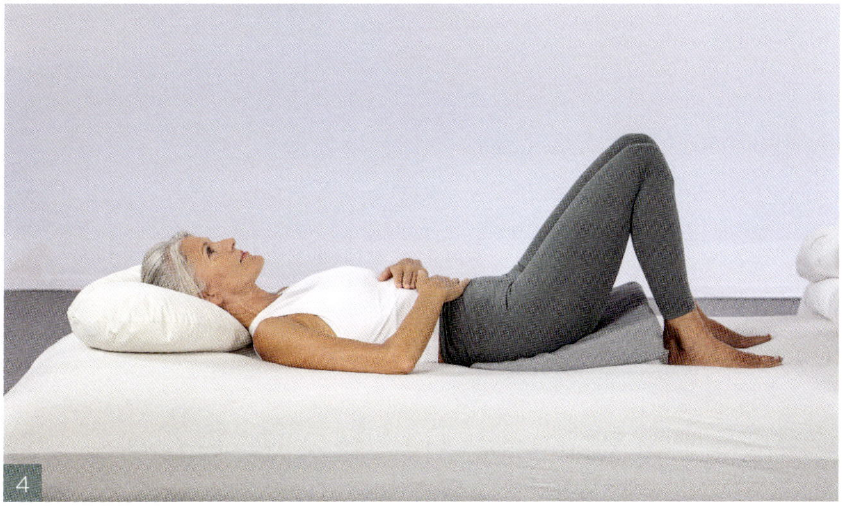
4

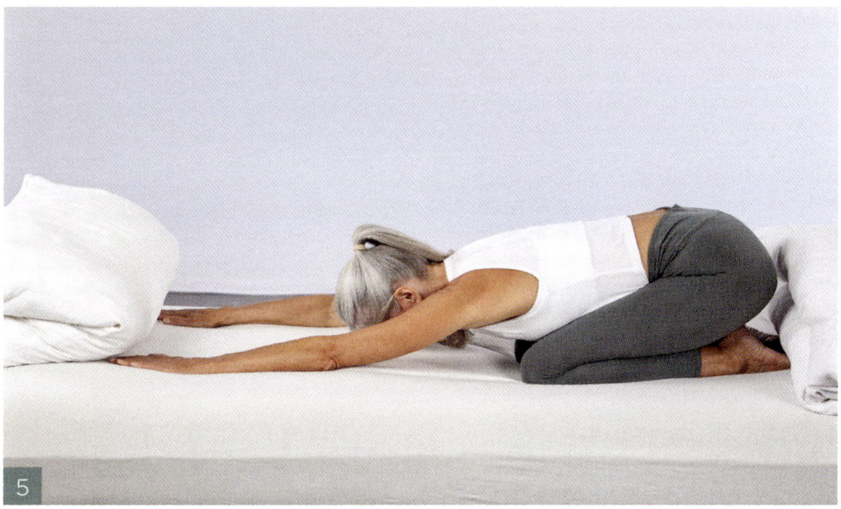
5

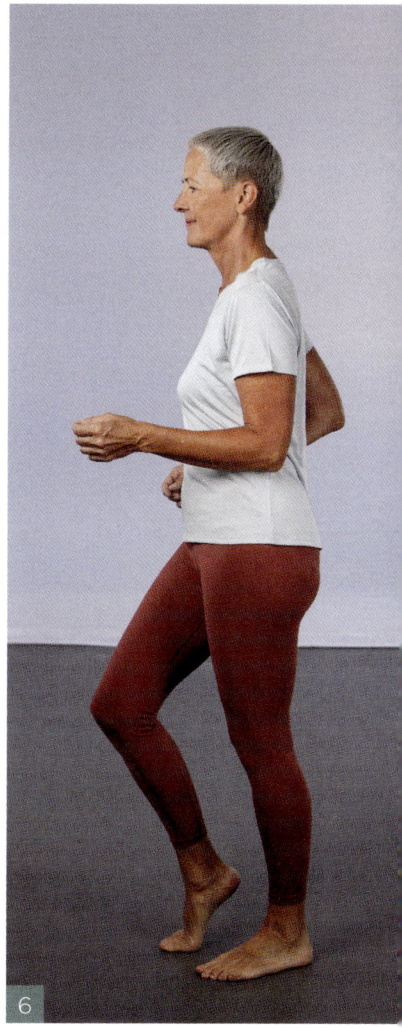
6

DEM SCHWINDEL WIRKSAM BEGEGNEN – TOP SIX

Viele Stürze entstehen durch Schwindel. Daher ist mein Anti-Schwindel-Programm die beste Sturzprophylaxe. Im Volksmund heißt es auch: Mir ist schwindelangst. Da hilft es, mutig und mit einem geeigneten Programm selbstwirksam zu werden.

	Übung	Wiederholungen / Wie oft	Seite
1	Den Kopf zackig zur Seite drehen	2-mal täglich	95
2	Den Kopf zackig heben und senken	2-mal täglich	96
3	Federn mit Blickfixierung	2-mal täglich	94
4	Balance-Pad-Stand	2-mal täglich	84
5	Balance-Pad-Uhr	2-mal täglich	86
6	Tablett beim Gehen tragen	2-mal täglich	79

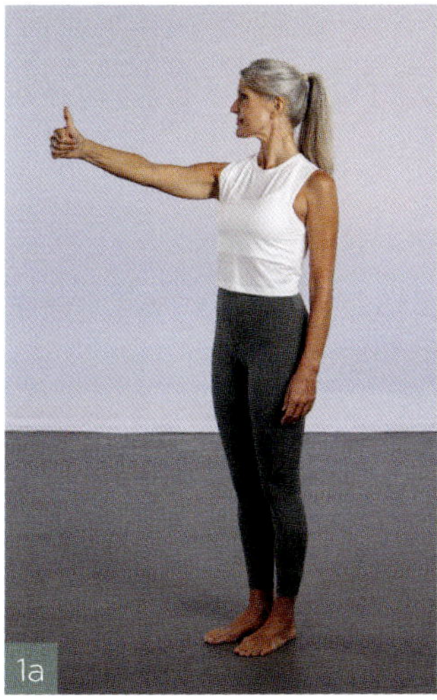
1a

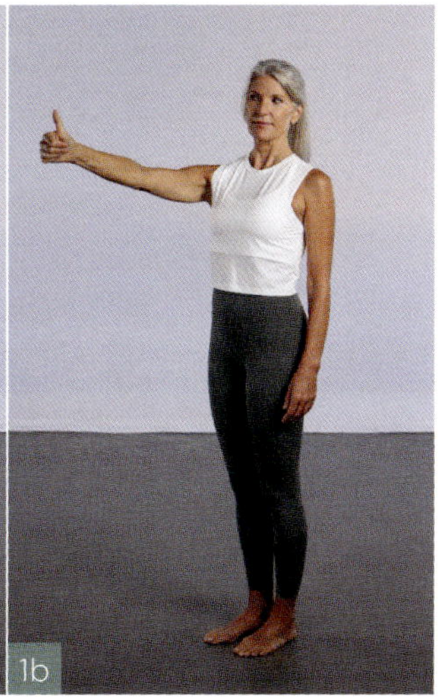
1b

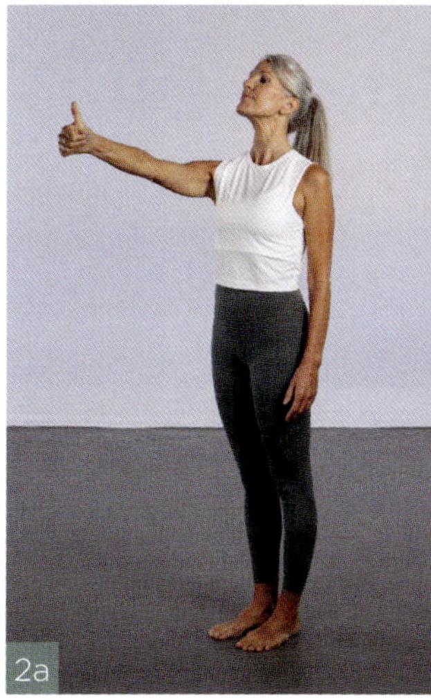
2a

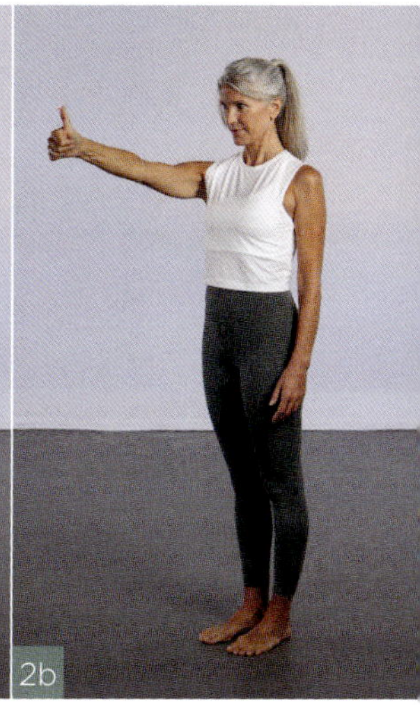
2b

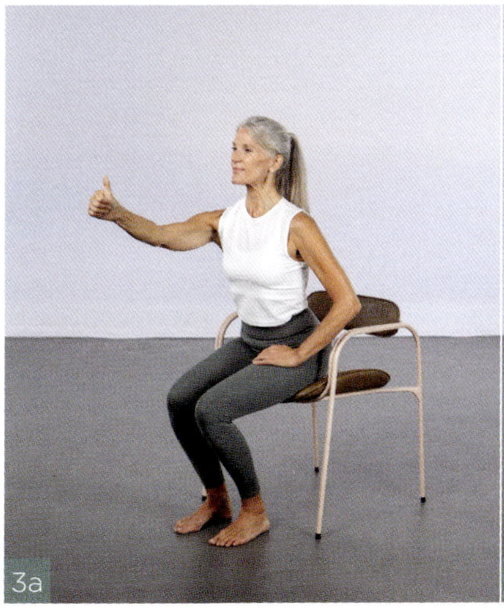
3a

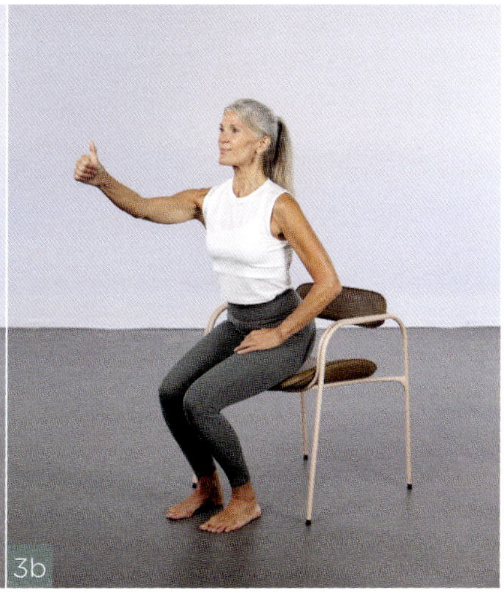
3b

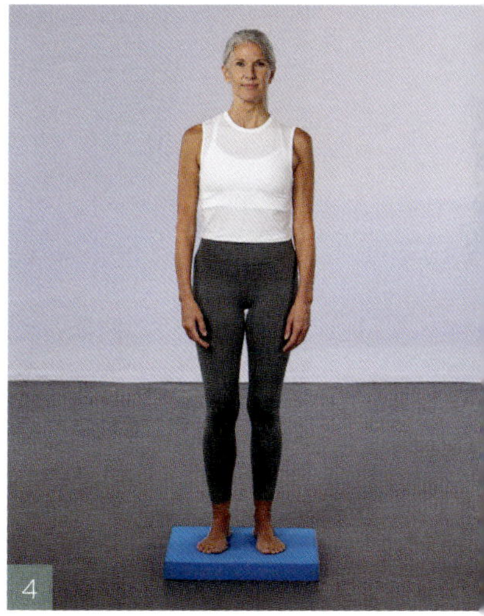
4

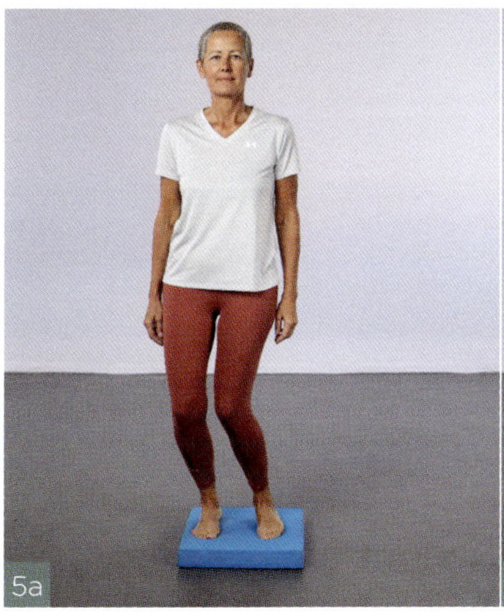
5a

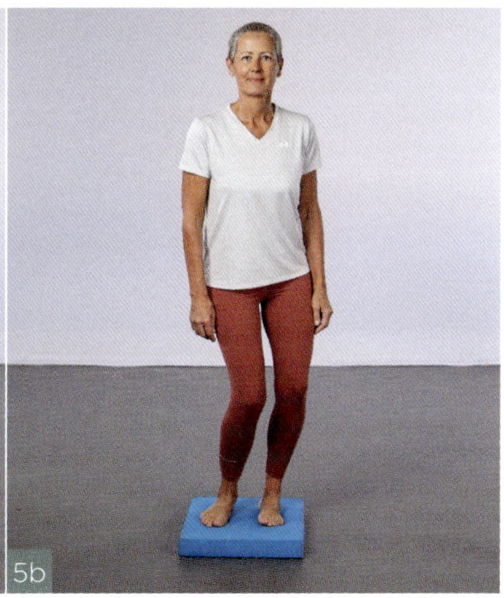
5b

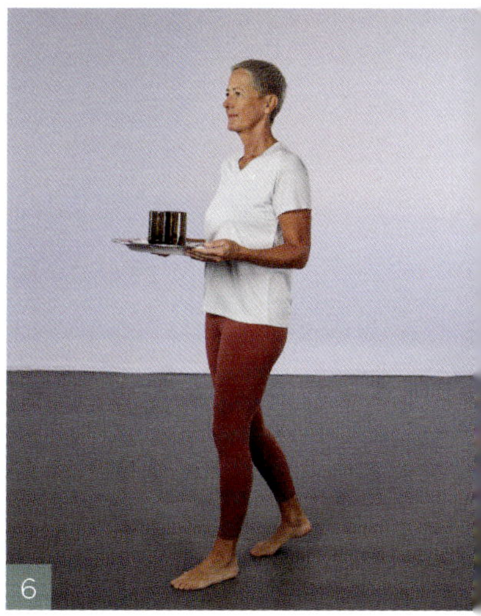
6

DAS GANGBILD VERBESSERN – TOP SIX

Haben Sie sich schon einmal in einem Video selbst gehen gesehen? Falls nicht, lohnt es sich unbedingt, den Enkel um eine Handyaufnahme zu bitten. Machen Sie mein Programm anschließend 30 Tage lang, bis es sich eingeprägt hat. Dann schauen Sie, was sich bei der zweiten Aufnahme verändert hat. Sie werden erstaunt sein, was sich beim Üben verbessern lässt.

	Übung	Wiederholungen / Wie oft	Seite
1	Stehen verstehen	3-mal täglich	70
2	Gehen verstehen	3-mal täglich	72
3	Schrittfolge mit Tiefgang	2-mal täglich 10 Wiederholungen	83
4	Gewichtheberübung	2-mal täglich 10 Wiederholungen	113
5	Hip-drop	2-mal täglich 10 Wiederholungen	87
6	Hüpfen auf der Stelle	3-mal täglich 30 Sekunden	91

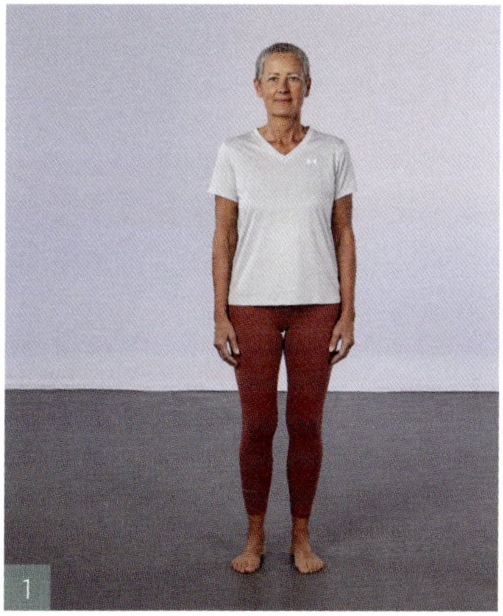
1

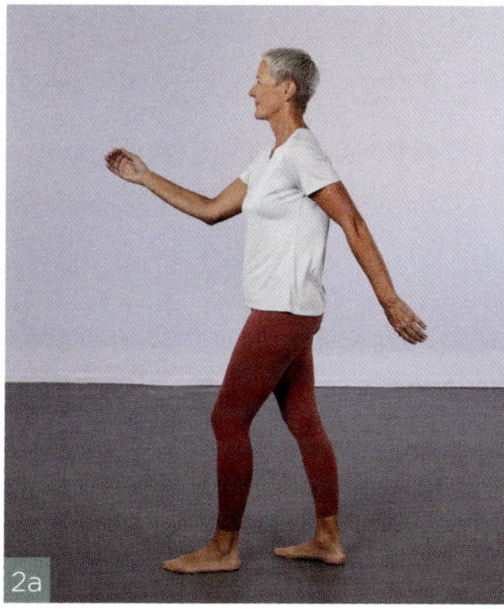
2a

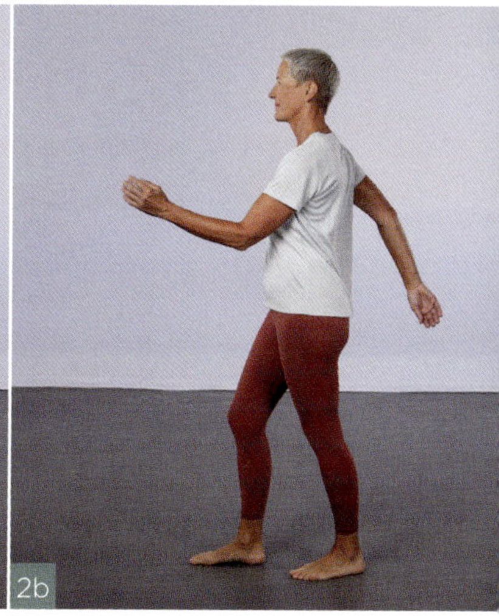
2b

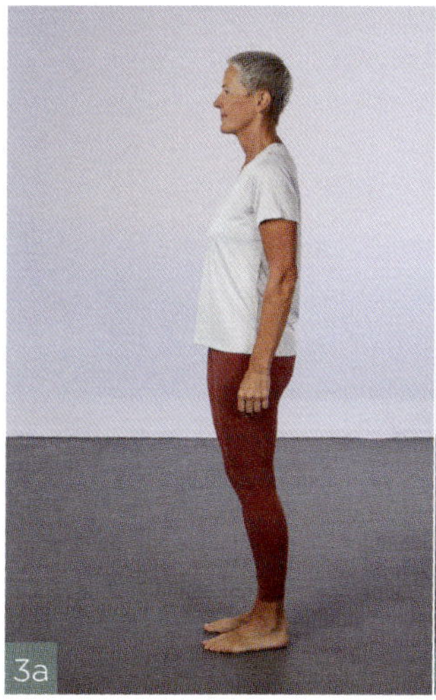
3a

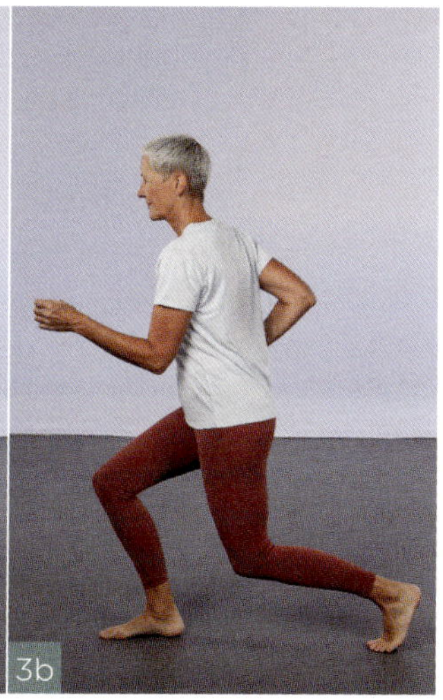
3b

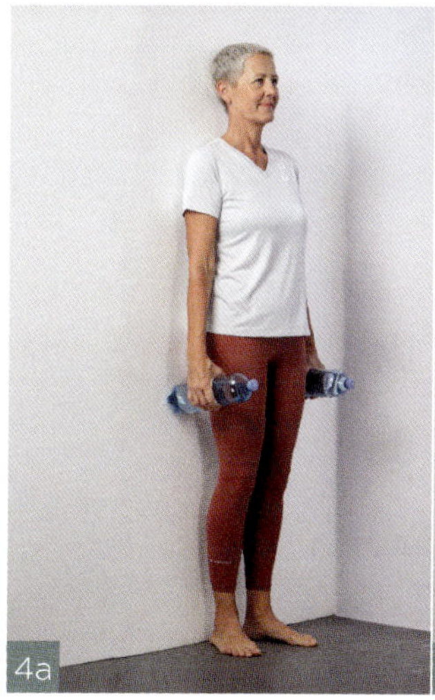
4a

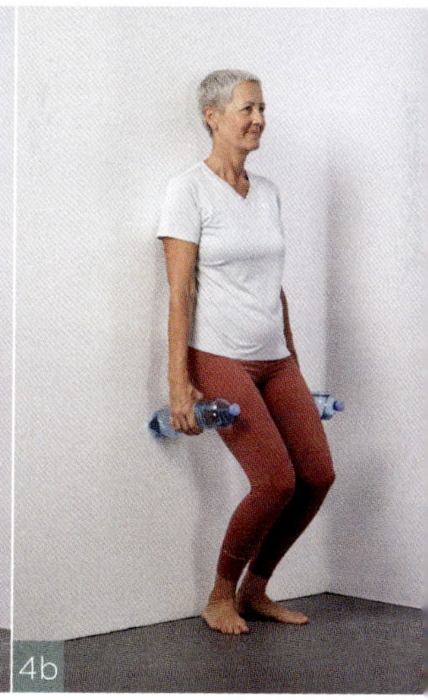
4b

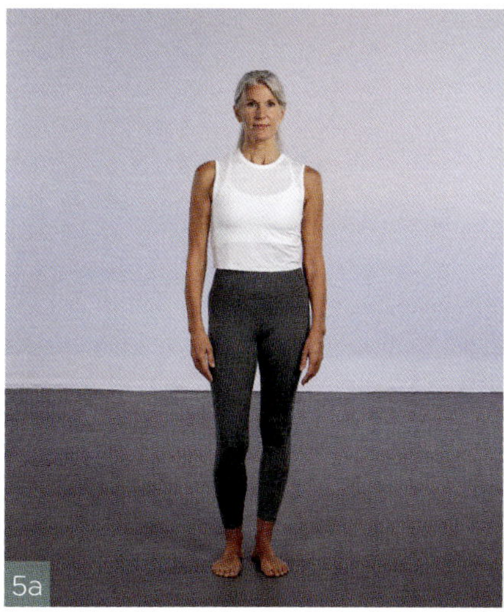
5a

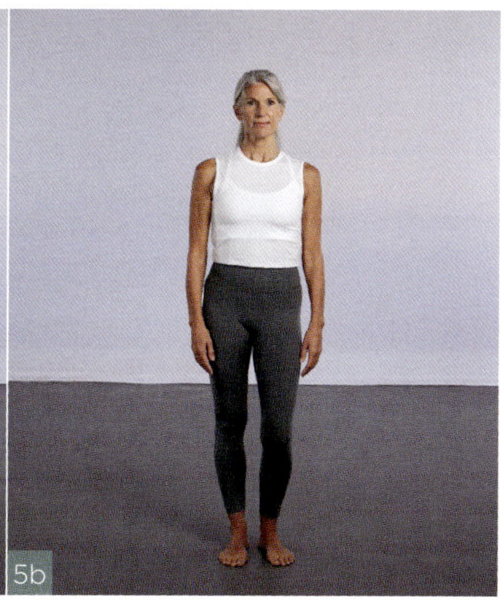
5b

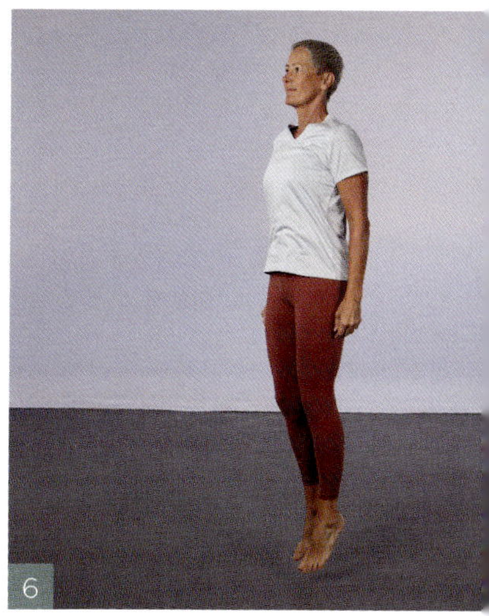
6

SELBSTHILFE NACH RADIUS-FRAKTUREN – TOP SIX

Gerade der Unterarm ist oft im Spiel, wenn bei Stürzen die Hände schützend nach vorn gestreckt werden. Gönnen Sie sich nach der Gipsentnahme zu Hause Ihre eigene Physiotherapie – hier finden Sie Vorschläge.

	Übung	Wiederholungen / Wie oft	Seite
1	Entlastungslagerung der Hand	2-mal täglich, so lange es geht	69
2	Quarkwickel	2-mal täglich, genau nach Anweisung	57
3	Arnikasalbe einreiben	2-mal täglich, z. B. nach dem Quarkwickel	56
4	Hand hochziehen	2-mal täglich 10 Wiederholungen	105
5	Handzug	2-mal täglich	97
6	Akupressur gegen Schmerzen	2-mal täglich	60

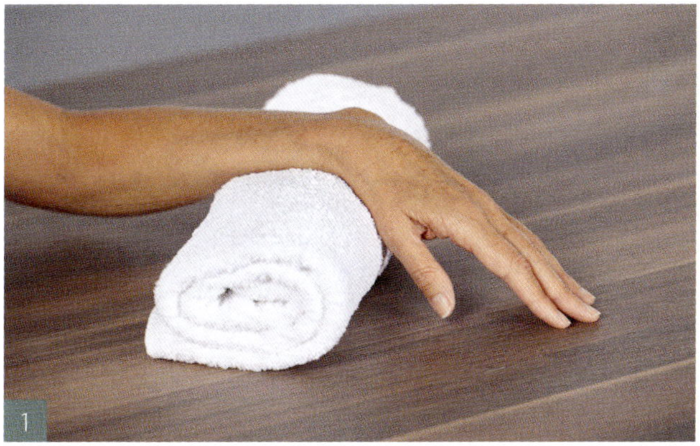
1

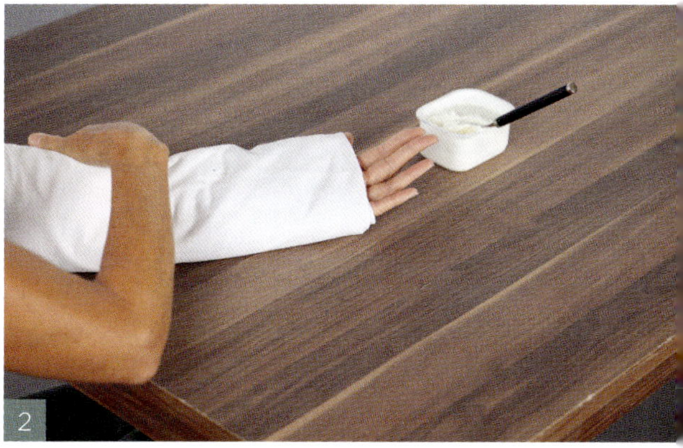
2

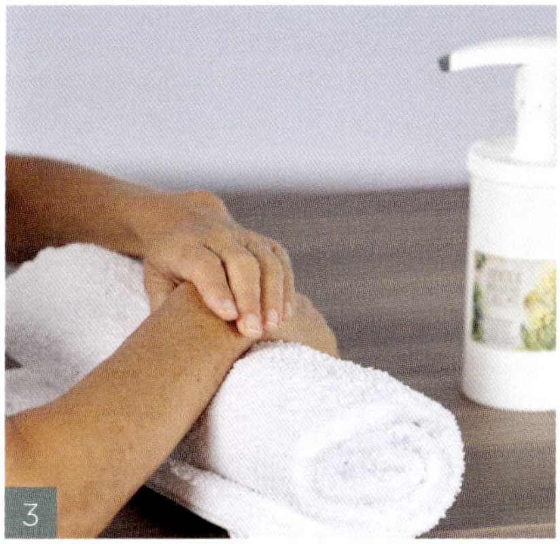
3

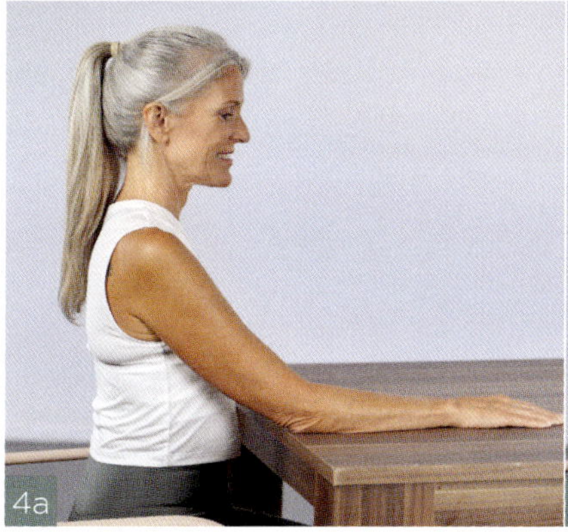
4a

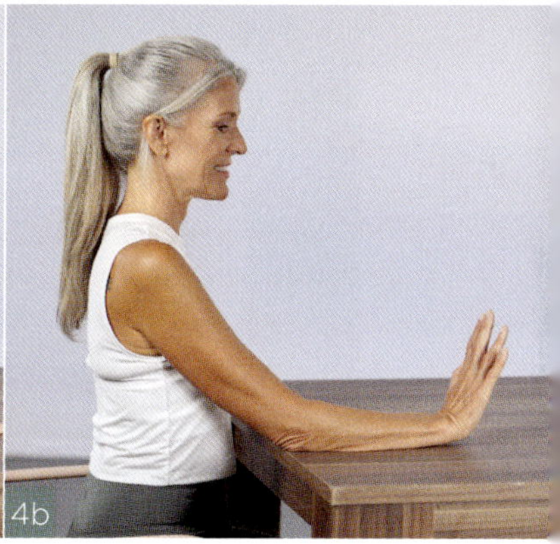
4b

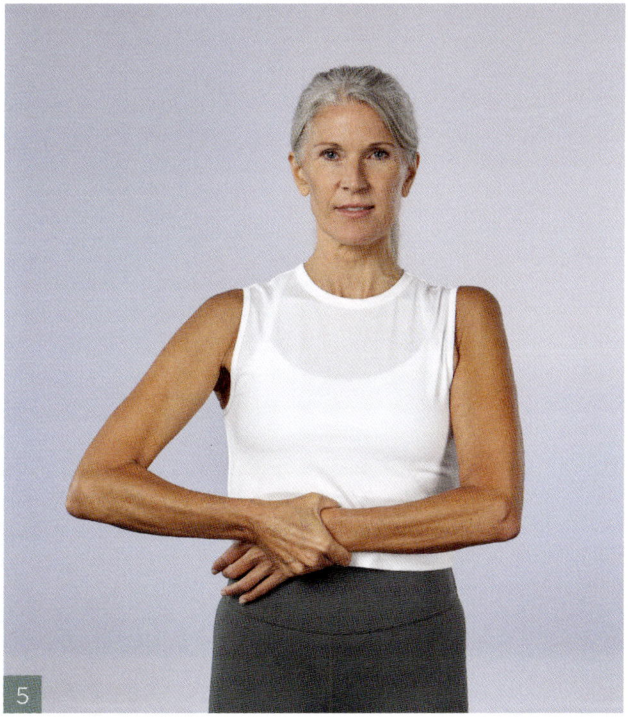
5

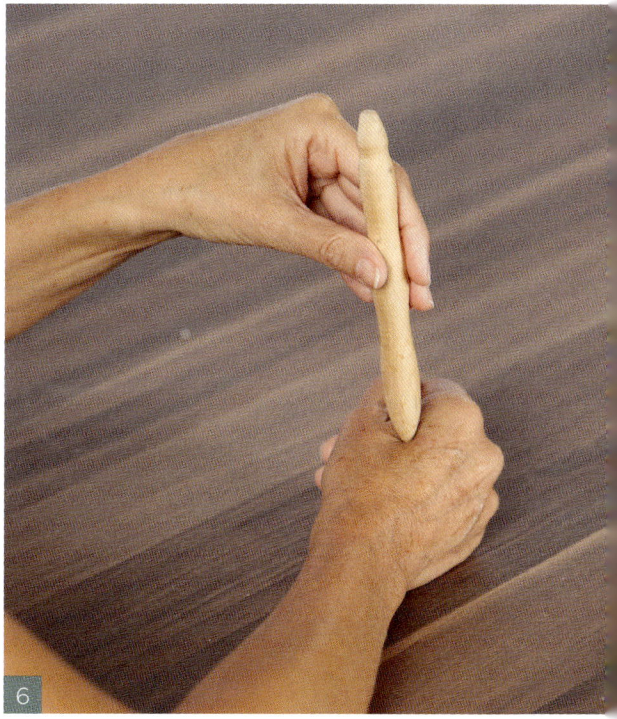
6

KURZPROGRAMM GEGEN OSTEOPENIE FÜR JEDEN TAG – TOP TEN

Mit einer Osteopenie besteht noch sehr viel Potenzial für eine stabile Knochengesundheit. Starten Sie mit diesem Kurzprogramm durch und setzen Sie mal wieder Ihren ganzen Körper ein. So verhindern Sie auch die unguten Beschwerden durch Sarkopenie, den altersbedingten Knochenschwund.

	Übung	Wiederholungen / Wie oft	Seite
1	Deadlift	2-mal täglich 10 Wiederholungen	117
2	Ellenbogenstütz	2-mal täglich 10 Wiederholungen	128
3	Fersensitz mit Armvorhalten	2-mal täglich 1 Minute	127
4	Frontdrücken mit Gewicht	1 Minute, 1 Minute Pause, 3 Sets	118
5	Bauchmuskeln kräftigen	1 Minute, 1 Minute Pause, 3 Sets	112
6	Gesäß kräftigen	1 Minute, 1 Minute Pause, 3 Sets	114
7	Tischstütz	1 Minute, 1 Minute Pause, 3 Sets	129
8	Schrittfolge mit Tiefgang	2-mal täglich, 10 Wiederholungen	83
9	Schubstraining	1-mal täglich 3 Minuten	132
10	Volleyball	1-mal täglich 3 Minuten	130

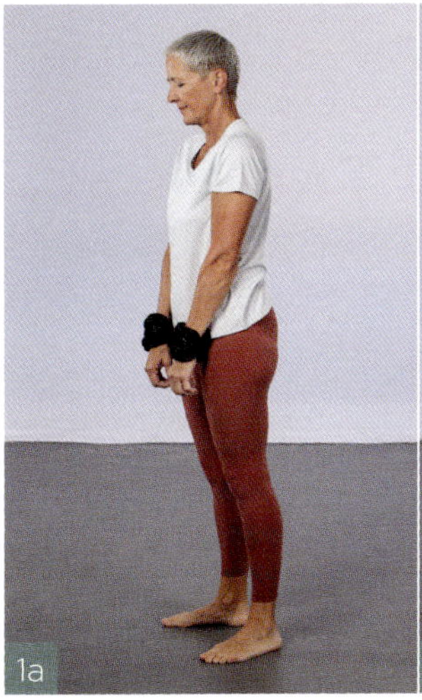
1a

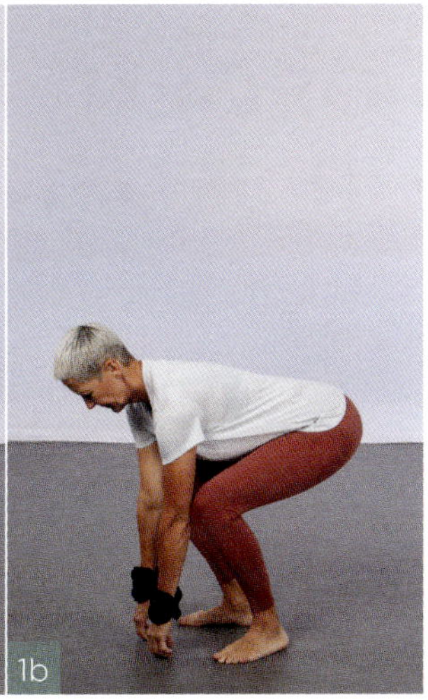
1b

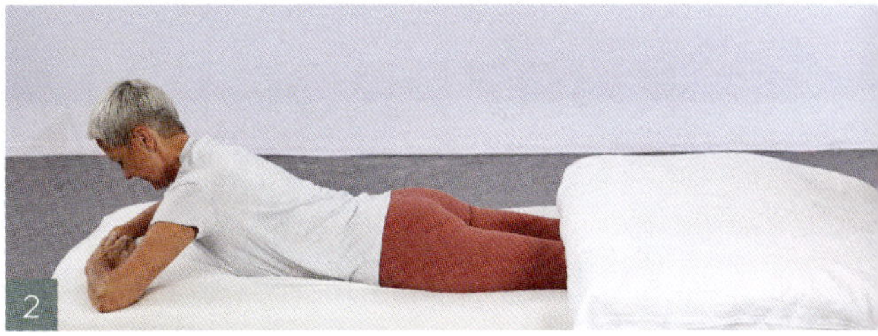
2

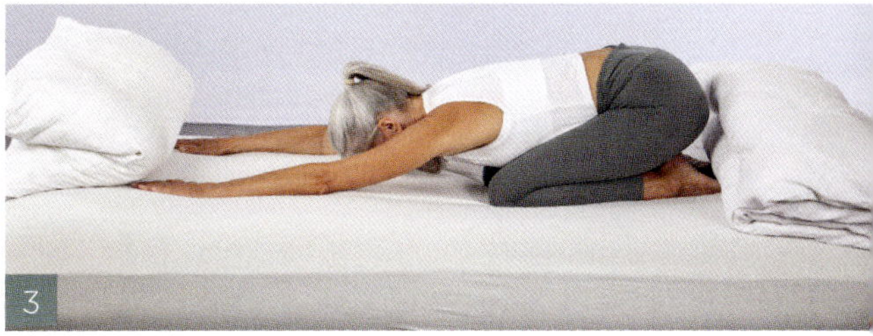
3

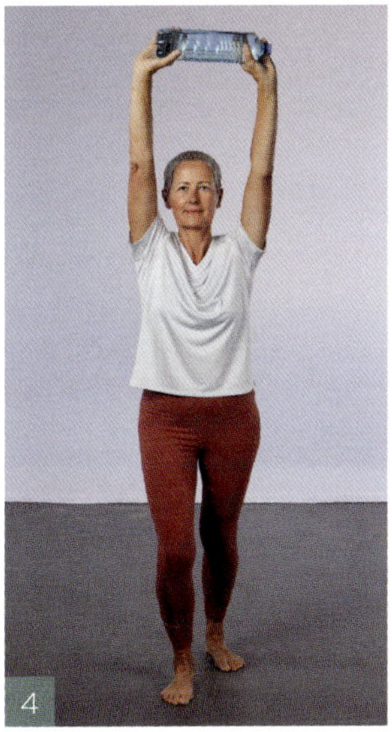
4

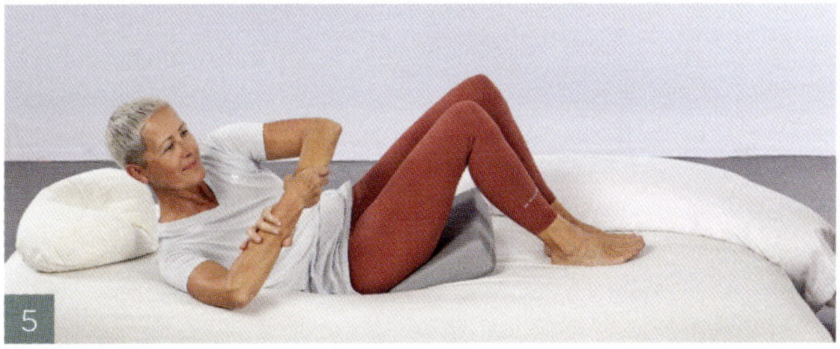
5

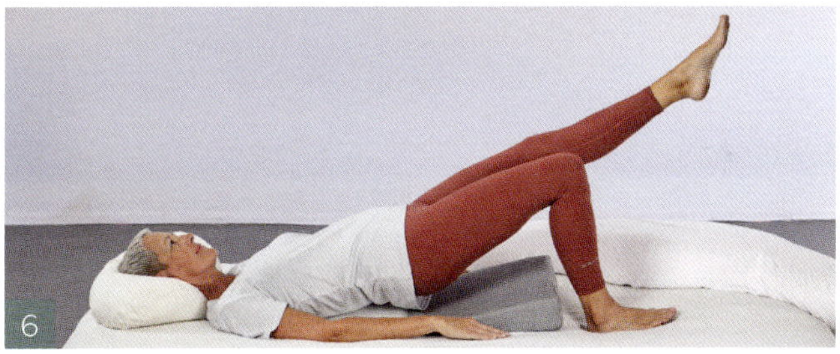
6

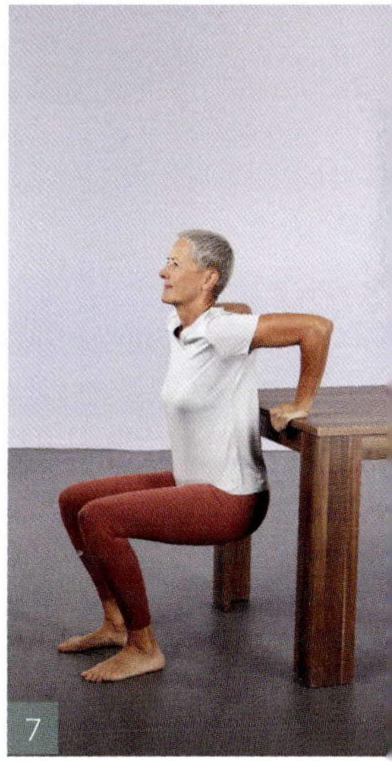
7

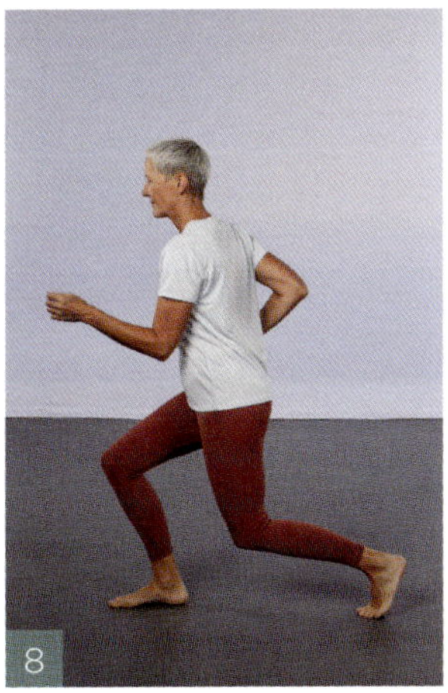
8

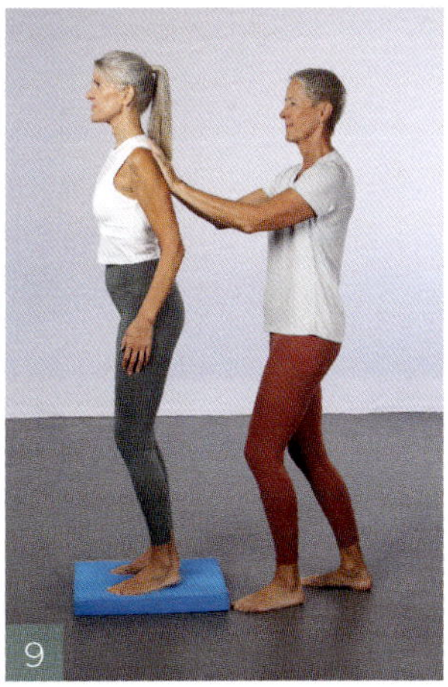
9

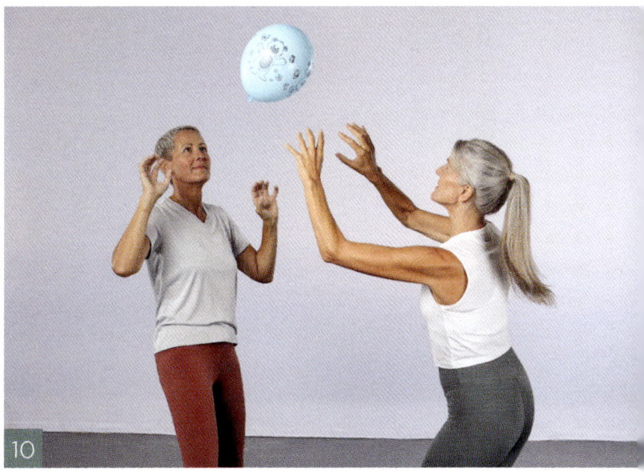
10

KURZPROGRAMM GEGEN OSTEOPOROSE FÜR JEDEN TAG - TOP TEN

Suchen Sie sich jeden Tag Ihre bevorzugten Übungen aus dem Angebot. Machen Sie die Dehnungen immer vor den Kräftigungen und denken Sie an meine Empfehlung im Sinn der medizinischen Trainingstherapie: Jede Übung nur fünfmal pro Woche machen und an zwei auseinanderliegenden Tagen (beispielsweise Dienstag und Samstag) eine Regenerationszeit einlegen. Zum Vervollständigen Ihrer Top Ten können Sie sich eine andere Übung aus dem Buch aussuchen.

	Übung	Wiederholungen / Wie oft	Seite
1	Entlastungslagerung des Rückens	2-mal täglich 15 Minuten	67
2	Frontdrücken mit Gewicht	1 Minute, 1 Minute Pause, 3 Sets	118
3	Theraband-Lift	1 Minute, 1 Minute Pause, 3 Sets	120
4	Pectoralis dehnen	1-mal täglich 1 Minute	108
5	Rückenfaszien dehnen	1-mal täglich 1 Minute	110
6	Vierfüßlerdruck	1 Minute, 1 Minute Pause, 3 Sets	126
7	Gewichtheberübung	1 Minute, 1 Minute Pause, 3 Sets	113
8	Deadlift	1 Minute, 1 Minute Pause, 3 Sets	117
9	Tischstütz	1 Minute, 1 Minute Pause, 3 Sets	129
10	Schattenboxen	1-mal täglich 3 Minuten	133

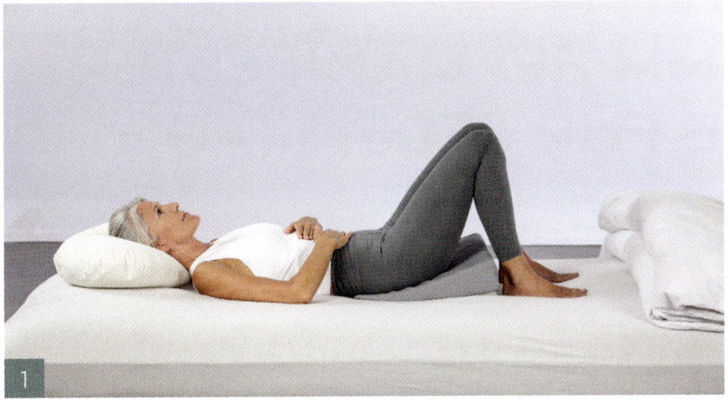
1

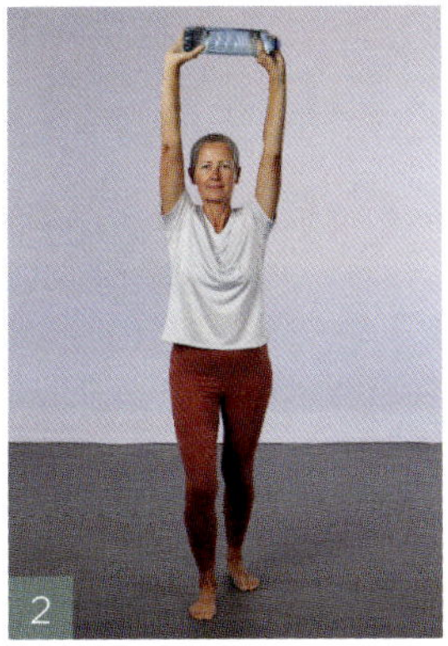
2

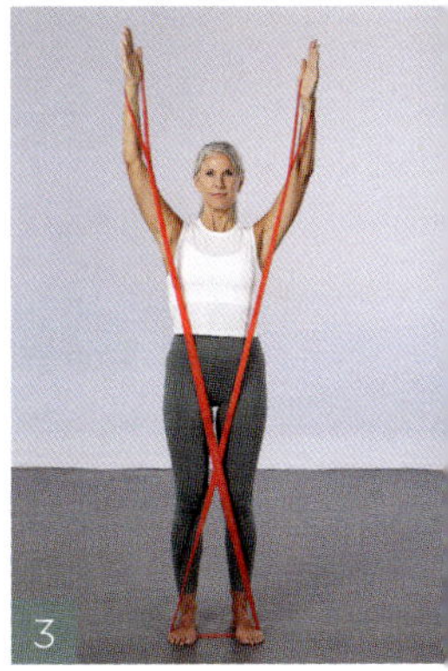
3

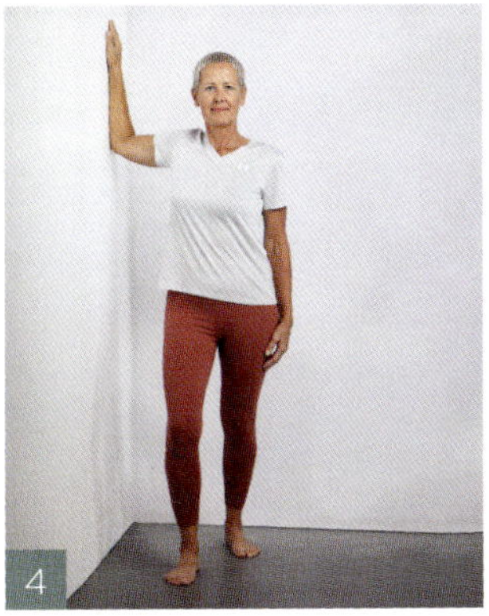
4

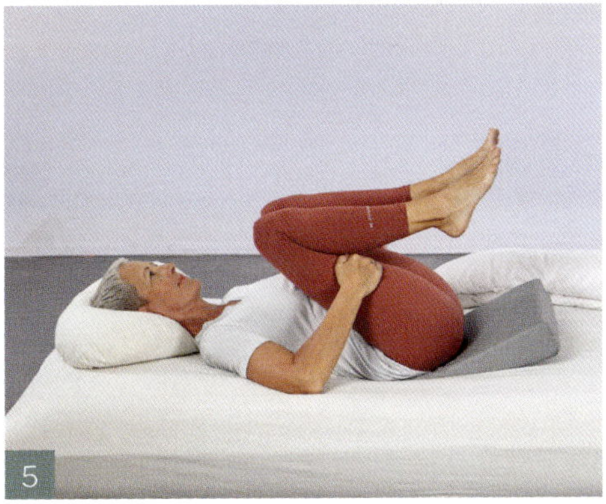
5

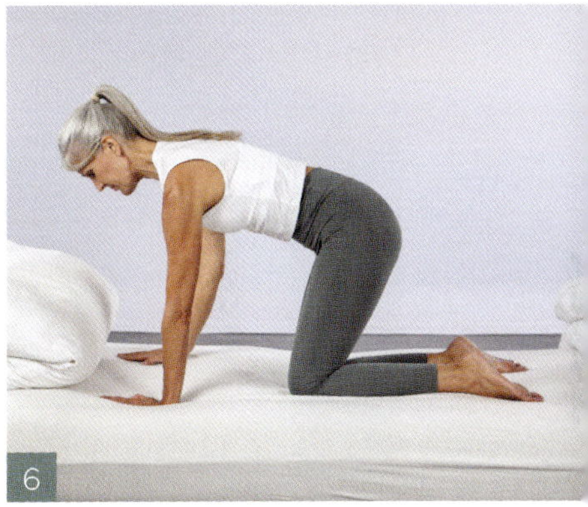
6

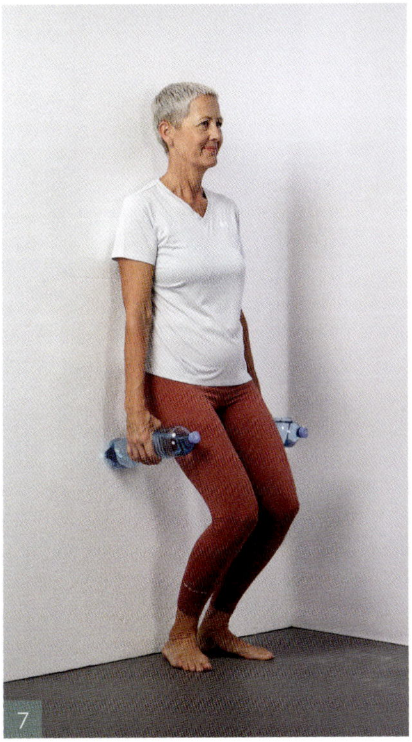
7

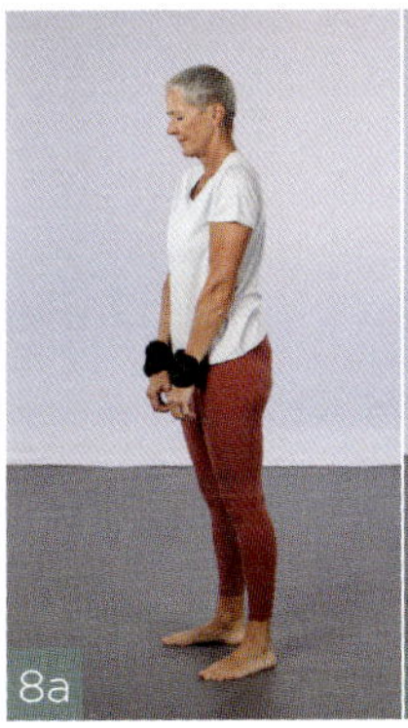
8a

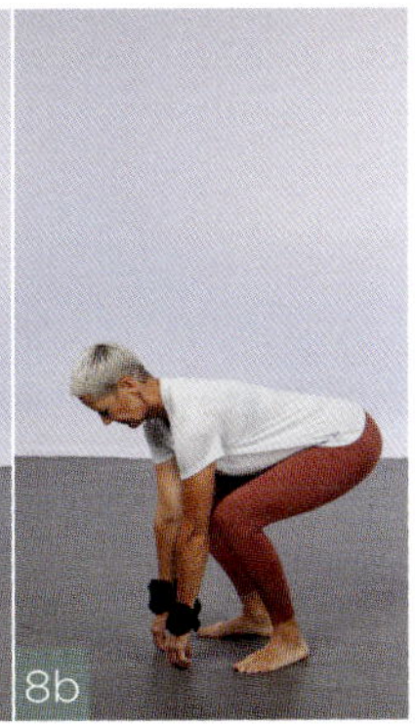
8b

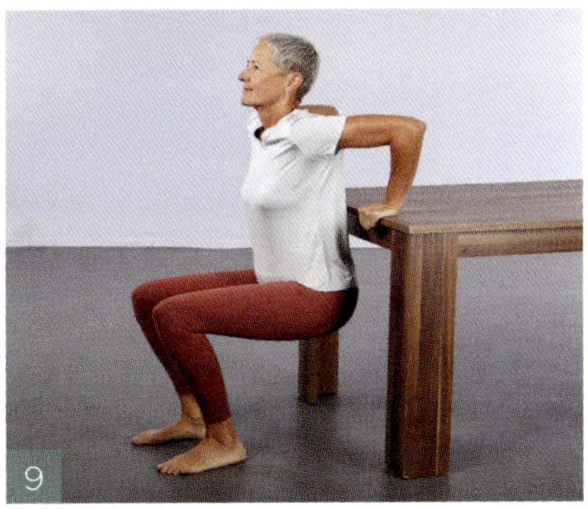
9

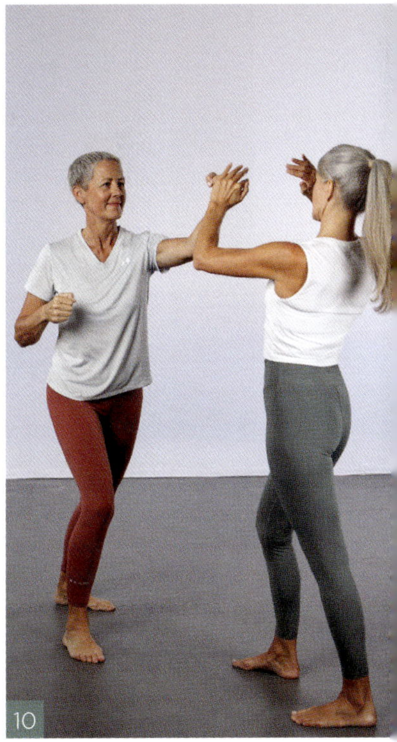
10

KURZPROGRAMM BEI MANIFESTER OSTEOPOROSE FÜR JEDEN TAG – TOP TEN

Bei aller gebotenen Vorsicht ist es gerade jetzt entscheidend, in angemessener Bewegung zu bleiben. Der Alltag sollte in jedem Fall rückenfreundlich gestaltet sein. Mit einer gezielten Atmung richten Sie Ihren Körper immer wieder auf, damit werden die Schmerzen erträglicher. Ein paar Übungen zur Kräftigung helfen langsam, aber sicher der Knochenstabilität.

	Übung	Wiederholungen / Wie oft	Seite
1	Stehen verstehen	3-mal täglich	70
2	Gehen verstehen	3-mal täglich	72
3	Sitzen verstehen	3-mal täglich	71
4	Gegenstand aufheben	3-mal täglich	73
5	Aus dem Bett aufstehen	2-mal täglich	78
6	Entlastungslagerung des Rückens	2-mal täglich 15 Minuten	67
7	Atmen	2-mal täglich	58
8	Gähnen	5-mal täglich	59
9	Aufstützübung	30 Sekunden, 30 Sekunden Pause, 3 Sets	99
10	Wandstütz	30 Sekunden, 30 Sekunden Pause, 3 Sets	115

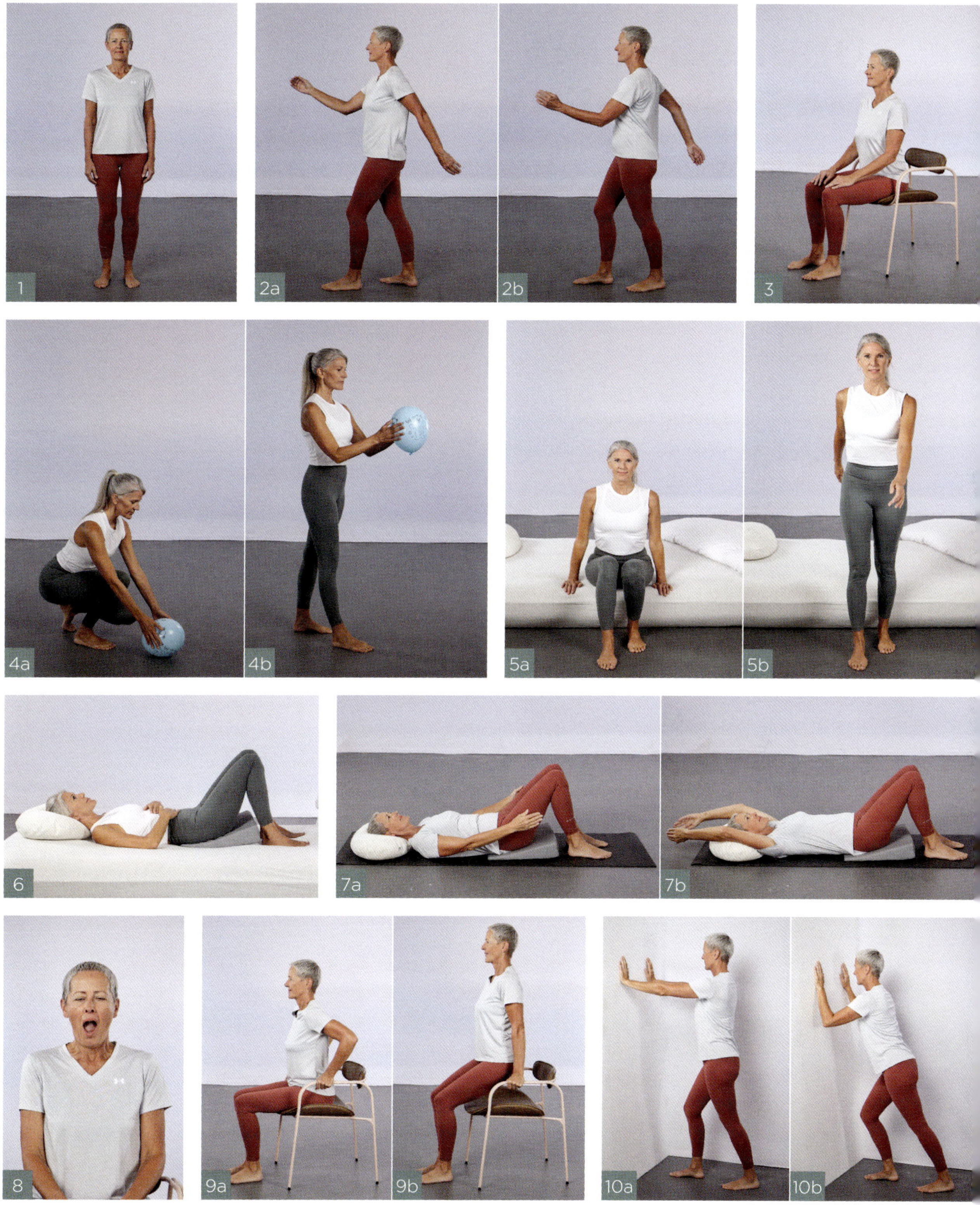
1
2a
2b
3
4a
4b
5a
5b
6
7a
7b
8
9a
9b
10a
10b

ÜBUNGS- UND MASSNAHMENVERZEICHNIS

QUELLEN- UND LITERATURVERZEICHNIS

14th International Congress of the European Geriatric Medicine Society, Cruz-Jentoft, A.J. et al.: »Sarcopenia: revised European consensus on definition and diagnosis«, *Age and Ageing* 48(1) (2019), S. 16–31

Bartl, Reiner; Bartl, Christoph: *Das Osteoporose Manual.* Springer Verlag: Berlin, 2021

Bizzini, Mario; Mathieu, Nicolas; Steens, J.-C.: »Propriozeptives Training der unteren Extremität auf instabilen Ebenen.« *Manuelle Medizin* 29 (1991): S. 14–20

Brokmeier, Alf Anso: *Lehrbuch Manuelle Therapie.* Norderstedt: Books on Demand, 2009

Eder, M.; Tilscher, H.: *Chirotherapie.* Stuttgart: Hippokrates Verlag, 1991

Ernst, Heiko: *Gesund ist, was Spaß macht*. Stuttgart: Kreuz Verlag, 1998

Grafen, Kevin; Müller, Daniel; Schauenberg, Dirk; Suslik, Dominik: *Neurozentriertes Training in der Sportphysiotherapie. Stuttgart: Georg* Thieme Verlag, 2024

Guimberteau, Jean-Claude; Armstrong, Collin: *Faszien. Architektur des menschlichen Fasziengewebes.* Berlin: KVM Verlag, 2016

Gustavsen, Rolf: *Fra aktiv avspenning til trening.* Oslo: Norlis Bokhandel, 1997

Haas, Christian; Turbanski, Stephan; Schmidtbleicher, Dietmar: »Stochastisches Resonanz-Training«. *Forschung Frankfurt* 04 (2006): S. 19–24

Hansraj, Kenneth: »Assessment of stresses in the cervical spine caused by posture and position of the head.« *Sur Technol Int., 25:* S. 277–279 (2014)

Kapandji, Adalbert I.: *Funktionelle Anatomie der Gelenke.* Stuttgart: Georg Thieme Verlag, 2016

Keck, Elmar; Kruse, Hans-Peter: *Osteoporose. Klinik-Diagnostik-Therapie.* Jena: Gustav Fischer Verlag, 1994

Kiesling, Gabriele: *Nacken – schmerzfrei in 30 Tagen.* München: riva Verlag, 2023

Kiesling, Gabriele: *Rücken – schmerzfrei in 30 Tagen.* München: riva Verlag, 2022

Kiesling, Gabriele: *Physiotherapie Hausapotheke.* München: riva Verlag, 2021

Kiesling, Gabriele: *Physiotherapie für zu Hause.* München: riva Verlag, 2018

Kiesling, Gabriele: *Neuroorthopädie fängt dort an, wo allgemeine Krankengymnastik aufhört. Neuroorthopädischer Befund, Dokumentation und Berichtsform.* Berlin: diqp, 2013

Kiesling, Gabriele: *Physiotherapie heute ist viel mehr, als ausschließlich zu behandeln.* Berlin: diqp Verlag, 2010

Lanyon, L.; Magee, P. T.; Bagot, D. G.: »Relationship of functional stress and strain on the progress to the process of bone remodeling. An experimental study on the sheep radius«. *J Biomech*, 12(8) (1979), S. 593–600

Lewit, Karel: *Manuelle Medizin bei Funktionsstörungen des Bewegungsapparates.* München: Elsevier, 2014

Schleip, Robert: *Faszien Fitness.* München: riva Verlag, 2018

Schleip, Robert (Hrsg.): *Lehrbuch Faszien: Grundlagen – Forschung – Behandlung.* München: Urban & Fischer/Elsevier, 2014

Simons, David G.; Travell, Janet G. et al.: *Handbuch der Muskel-Triggerpunkte.* München: Urban & Fischer, 2014

Stecco, Carla: *Atlas des menschlichen Fasziengewebes.* München: Elsevier, 2016

Wackerhage, Henning; Heiber, Marie: *Starke Muskeln im Alter.* riva Verlag, München, 2023

Walther, Luise: *Neurozentriertes Training.* München: BodyLIFE Medien GmbH, 2024

Bundesselbsthilfeverband für Osteoporose: https://www.osteoporose-deutschland.de/osteoporose/daten-und-fakten/

Winkel, Dos; Vleeming, Andry; Fisher, Sally: *Nichtoperative Orthopädie und Manualtherapie, Teil 3.* Stuttgart: Gustav Fischer Verlag, 1997

DANKSAGUNG

Für die vertrauensvolle Zusammenarbeit mit dem riva Verlag möchte ich mich an aller- erster Stelle bedanken. Mit Katharina May als leitender Redakteurin und jetzt auch Raphaela Fingado ist es mir nicht bange, Buch für Buch zu schreiben. Danke für die tolle Unterstützung seit sieben Jahren.

Wären wieder die großartigen Fotografien von Nils Schwarz nicht, hätten meine Übungen nicht die gewünschten Aussagen und die tolle Ausstrahlung. Die wunderbaren Models Charlene und Birgit haben beim Shooting besonders tolle Arbeit geleistet.

Das fachkundige Lektorat lag in den bewährten Händen von Ulrike Reinen. Für das kollegiale und aufmerksame Gegenlesen bedanke ich mich bei meinen Kolleginnen Marianne Dietz und Susanne Fritz.

Schließlich möchte ich noch meinem eigenen Rücken für 76 Jahre relativ schmerzfreie Tragfähigkeit danken. Als ich kürzlich, das erste Mal im Leben, richtige Rückenbeschwerden hatte, haben mir meine eigenen Übungen selbst und nachhaltig geholfen.

ÜBER DIE AUTORIN

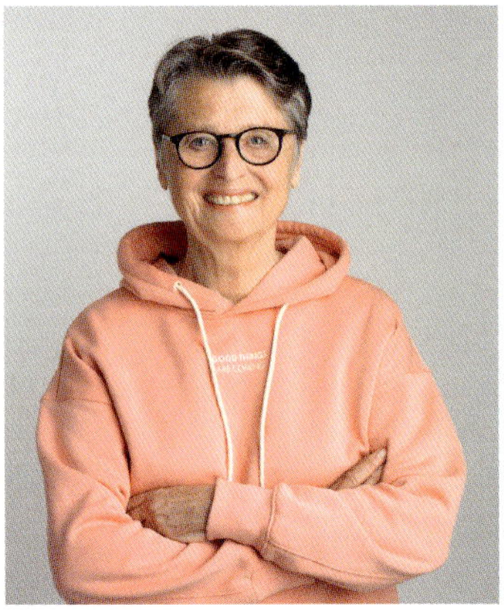

Mit ihrer Fachliteratur für Patienten und Laien ist Gabriele Kiesling heute, als Physiotherapeutin und Osteopathin, Expertin für verstehbare Übungsliteratur. Zudem ist sie Geschäftsführerin des Deutschen Instituts für Qualität in der Physiotherapie (diqp).

Engagiert tritt Gabriele Kiesling für die Belange der qualifizierten Physiotherapie ein. Ihr sind zahlreiche innovative Konzepte zur Qualitätssicherung neuroorthopädischer Physiotherapie zu verdanken. Sie war 1980 eine der Gründerinnen des Bundesverbandes selbstständiger Physiotherapeuten (IFK).

Schon seit Jahrzehnten befasst sich Gabriele Kiesling mit empirischer Beurteilung und Behandlung von Körperfaszien. Sie verfeinerte ihre gesammelten Erkenntnisse mit den aktuellen Ergebnissen der internationalen Faszienforschung durch die Fascia Research Group der Technischen Universität München mit Prof. Dr. Robert Schleip. Dieses Fachwissen begründet die von ihr benannte Faszien-Physiotherapie.

Besuchen Sie unter *Gabriele Kiesling – Die Physiotherapie Expertin* den Youtube-Kanal der Autorin und ihre Websites www.diqp.de und www.gabriele-kiesling.at.